Lady-Century

她世纪・优育

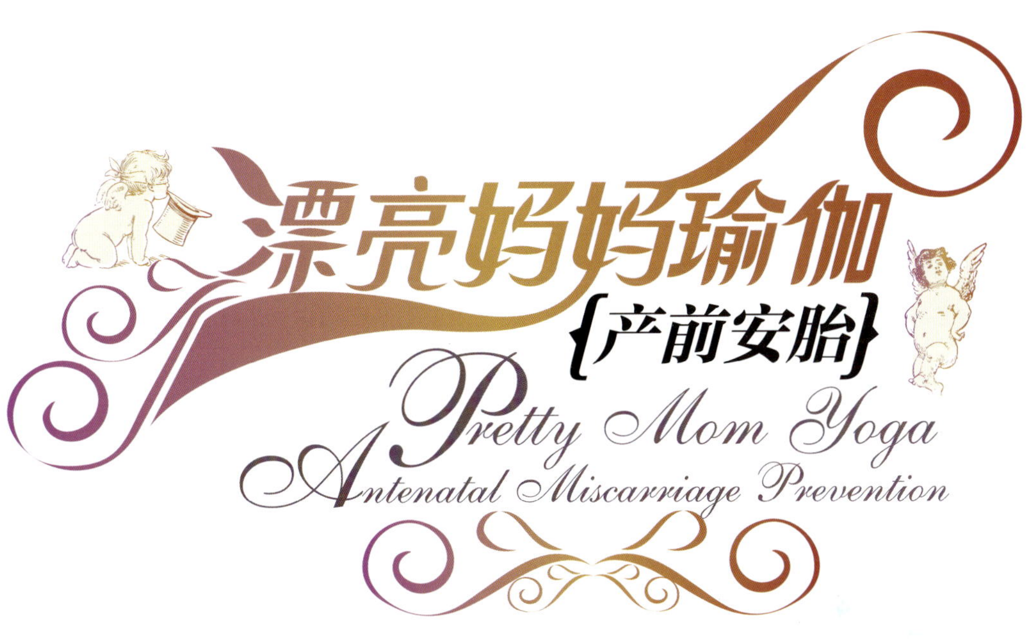

曲影（Christina Kok）/著

中国纺织出版社

内容提要

怀孕和分娩的经历会给女性的生理和心理带来巨大的变化，而孕产瑜伽能使女性在这段特殊的时期里，精神和身体达到一个完美的平衡点。在这期间，了解并练习瑜伽的坐姿、呼吸法和适合孕妇的体式，能为孕前的身心调整，孕期的养胎、安胎、护胎，以及产后的身材恢复和日后的健康打下坚实的基础。本书是普梵思诺瑜伽教研中心为准备怀孕的女性、产前的准妈妈量身定做的权威教材，系统地介绍了瑜伽的理论，根据孕前、孕期不同阶段女性的生理和心理特点，科学地编排了对应的瑜伽体位法及保养知识，并配合步骤图片和文字说明。随书附赠光碟讲解，给予准妈妈最权威、最贴心、最详细的指导。

图书在版编目（CIP）数据

漂亮妈妈瑜伽 ：产前安胎 / 曲影著. — 北京 ：中国纺织出版社，2012.6
ISBN 978-7-5064-8466-4

Ⅰ. ①漂… Ⅱ. ①曲… Ⅲ. ①孕妇－妇幼保健－基本知识②瑜伽－基本知识 Ⅳ. ①R715.3 ②R247.4

中国版本图书馆CIP数据核字（2012）第054975号

策划编辑：曲小月 王 慧　　责任编辑：赵福华
特约编辑：朱凌琳 李乐盈 赵纯爱　　责任印制：陈 涛

中国纺织出版社出版发行
地址：北京东直门南大街6号　邮政编码：100027
邮购电话：010—64168110　传真：010—64168231
http: //www. c-textilep. com
E-mail: faxing @ c-textilep. com
深圳市天邦印刷包装有限公司印刷　各地新华书店经销
2012年6月第1版第1次印刷
开本：787×1092　1/16　印张：10.5
字数：90千字　定价：35.00元（附赠DVD光盘1张）

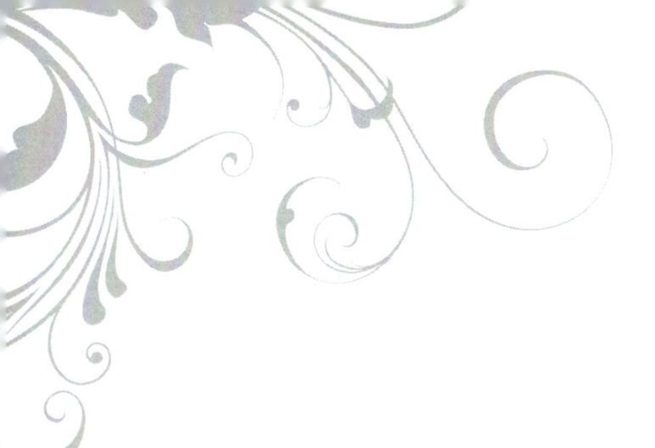

推荐序 | Preface

准妈妈的健康宝典——瑜伽

30 多年来，我一直致力于妇女保健课题的研究。作为一名妇产科医生，我更倾向于通过保健来预防甚至治疗疾病，因为某些疾病的治疗过度依赖药物不一定有效，反而出现很多副作用，这种现象带给我深深的困惑。女性尤其要做好经期、孕期、产褥期、哺乳期以及更年期的卫生保健工作，减少疾病的发生，从而拥有健康的身心和幸福的生活。

多年前，偶然在一本权威医学杂志上看到关于瑜伽的起源、功能、发展现状等的文章，其观点“瑜伽是目前最重要的保健方法之一” 引起了我强烈的好奇心。之后我查阅资料、进行临床研究，想了解和验证瑜伽是否真的有很好的保健作用。我发现的结论是不同国家和不同地区的数百万人因为修炼瑜伽而受益匪浅。

练习瑜伽，是从练习坐姿、手印开始的。简简单单的坐姿就能让人心如止水。瑜伽是实践过程组合而成的科学，包括呼吸法、体位法、冥想法、瑜伽饮食、自我认知、自我剖析等。当这些实践结合在一起时，会有不可思议的作用，重点是给人带来身体、心理、精神上的平衡和调适。

尽管孕妇瑜伽在欧美已经普遍流行，近年来在国内渐渐兴起，但当医生建议准妈妈练习瑜伽时，依然有许多准妈妈满脸疑惑地问：“孕妇真的能练习瑜伽吗？会不会不安全？” 孕妇瑜伽是安全、有效、健康的运动方式，只要练习方法正确，并不会发生早产或其他危险。有些准妈妈是怀孕之前就有练习瑜伽的习惯，有些准妈妈则没有任何瑜伽基础，如果有专业瑜伽教练的指导，都即可进行练习。

孕妇瑜伽的动作舒缓、轻柔，有助于准妈妈增强髋部、骨盆和脊椎的灵活性，使分娩更加顺利；有助于准妈妈在产前保持平和的心态，幸福地迎接新生命的诞生……练习瑜伽应该成为孕产期保健指导的一部分。准妈妈与胎儿一起运动，一方面促进母体的血液循环，增加

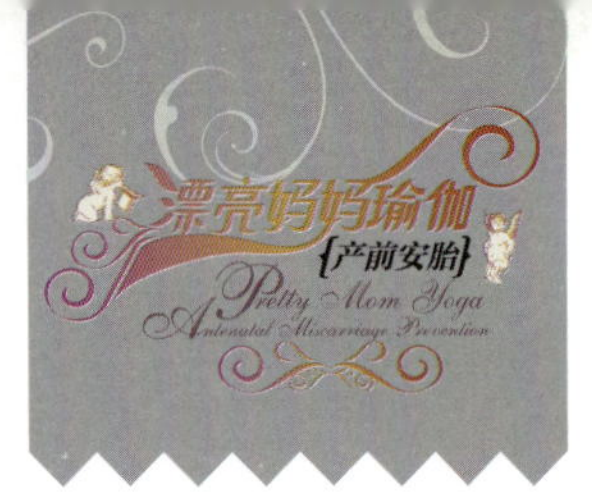

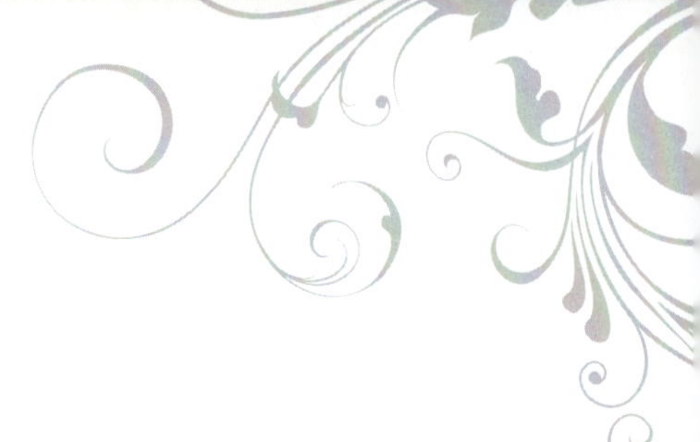

对胎儿的氧气和营养的供给，从而促进胎儿大脑的发育；另一方面可以增强准妈妈的体质，提高抵抗力，孕期少生病；更重要的一点是有助于准妈妈控制体重，有利于促进自然分娩，避免剖宫产给母亲身体造成伤害。

“每个人都是掌握自己健康和疾病的主人”。祝愿天下所有的准妈妈都能生个可爱又漂亮、健康又聪明的小宝宝！早日恢复身材，做个美丽、智慧的幸福妈妈！

王竹珍

2012年3月于深圳

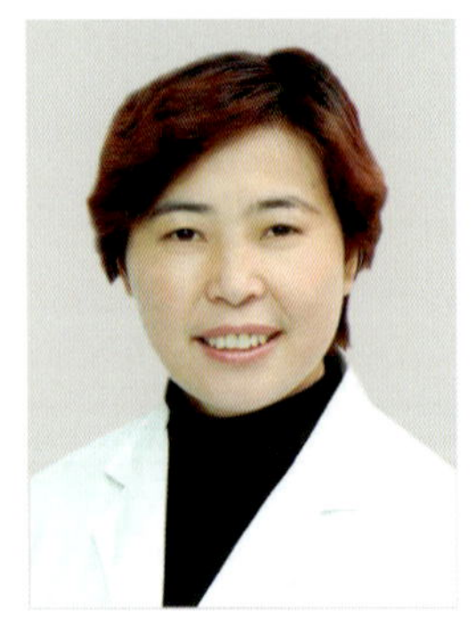

王竹珍：中国优生优育协会 理事

深圳市预防医学会妇女保健专业主任委员会 主任委员

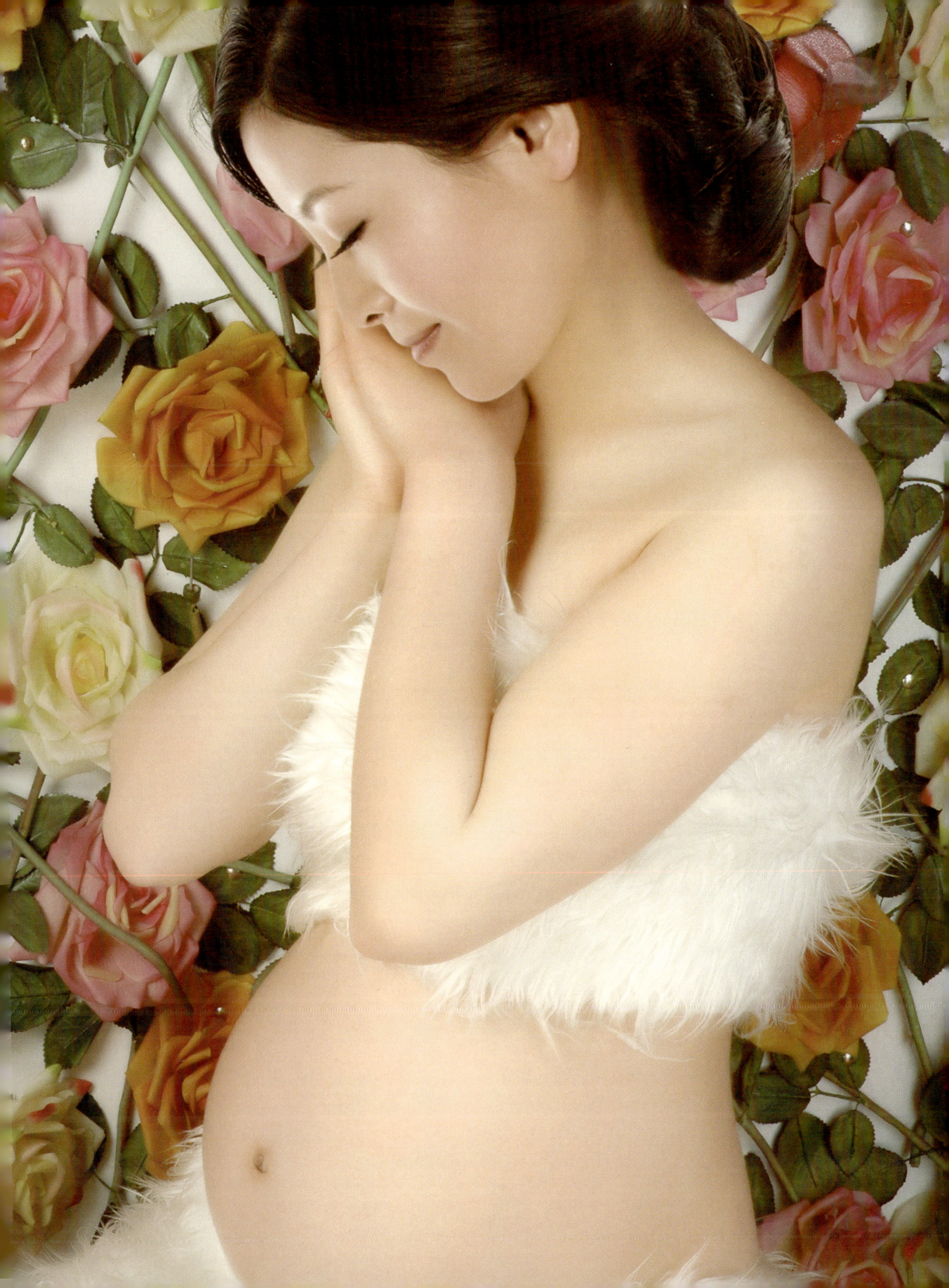

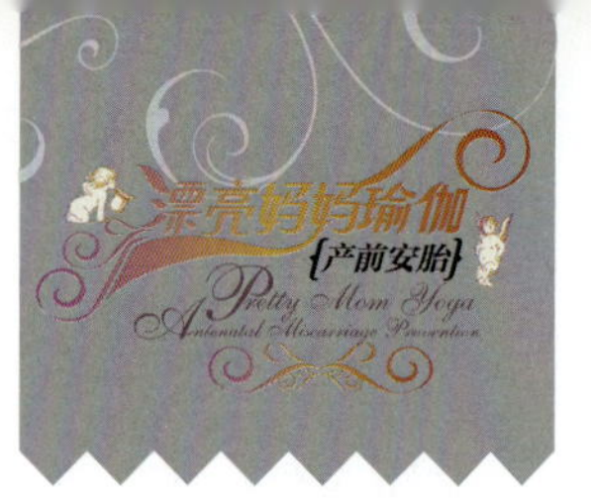

目录 | Contents

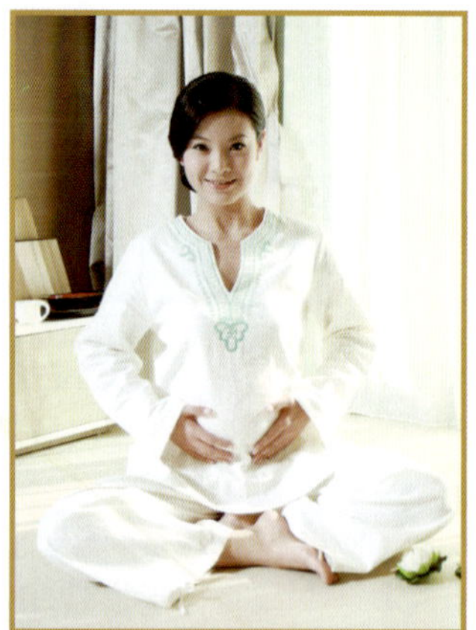

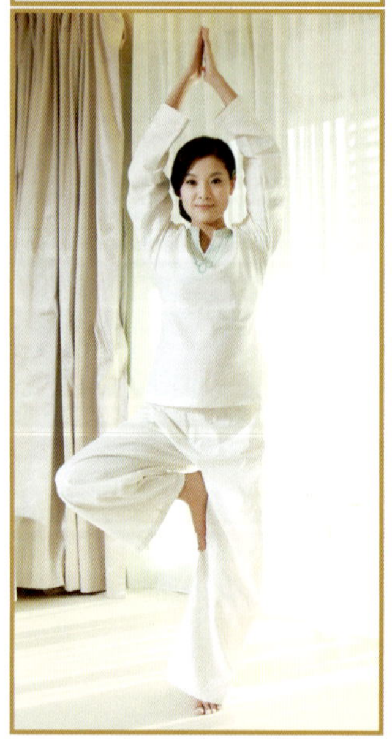

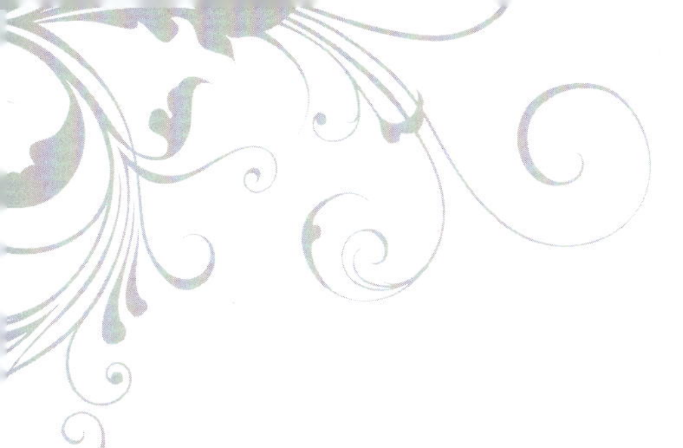

Contents 目录

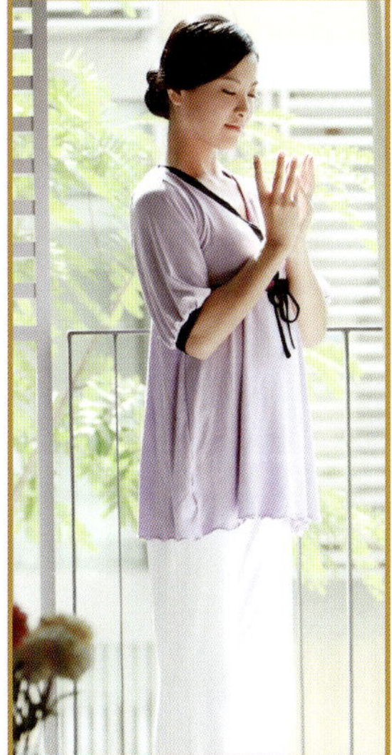

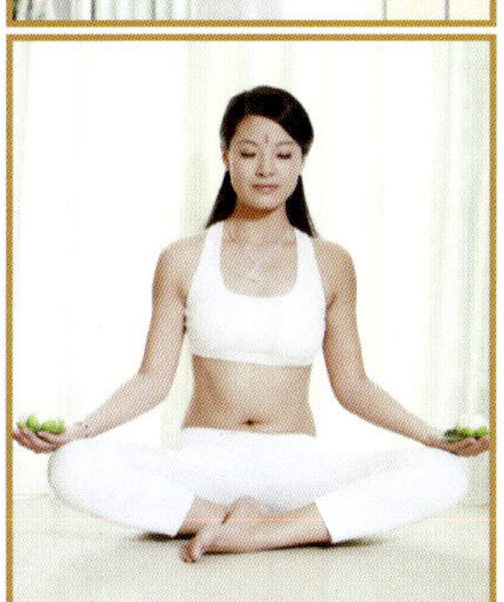

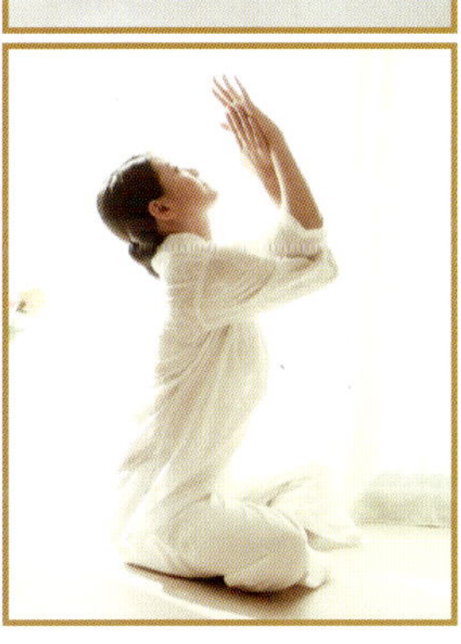

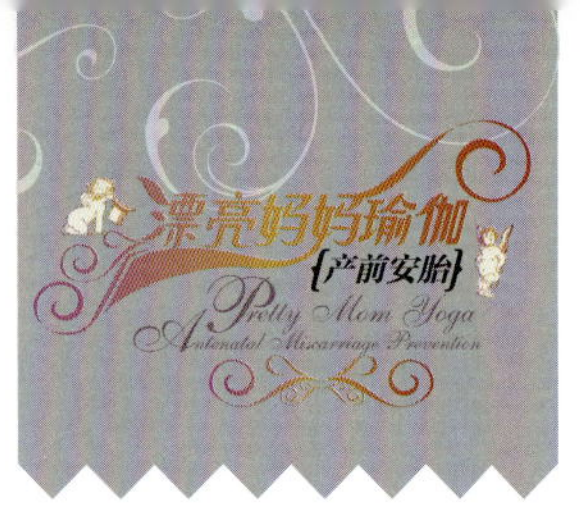
漂亮妈妈瑜伽
{产前安胎}
Pretty Mom Yoga
Antenatal Miscarriage Prevention

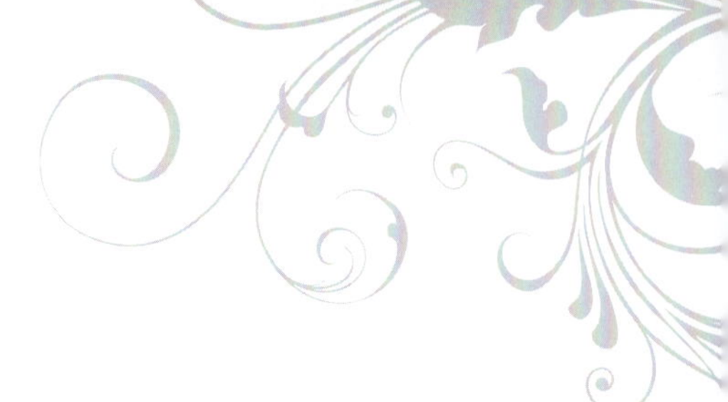

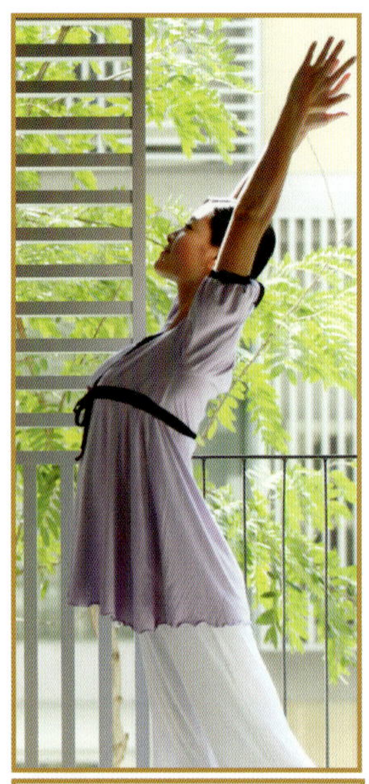

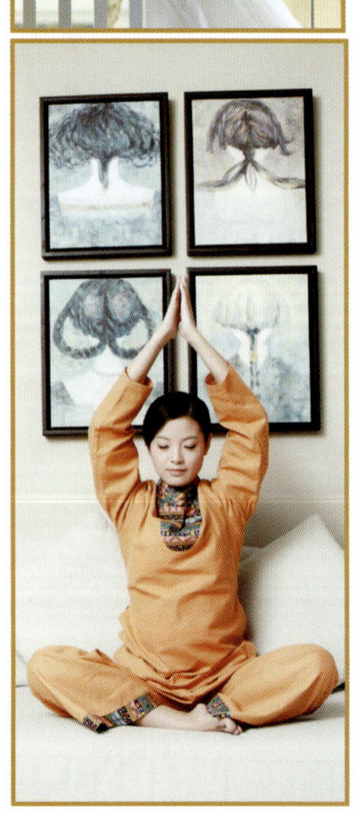

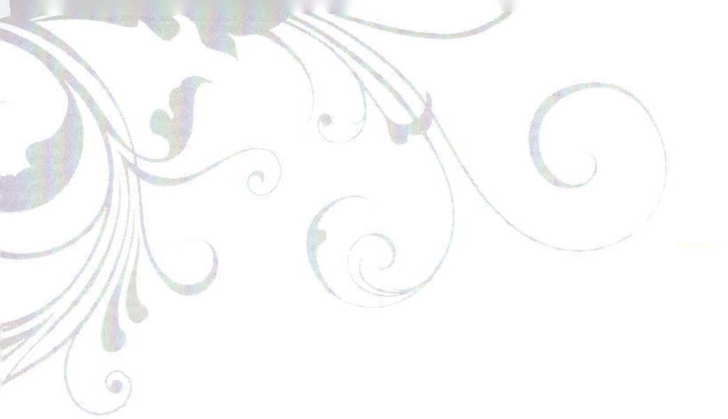

Contents 目录

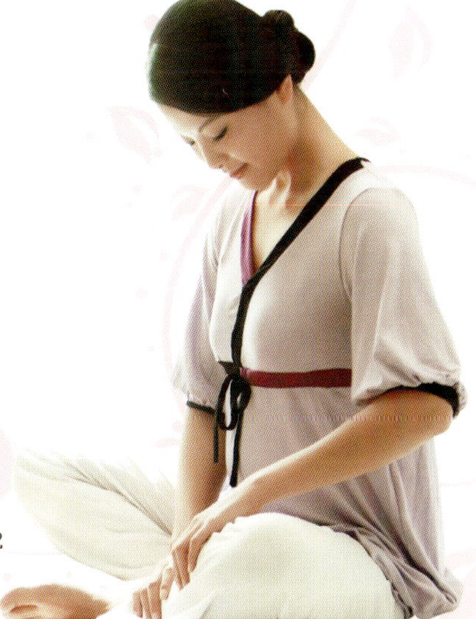

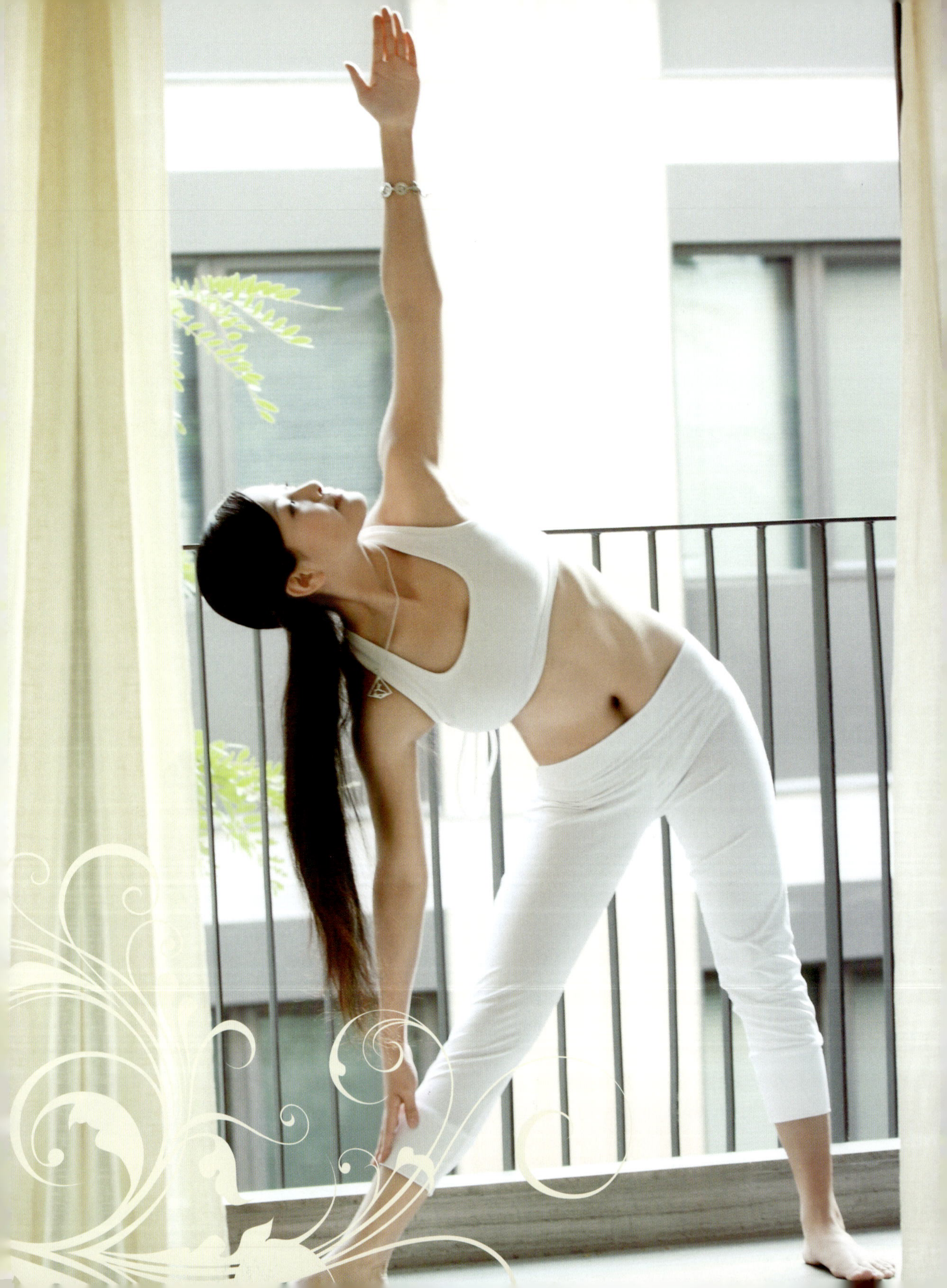

Chapter 01

产前先修瑜伽，时尚辣妈的准备“孕”动

Yoga Basics for Pregnant Ladies

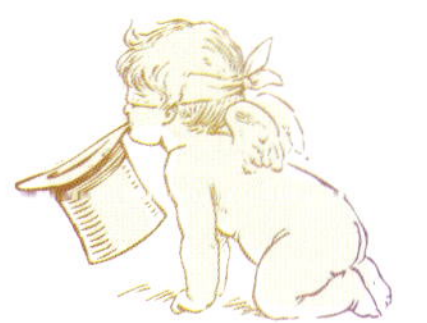

怀孕和生产的经历将给准妈妈的心理和生理带来非常大的变化。
在孕期这段特殊的时期，
古老而时尚的瑜伽将给准妈妈带来内心平和的力量，
让准妈妈轻松应对来自孕期的各种挑战。
瑜伽还能让准妈妈强健、愉悦，
并为不断成长发育的胎宝宝提供更多的空间。

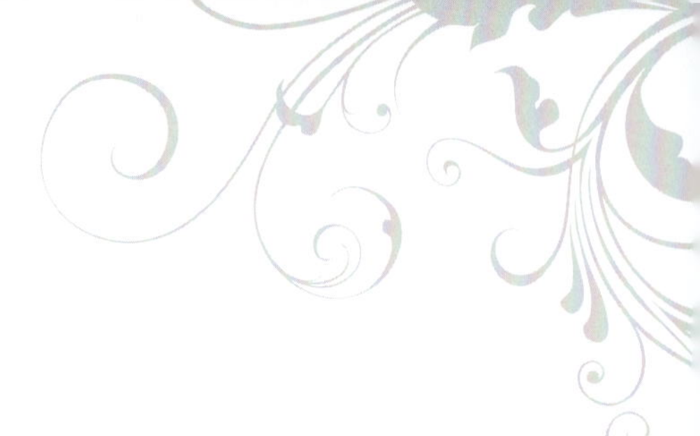

一、瑜伽，源于古老印度的智慧结晶

Yoga: The Wisdom Originated from Ancient India

瑜伽的至理名言是："智慧的瑰宝可帮助我们每一个人，并可让我们在每一时刻都活得精彩。"古老而神秘的瑜伽，带给许多人新的生活方式。准备怀孕的女性和已经怀孕的准妈妈练习瑜伽，一方面是为了调整自己的身体，另一方面是为了平静自己的思想，感受生命的力量和见证生命的奇迹。

不知何时，古老而时尚的瑜伽已经走入我们的视线。它并非只是大多数人所认为的一套极为时尚流行的健身运动，而是一种融合了哲学、科学与艺术的古老的修炼方法。瑜伽起源于公元前 2500 年的印度河文明，已经流传了几千年，是印度古老智慧的结晶。有关瑜伽的文献《薄伽梵歌》在 2500 多年前已经问世，在公元前 3 世纪，瑜伽大师帕坦伽利在他的著作《瑜伽经》中将瑜伽的修行系统化。瑜伽是印度哲学六大正统体系之一，包括瑜伽的姿势、呼吸、冥想、放松、思想等。

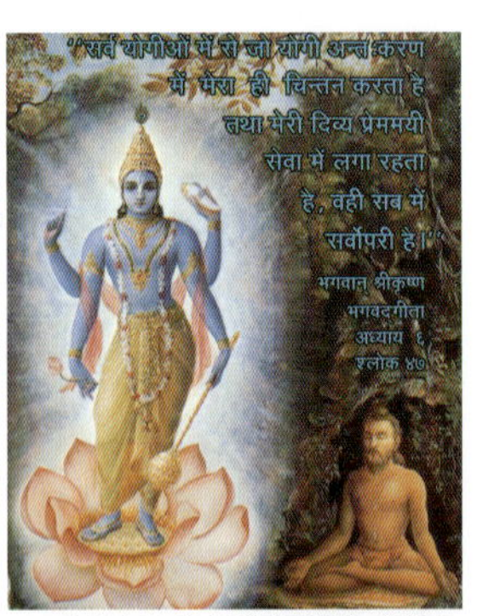

● 在2500多年前问世的《薄伽梵歌》中有瑜伽的记载。

"Yoga"一词源于梵文，由梵语词根 yug 或 yuj 音译而来，本义是"给牛马套轭,即驾驭牛马",后来被引申为"自我调控身心，使身心统一"，成为印度教多种修行体系的总称。同时，瑜伽也有"一致、结合、联系"之意，这也是瑜伽的宗旨，使身、心、灵相互联结，达到一种和谐的状态，以帮助人们发挥最大的潜力。

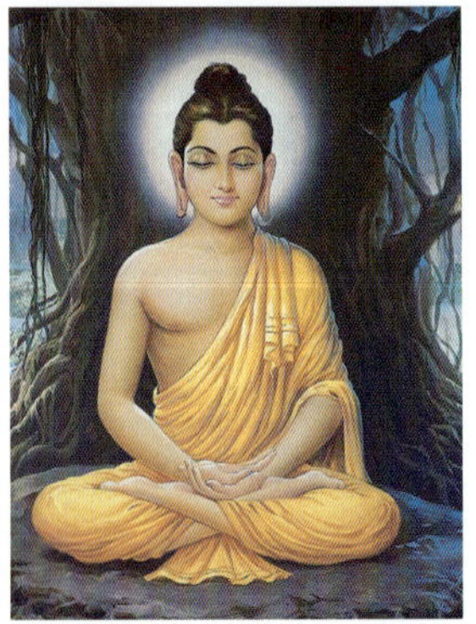
● 2600多年前，释迦牟尼通过瑜伽修行，在菩提树下成佛。

瑜伽姿势运用古老而易于掌握的技巧，可以改善人们生理、心理、情感和精神方面的能力，是一种使身体、心灵与精神达到和谐统一的方式。瑜伽的呼吸法为脑部提供更多的新鲜氧气，令人的整个精神状态变得平静、积极。瑜伽的冥想则让人头脑冷静、情绪稳定。古印度人相信天人合一，他们把不同的瑜伽修炼方法

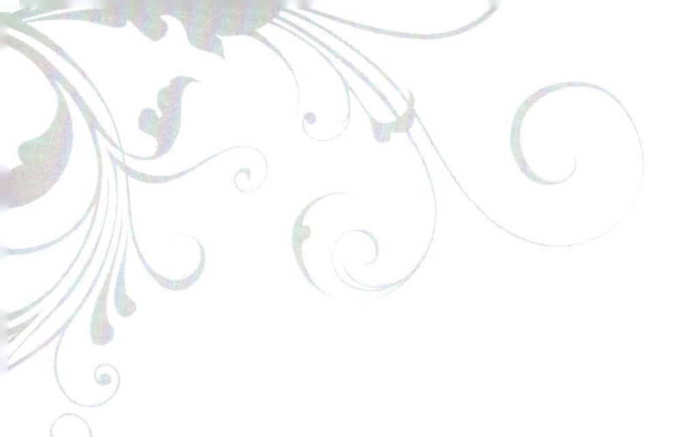

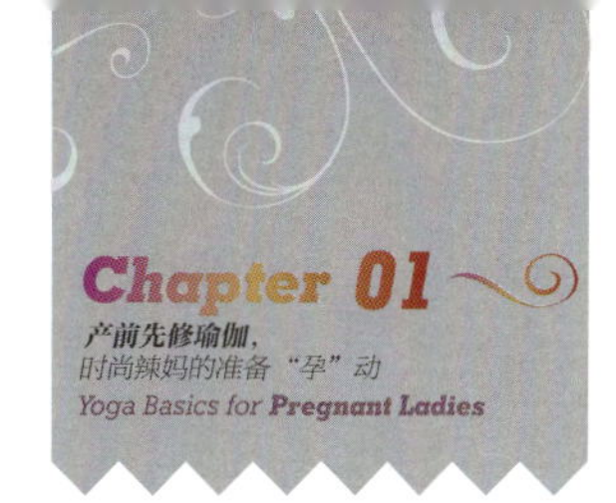

融入日常生活中且奉行不渝：道德、忘我的动作、稳定的头脑、宗教性的责任、无欲无求、冥想、宇宙与自然的创造。

瑜伽作为一种综合了生理、心理、精神和哲学以及健身术的悠久的修身养性的方式，在印度文化中一直占据着举足轻重的地位，后来也对其他国家的文化产生了深远影响。经过几千年的沉淀与升华，瑜伽以其对身体、精神的有益调节，越来越为现代人所接受和推崇。瑜伽已经风靡全球，从欧美到亚洲，越来越多的人纷纷加入了修习瑜伽的行列，包括职场精英、一线明星、社会名流、政坛要员、皇室贵族等。人们通过练习瑜伽帮助自己达到与自然的和谐统一，通过身体与呼吸的调节、大脑与情绪的控制，获得身体和心灵的健康。

瑜伽成为时下最流行、最时尚的一种健身方式，是因为它的确拥有实实在在的功效。练习瑜伽，可以塑身美体、改善体质；可以打通全身血脉和经络，从而达到缓解疲劳、消除肌肉酸痛、放松脊椎等效果；长期坚持甚至还能延缓衰老。瑜伽是温和、柔韧、自然、健康的，其本质是“倾听内心的声音”，不会强迫您做任何有损身体健康的动作。

练习瑜伽的时间通常为一小时，有时根据个人情况可以练习半小时或者一个半小时。顺序是调息、热身、体位以及放松与冥想。在练习中，呼吸、体位、放松以及冥想是相互影响、相互作用的，练习时尽量把四者结合起来，以达到更加理想的锻炼效果。

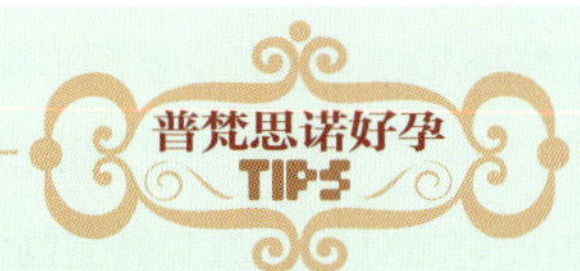

孕期需要适度锻炼

准妈妈拥有健康的体魄是使胎儿健康发育和顺产的基础。孕前需要锻炼，孕期也同样需要锻炼。怀孕期间，准妈妈在身体上和情感上都会发生变化，而规律的锻炼可以帮助准妈妈很好地适应这些变化。医学研究表明，如果准妈妈的心脏、肺部肌肉处于良好的状态，并且懂得正确的呼吸技巧和放松方法，分娩和恢复就会更容易。比起体质虚弱的准妈妈，身体健康的准妈妈更能经受得住分娩时的紧张和阵痛，并且产后也恢复得更快。虽说孕期锻炼是必要的，但是要科学地进行，切不可过量。若运动过程中有轻微出血现象或医生要求须卧床休息，应立即停止锻炼。

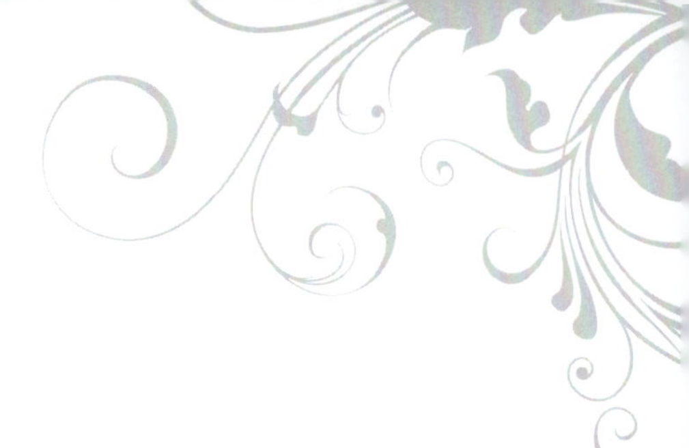

二、安全、时尚的孕妇瑜伽，准妈妈的首选

The Safe and Fashionable Yoga **Exercises for the Pregnant**

在印度，许多孕产妇都会进行系统的瑜伽学习和修炼，这使她们在精神上和身体上都做好了迎接小宝宝的准备。身怀六甲的准妈妈需要适度锻炼，而练习孕妇瑜伽则是很好的选择。

1．备孕瑜伽，助您好“孕”来

备孕瑜伽主要包括在传统瑜伽的基础上提取一些针对局部养护的体式，其主要目的是让女性的心境平和，并帮助其改善身体的大环境。备孕瑜伽与其他瑜伽体系相比，更强调呼吸的配合与背景音乐的选择。

在备孕瑜伽中，腹式呼吸法是很适合练习的一种呼吸法，它不仅可以提升体位法的练习功效，还有排毒、清肺、调节子宫附近的血液供给、刺激激素分泌等功能。在瑜伽体式方面，备孕瑜伽更强调柔韧性的锻炼，特别注重下蹲、腰部拉伸等强健卵巢的练习。

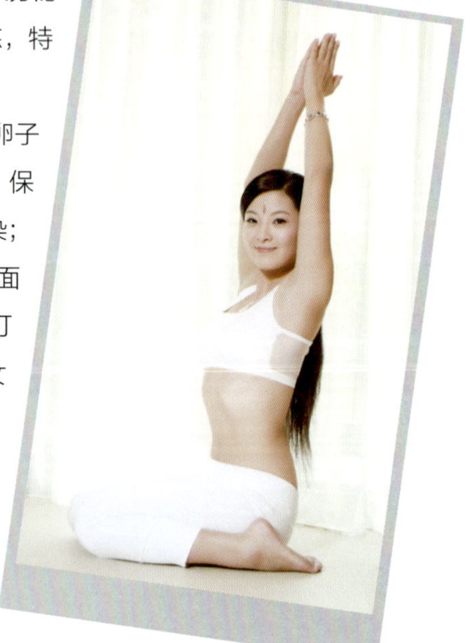

备孕瑜伽给女性带来许多好处：从生理层面讲，增强卵子的活力，提高受精卵的质量；改善体质和调节内分泌系统，保护受精卵顺利着床；增强免疫力，防止孕期被病菌感染；消耗体内多余的脂肪，避免孕期发生并发症等。从心理层面讲，注重情绪的放松与日常压力的缓解，从心理上为怀孕打下坚实的基础。俗话说“放长线，钓大鱼”，计划怀孕的女性提前半年开始练习瑜伽，效果将十分显著。

备孕阶段的女性如果决定练习瑜伽，最好选择基础瑜伽、哈他瑜伽等温和型瑜伽，阿斯汤加瑜伽、高温瑜伽等力量型瑜伽则不太适合练习。因为温和型瑜伽能使您有更多的时间和空间来放慢呼吸、平静心灵。

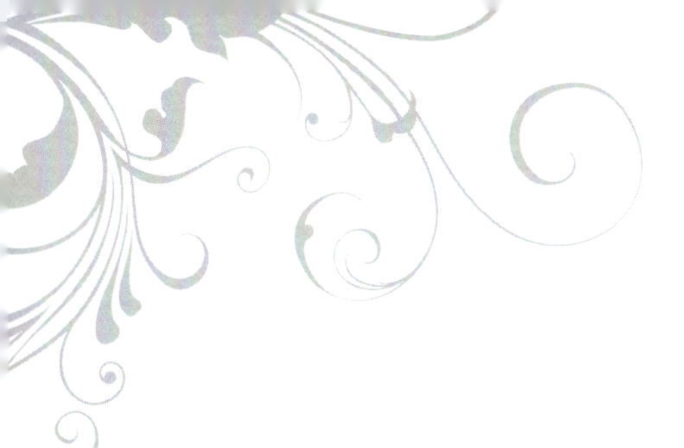

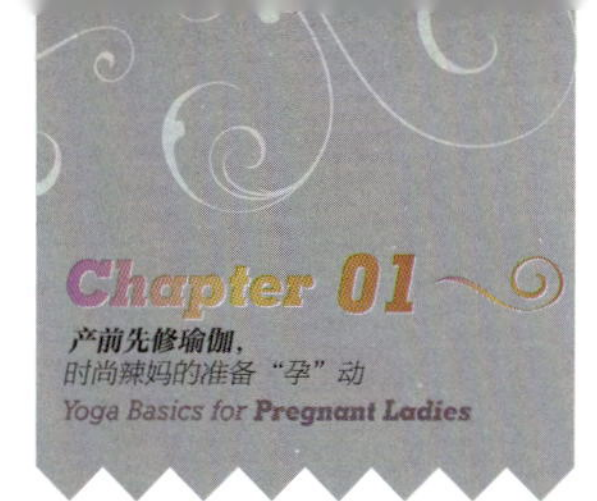

尽管备孕瑜伽的动作都是相对缓慢而安全的，仍然建议您在专业瑜伽教练的指导下进行。在家练习时选择明亮透气的空间。练习前做好充分的热身，热身通常做 3 分钟左右，包括颈部、肩膀、手肘、手腕、腰部、脚踝、膝盖等部位的简单活动。练习时的背景音乐要选择一些平和、悠扬、舒缓的旋律。练习体式后记得放松、舒展。特别值得注意的是，骶骨和尾骨有过损伤的人要彻底治疗痊愈之后，才可以练习备孕瑜伽。

保持平静而快乐的心情对平时工作任务繁重而又准备怀孕的女性来说尤其重要。如果育龄女性长期处于压力中，生殖激素的分泌将会失调，这会扰乱排卵，使怀孕变得困难。一些女性在备孕阶段就开始紧张，练习瑜伽能减轻她们的心理负担，让备孕过程更加积极。医学专家的研究也证实了瑜伽平和心境、调整自律神经的功效能够帮助女性增加受孕机会。总之，对于备孕阶段的女性尤其是那些因为压力过大而引起不孕的女性而言，练习瑜伽一方面可以强身健体，另一方面可以舒缓生活中繁重的压力，加大受孕概率。

当然，瑜伽可不仅仅是女性的减压专利。如果备孕的压力让您和丈夫都倍感无力，不妨和他一起练习瑜伽。这不仅能使你们都得到放松，而且还能培养感情，增进默契，共享美好时光。

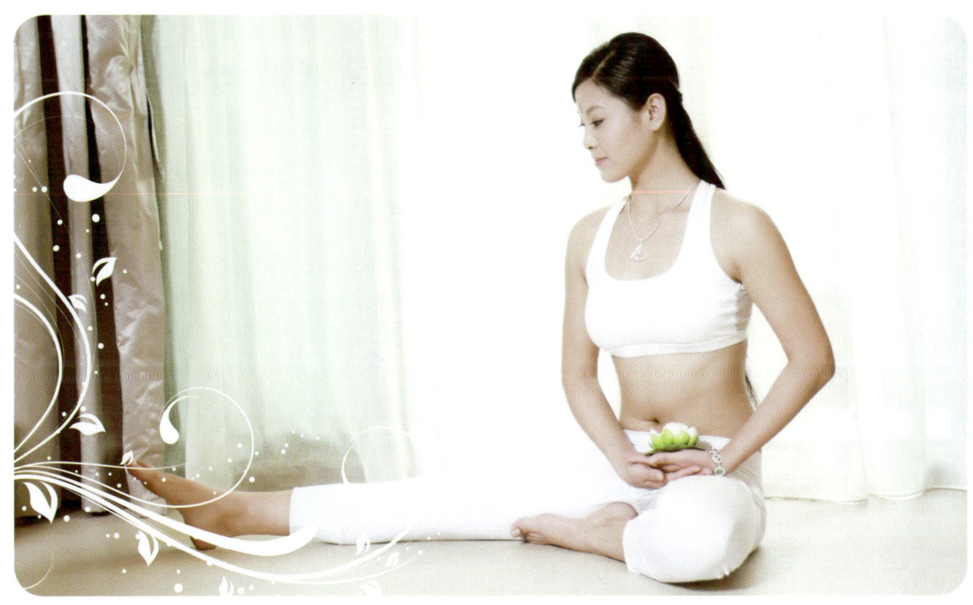

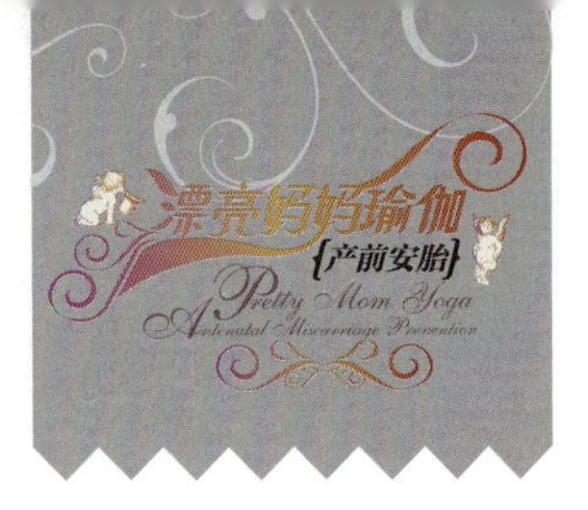

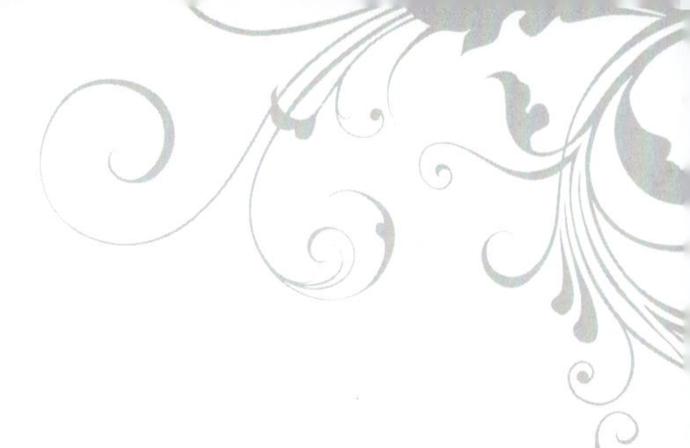

2．与众不同的孕妇瑜伽

古老的瑜伽对孕期女性的关注由来已久，尤其是自20世纪60年代以来，瑜伽的风靡促进了专门针对孕期女性的孕妇瑜伽的长足发展。孕妇瑜伽主要以哈他瑜伽的规则为基础，并结合现代医学有关怀孕和分娩的专业知识，精心挑选出有益于孕妇身体健康和胎儿发育的绝对安全的瑜伽体式。

如今，强调专注、呼吸、控制的孕妇瑜伽作为孕期理想而又安全的锻炼方式之一，已备受医生和保健人士的推崇，被视为保持健康、平静心灵、生育准备、产后塑身的良方。孕妇瑜伽已经成为风靡世界的产前保健操。

同日常瑜伽相比，孕妇瑜伽较为注重呼吸、坐姿、冥想和一些简单的体位。坐姿一般以颈部放松练习与手臂伸展练习为主；站姿一般以活动骨盆练习与增加腿部张力练习为主；卧姿一般以可以消除背部紧张感的练习与伸展骨盆关节肌肉的练习为主。在此过程中，动作要轻柔地伸展，不要求有很好的柔韧性，不能做难度太大的动作，特别是要注意不能压迫到子宫。

在怀孕期间，准妈妈会非常小心地保护腹中的胎儿，往往会因为过于谨慎而停止任何运动。孕妇瑜伽动作舒缓，能够让准妈妈和胎儿双双受益，准妈妈可以放心地练习。需要强调的是，瑜伽虽然是属于柔静结合的拉伸运动，但由于孕妇特殊的身体状况，在练习的过程中，还是应该多加小心和注意，保护好腹中的胎儿。

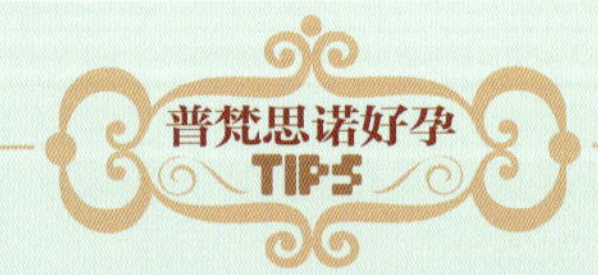

准妈妈运动要分时期

孕早期胎盘尚未完全形成，维持妊娠的激素水平也不稳定，容易发生流产。因此这个时期要避免剧烈运动和防止疲劳，做一些缓和的有氧运动如散步，开始锻炼体力。也可以练习瑜伽的坐姿和调息，以释放压力、消除疲劳、缓解孕吐。孕中期是准妈妈运动的黄金时期，此阶段运动能取到事半功倍的效果。可以适当地增加运动量，但同样要避免剧烈的运动。孕晚期腹部越来越突出，准妈妈身体沉重，行动不便，运动要以“慢”为原则，一定要特别注意安全。伸展运动、屈伸双腿、轻扭骨盆等简单动作都是不错的选择。

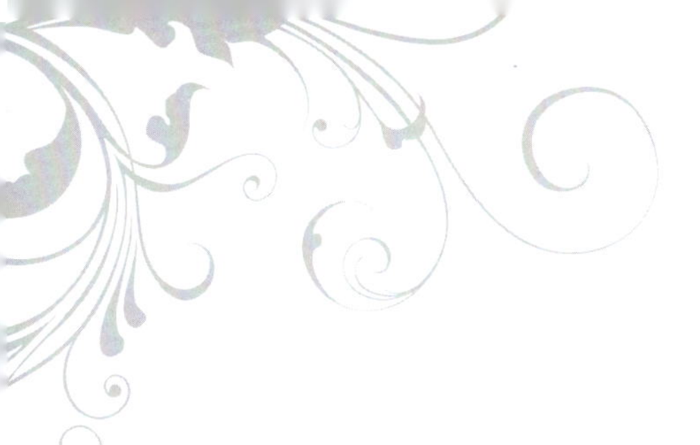

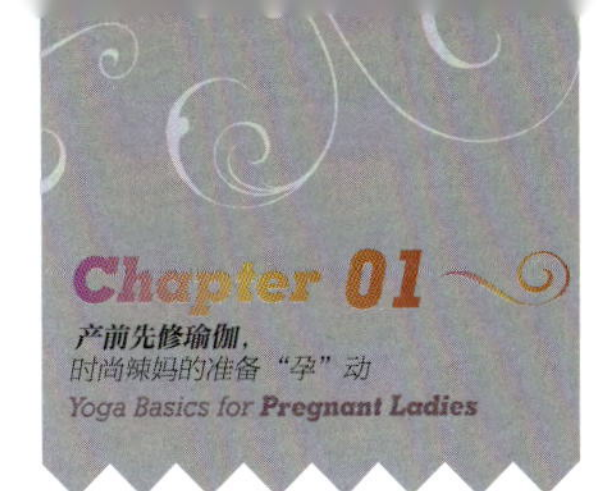

3. 练习孕妇瑜伽的好处

身怀六甲的准妈妈适合练习瑜伽。瑜伽所崇尚的适度、温和的修炼方式以及针对人由内而外的关注，能够给准妈妈和新妈妈在身体和精神上带来许多益处。可以说，孕妇瑜伽是促进准妈妈身心更健康的秘诀。

孕妇瑜伽可以让您：呼吸顺畅、神清气爽、身心放松。瑜伽的呼吸练习能够帮助准妈妈很好地控制自己的呼吸，改善胸闷和气短的现象。在分娩时调整呼吸，还可以减少生产时的痛楚，使产程更顺利。瑜伽的呼吸技巧和放松方法还能让准妈妈的心脏和肺部肌肉处于良好状态，为产后的身体恢复打下坚实的基础。

孕妇瑜伽可以让您：改善血液循环、缓解身体不适。经常练习瑜伽，可以改善准妈妈的血液循环，加强肌肉的力量和伸缩性，增强髋部、骨盆和脊椎的灵活性。这样一来可以使胎儿得到很好的支撑，有益于胎儿保持正确的体位；二来可以增加对胎儿的氧气和营养的供给，有利于胎儿大脑和身体的发育；三来可以缓解腰酸、背疼、腿胀，强化关节及肌肉，预防骨骼耗损和肌肉劳累。

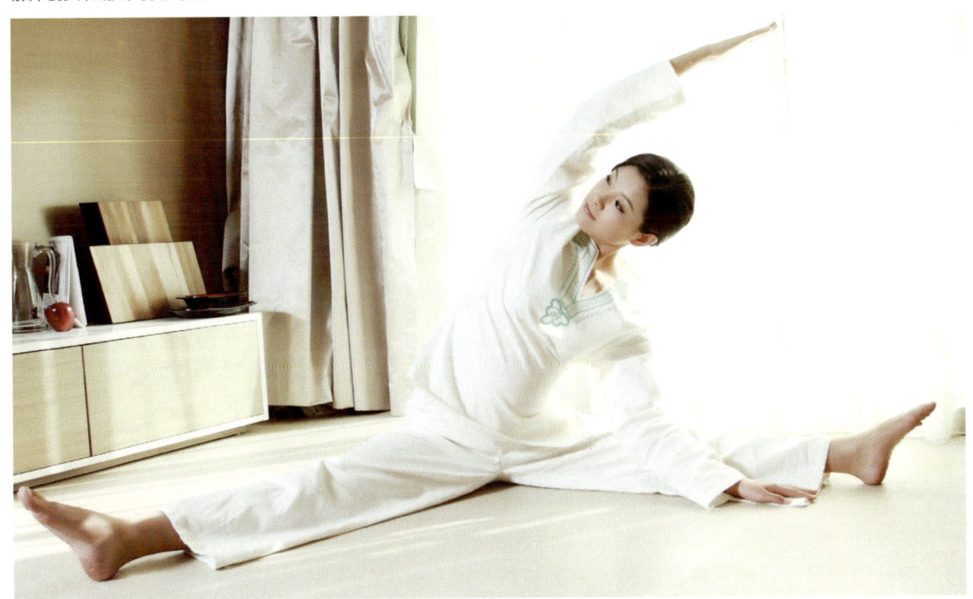

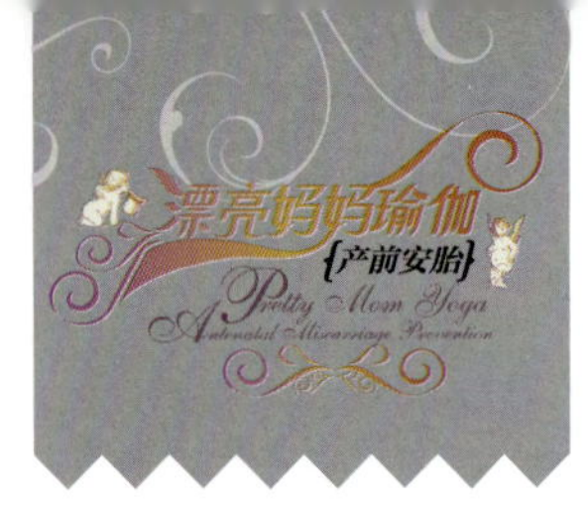

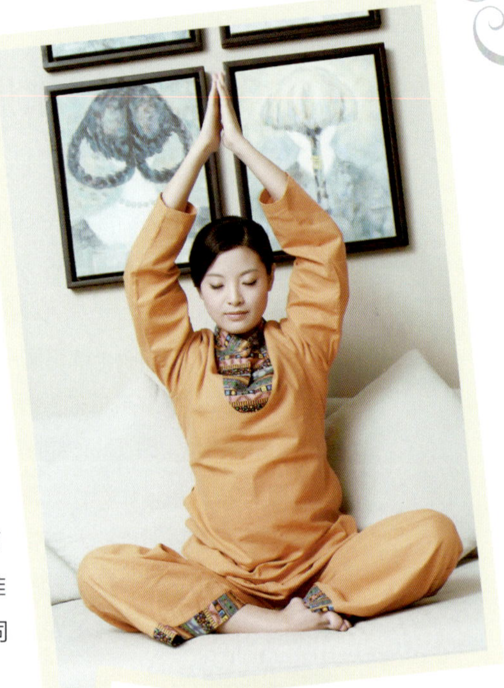

孕妇瑜伽可以让您：增强腹部肌肉力量，缩短产程。在不知不觉的练习中，准妈妈放松或控制了自己的腹部肌肉，扩张了骨盆和子宫收缩。这对于缓解或减少生产过程中的痛楚和不适大有帮助，可以让准妈妈享受到产程缩短的幸福。

孕妇瑜伽可以让您：增强身体的平衡感。练习了一段时间之后，准妈妈会发现整个肌肉组织的柔韧度和灵活度都大大提高了，走路更加平稳了。即使肚子一天天变大变沉重，也会感觉到身体有一股平衡的力量在支撑着，可以不再为因走路不稳发生意外而担心了。

孕妇瑜伽可以让您：建立自信，平和心态。孕期的自信对准妈妈维持心态的平和非常重要。练习孕妇瑜伽可以帮助准妈妈建立自信，对顺产和产后的身材恢复充满信心与期待。同时有规律的瑜伽锻炼，还能减轻很多产后的疼痛感和疲劳感。

孕妇瑜伽可以让您：提高注意力，减轻焦虑。孕妇瑜伽呼吸法和冥想可以使准妈妈放松紧张情绪，提高注意力，更深入地了解自己的身体及胎儿发育的状况。平缓了产前的焦虑、紧张和恐惧感，会使分娩更加顺利和安全。同时，准妈妈因为怀孕分泌的孕激素增加而引起心烦、气躁、易怒、伤感等不良情绪，也会在练习孕妇瑜伽中得到缓解和释放。

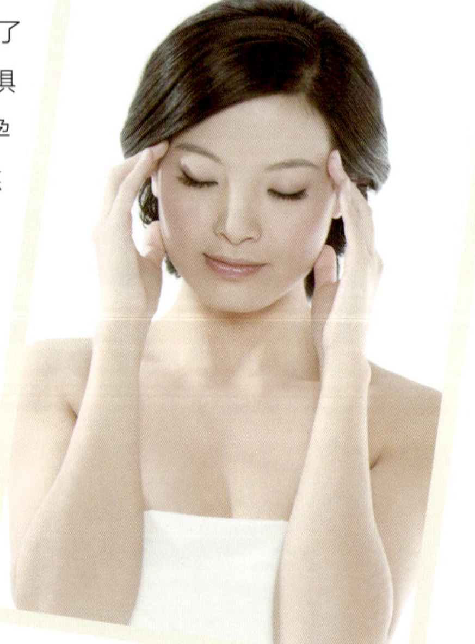

孕妇瑜伽可以让您：改善睡眠，消除失眠。孕早期，准妈妈由于开始出现食欲减退、偏食、恶心、呕吐、头晕、倦怠等早孕反应，常常会焦虑、紧张，因此睡眠质量变得不是很好。而孕晚期随着胎儿的长大，脊椎被迫向后弯曲，腰酸背痛、尿频等又会严重影响准妈妈的睡眠质量。练习瑜伽可以让准妈妈的睡眠更香，入睡更容易，轻轻松松就能赶走失眠。

孕妇瑜伽可以让您：控制体重，产后苗条。练习瑜伽一

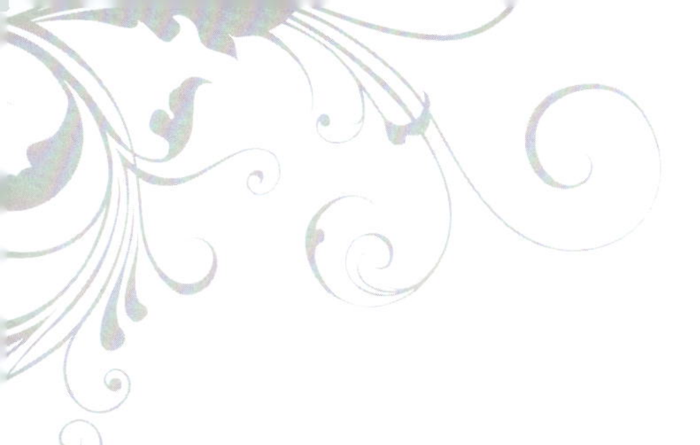
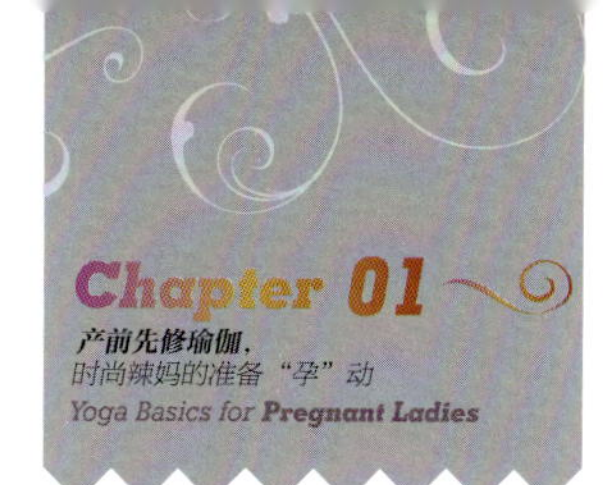

方面能够增强肌肉的弹性，提高肌肉组织的柔韧度，另一方面能够消耗热量，有助于准妈妈在孕期控制体重，在产后尽早恢复、重塑身材。

孕妇瑜伽可以让胎儿：灵活敏锐，健康成长。瑜伽的许多坐姿都能按摩腹部器官，促进准妈妈的肠胃消化，增强吸收功能，这样不仅能为自己补充营养，还能为胎儿提供充足的养分，使胎儿健康成长。由于胎儿与母体是血脉相连的，准妈妈在做体式时就意味着和胎儿一起做运动，并在运动中与胎儿建立更亲密的关系。胎儿得到适当而温和的刺激与按摩后，对外界的反应会增强，从而变得更加灵活敏锐。

总之，从生理层面来讲，瑜伽练习可以帮助准妈妈适应身体上的变化，缓和及排除一些不适；从情绪层面来讲，瑜伽的呼吸法、放松功、日常冥想等练习为准妈妈提供了一个重新调节精神平衡的契机。初次怀孕的年轻女性，因为缺乏经验和自我调节能力不足，不知道如何保持孕产期的健康，而瑜伽练习正好能弥补这些不足。但是准妈妈练习瑜伽，方法一定要科学、正确，并尽量避免一些高难度的动作。除非本身已有多年练习瑜伽的深厚基础，否则初学的准妈妈必须非常小心。准妈妈在练习瑜伽前应该征求妇产科医生的建议。

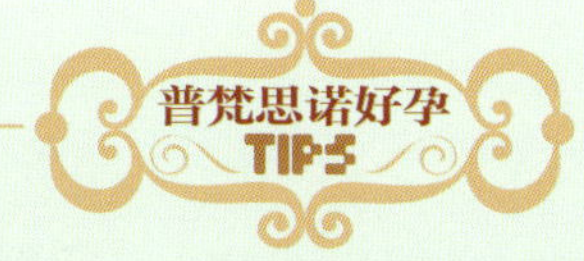

准妈妈提高睡眠质量的小秘诀

孕妇平时活动量较少，且常常睡眠不好。在临睡前洗一个热水澡，会有一定的催眠作用。听听音乐，一方面有助于胎教，另一方面也能使您心境平和，安静入睡。还可以请家人帮忙热敷和按摩足部，保证足部保暖、防抽筋。高质量的睡眠离不开良好的环境，因此卧室灯光要柔和、温度要适宜、空气要新鲜。睡前3～4小时不宜运动。若实在睡不着，可以阅读书籍或看报。

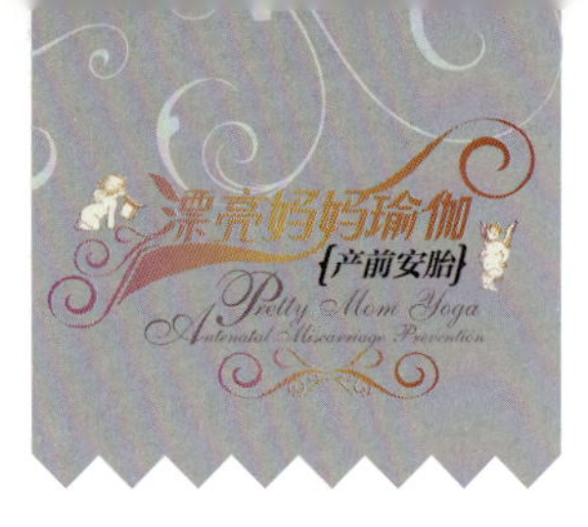

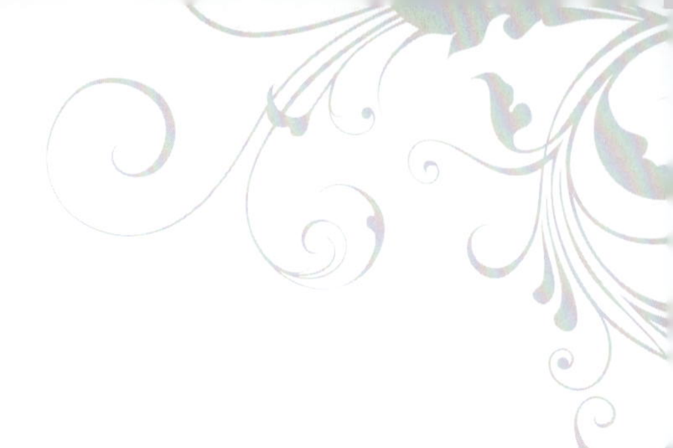

三、准妈妈之“孕”动准备

Preparing the Exercises **for the Pregnant**

1. “孕”动辅助工具

在练习瑜伽的过程中，借助一些实用的工具不仅可以使动作变得更容易，还可以减小受伤的可能性，这对准妈妈来说非常必要。如果没有专门的瑜伽工具，可用家庭常用物品代替，比如靠椅、枕头、毛巾，甚至墙壁。到了妊娠中后期，准妈妈借助这些触手可及的工具，能更有效地“孕”动起来。

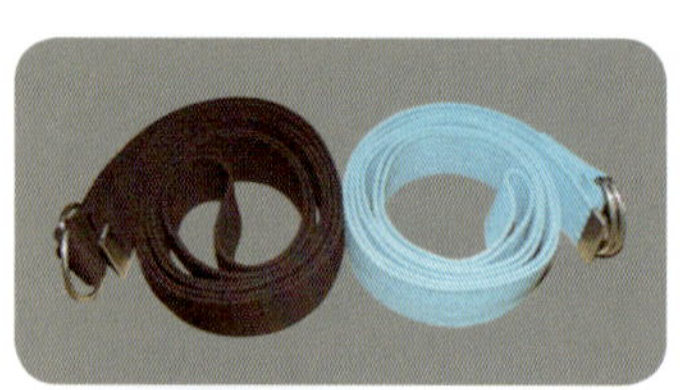

● 瑜伽带

瑜伽带用来帮助准妈妈拉伸手臂和双腿。用长绳也可以，长度应为 1.5 ~ 2 米，不要太细，以方便手握为准，要有一定的强度。

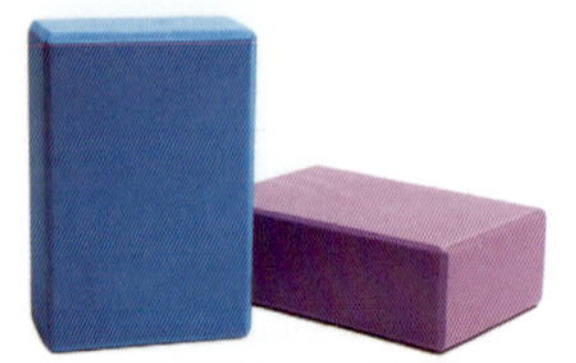

● 瑜伽砖

瑜伽砖一般有塑料材质的，也有木制的，主要用来帮助准妈妈更容易地做体式。如果家里没有买瑜伽砖，用方形的木块或将几本书摞起来，也能起到同样的作用。

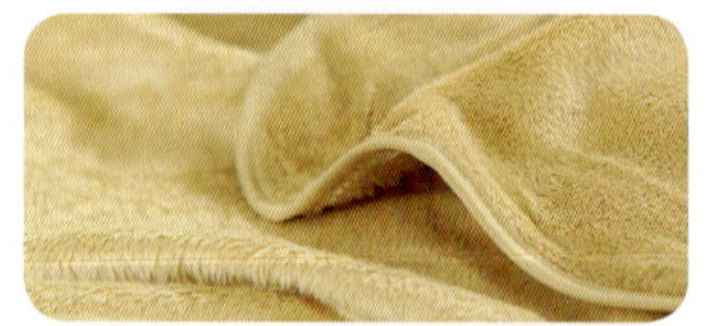

● 薄毯

可以在休息时用来保暖，也可以叠起来当垫子用。

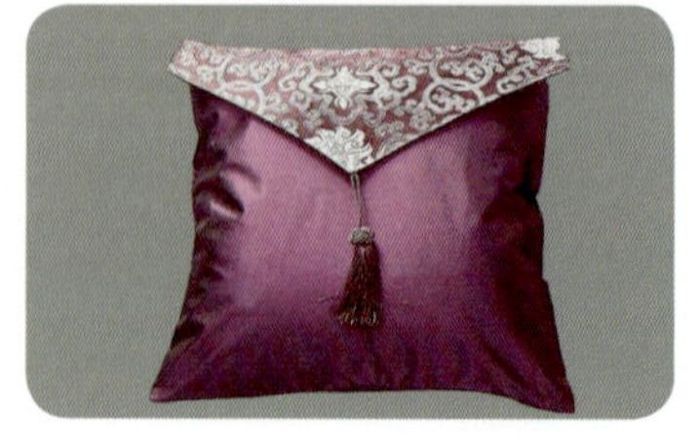

● 软靠垫

用椅子上的靠垫就可以，在做坐姿、仰卧、俯卧等动作时，可以将靠垫垫在身下，以降低动作难度或让自己更舒服。

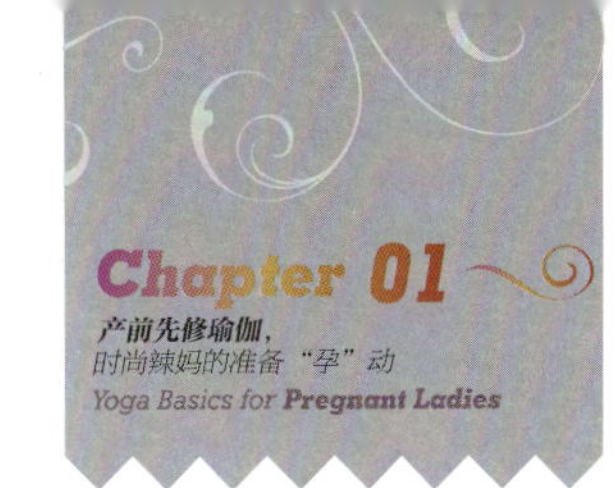

辅助椅

孕妇的腹部隆起，有时难免会重心不稳，在练习一些体式时可以借助椅子稳定重心。因为椅子有着力点，可以减小身体动作的张力，为准妈妈提供额外的支撑。

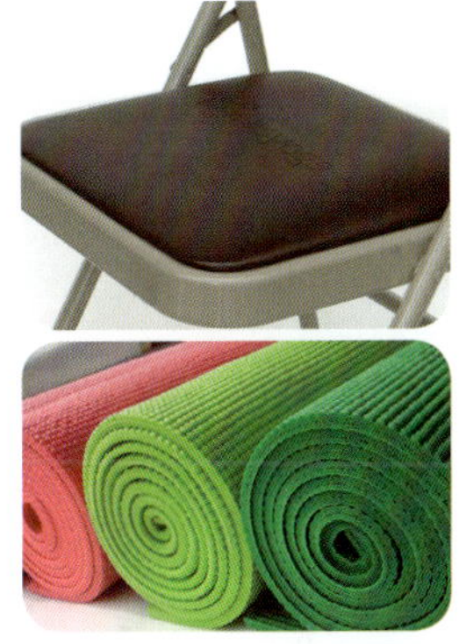

瑜伽垫

瑜伽垫一方面有防滑的作用，在做瑜伽动作时可增强稳定性和抓力；另一方面可保护身体与地面接触的部位，例如做跪姿练习时，避免膝盖和脚踝受到压迫而疼痛。专业的瑜伽垫有厚薄之分，可以依据个人喜好选购。

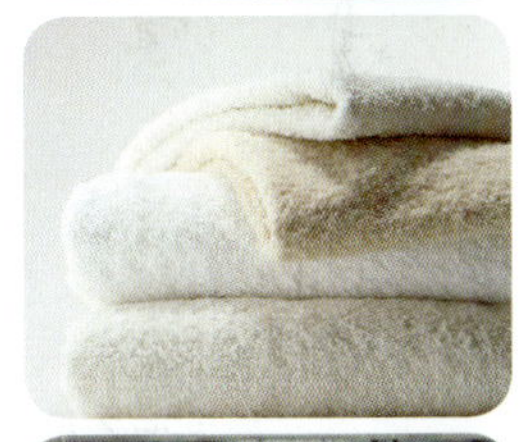

毛巾

选择不会掉落棉屑、触感柔软细腻、吸汗性好的毛巾。毛巾可以用来擦汗以保持身体洁净，也可以垫着以保护身体部位，还可以代替瑜伽带用来辅助动作的完成。在练习双手支撑的瑜伽体式时，可以将毛巾叠成长条，放在掌根下方，防止腕关节受伤。

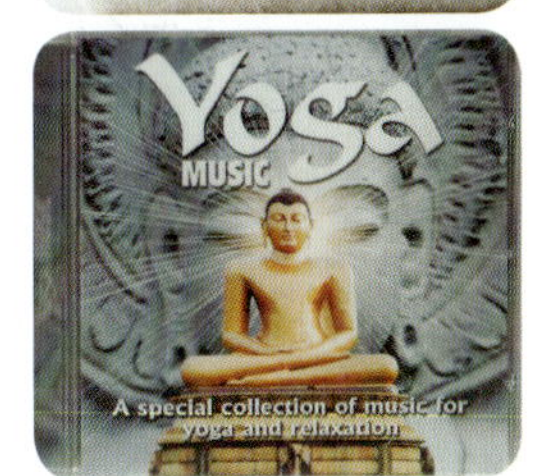

音乐

练习瑜伽时有轻松、自然、宁静、优美的音乐相伴，能让准妈妈感觉更放松，练习瑜伽的效果也会更好。

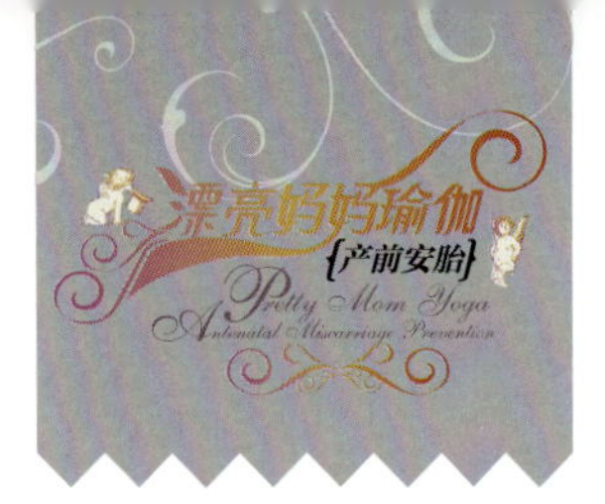

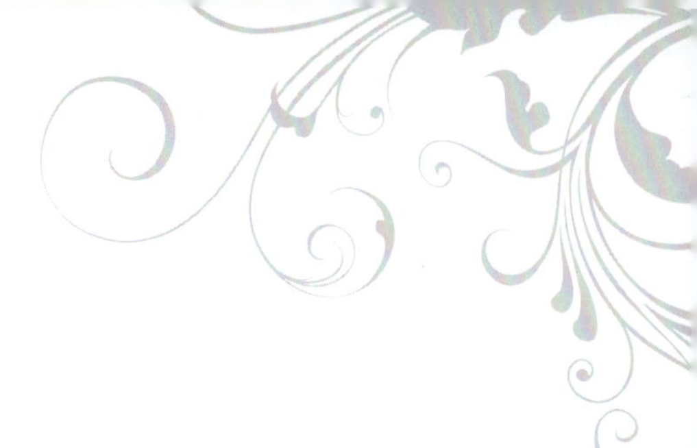

2．准妈妈“孕”动细则

每个准妈妈的身体状态、健康状况和锻炼经验都不相同，因而没有任何一套运动方案是适合所有的准妈妈练习的。在练习瑜伽前，需要注意一些与其相关的禁忌与安全事项，以便更好地练习。

是否适合练习

如果有以下健康问题或症状，一定要得到医生的同意后方可进行锻炼。

- 患有严重心脏病或肺病。
- 患有高血压。
- 孕前或怀孕后患上糖尿病。
- 有早产史。
- 有习惯性流产史或人工流产 3 次以上。
- 怀孕期间出现腹部痉挛绞痛，下体点滴性出血或大量出血现象。
- 怀双胞胎或多胞胎。

安全指引

不正确的体位练习，容易对身体造成伤害。准妈妈在练习瑜伽体位法前，先看看以下细则，将会大有裨益。

- 练习瑜伽前要仔细阅读体位法的练习步骤、动作要点和注意事项。在进行某个体位法时，要记住相关内容。在开始练习一个新姿势时，一定要谨慎，不能过猛。
- 在做瑜伽动作前一定要充分热身。要随时倾听自己的身体在“说”什么。不能粗暴地对待自己的身体，不要认为产生疼痛才会有练习效果，这样可能会造成严重的拉伤。
- 练习前如果感到身体不适，可先询问教练或妇产科医生。
- 检查练习区域，确保没有可能划伤自己或将自己绊倒的物品，并再次检查地面，保证地面不滑。不要在光滑、过硬的地板上和过软的沙发上练习，以免受伤。
- 选择合适、有承托力、吸汗性的运动服，便于练习。
- 选择适合自己的体式，在练习的过程中，如有不适就停下来休息。

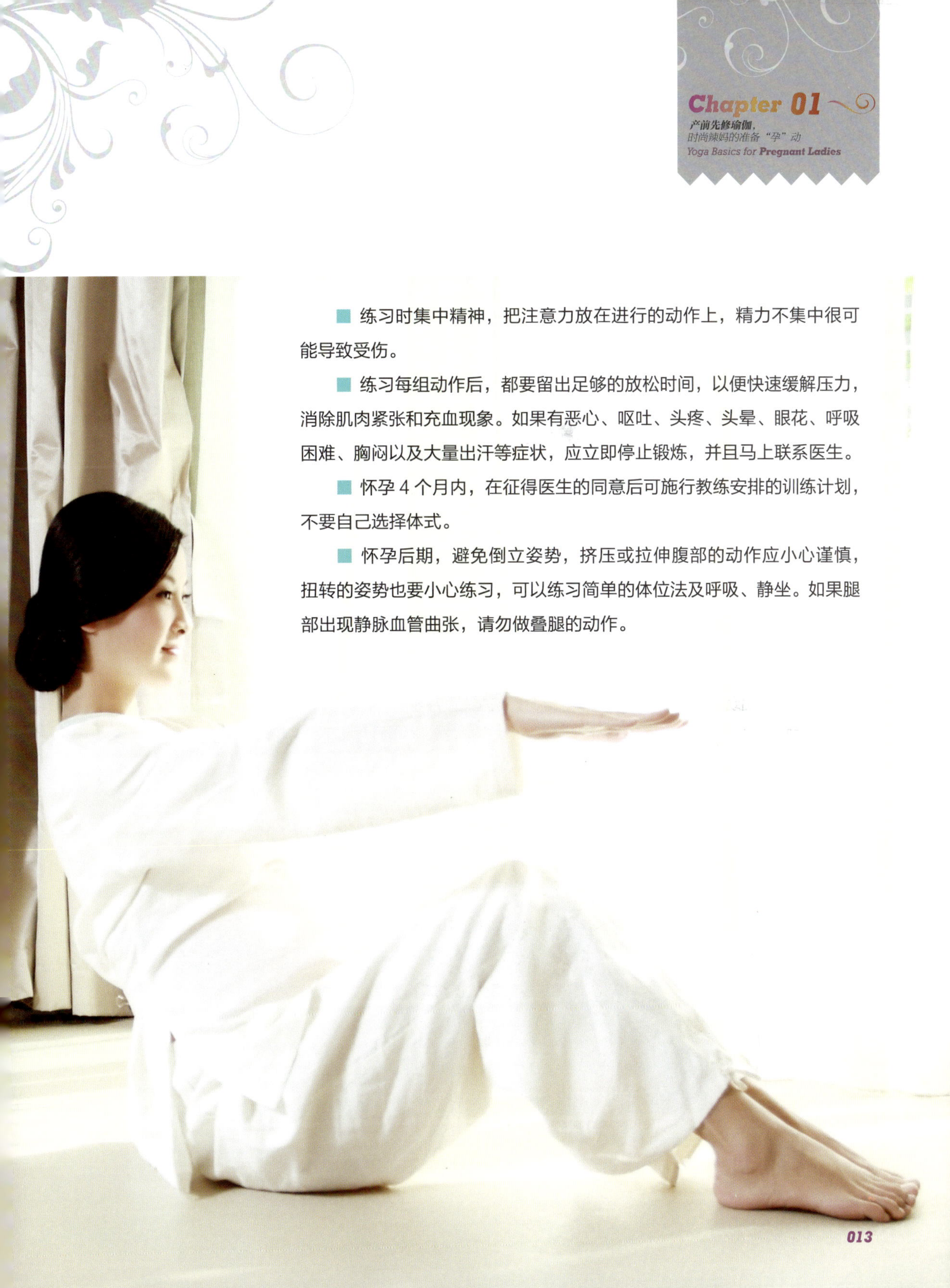

■ 练习时集中精神，把注意力放在进行的动作上，精力不集中很可能导致受伤。

■ 练习每组动作后，都要留出足够的放松时间，以便快速缓解压力，消除肌肉紧张和充血现象。如果有恶心、呕吐、头疼、头晕、眼花、呼吸困难、胸闷以及大量出汗等症状，应立即停止锻炼，并且马上联系医生。

■ 怀孕 4 个月内，在征得医生的同意后可施行教练安排的训练计划，不要自己选择体式。

■ 怀孕后期，避免倒立姿势，挤压或拉伸腹部的动作应小心谨慎，扭转的姿势也要小心练习，可以练习简单的体位法及呼吸、静坐。如果腿部出现静脉血管曲张，请勿做叠腿的动作。

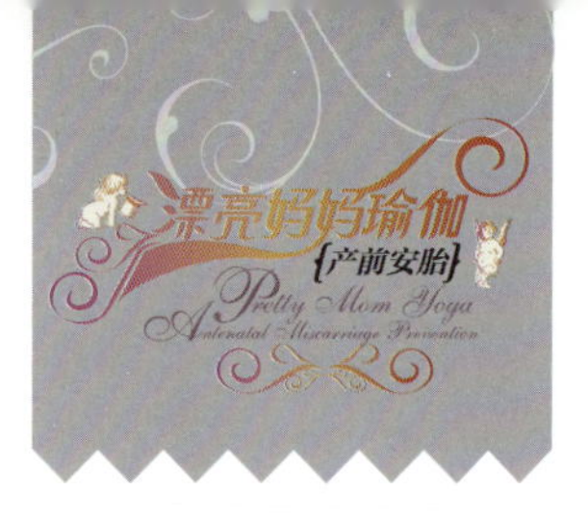

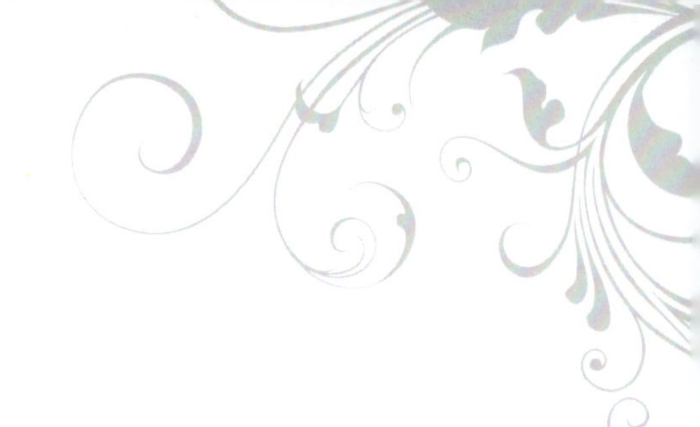

■ 怀孕期间若出现血压过高或过低，或因感冒造成鼻子堵塞、喉咙疼痛等症状，要暂停与倒立相关的体位法练习。

■ 坐、立、卧时动作要缓慢，以免拉伤背部。站起来或坐下去时，要先侧向身体的一边，并用手或腿作支撑。由于孕妇的血压比正常人的要偏高或偏低，如果太快地起身或蹲下，可能会产生晕眩。

■ 避免在闷热的房间内练习瑜伽，要在通风性良好的室内做运动，别让身体过热。因为胎儿的温度比准妈妈的温度要高 0.5℃，准妈妈会比以前更容易觉得热。另外，激素的变化和皮肤血液流量的加大也会让准妈妈觉得热。

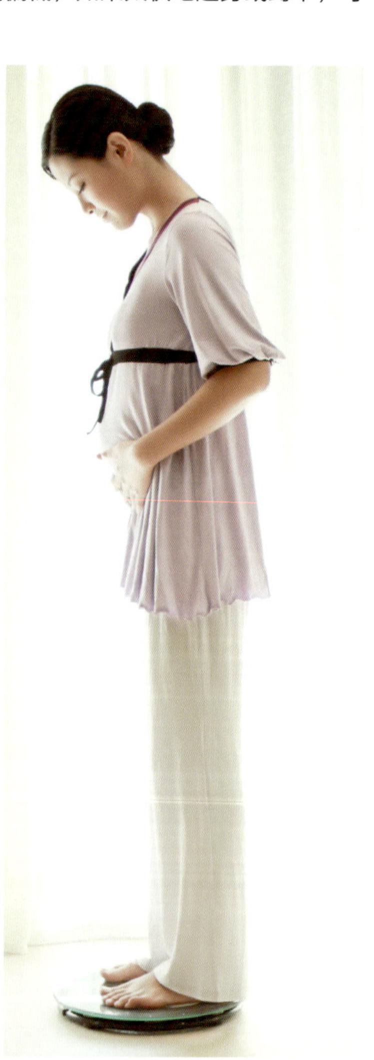

■ 在户外练习瑜伽时，不要在特别热或特别冷的天气下练习；选择有树荫的地方，避免阳光直射；找一个安静的地方，保持心态平和，集中注意力，尽量避免被干扰；夏天，在裸露的肌肤上涂抹防晒霜，最好是纯植物、刺激性小的，还可以涂点驱蚊剂，以防蚊虫叮咬。

■ 在整个妊娠过程中，准妈妈可以练习不同的瑜伽姿势，但必须以个人的需要和舒适度为准，并与个人的身体状况相协调。练习某些姿势时如果感觉不舒服，可以改用更适合自己的练习姿势。

■ 定期锻炼，有计划地抽出时间练习瑜伽。

■ 怀孕期间，准妈妈可能会感觉身体变得柔软许多，骨头也好像松弛了很多。因为体内产生的松弛素能使韧带柔软，使关节变得有点不太稳固。在练习体式时，要注意肌肉与骨骼之间的协调。

■ 怀孕后期，准妈妈体重增加，身体的重心平衡发生变化，练习瑜伽体式时可以让家人帮忙，也可以借助椅子或靠着墙练习。

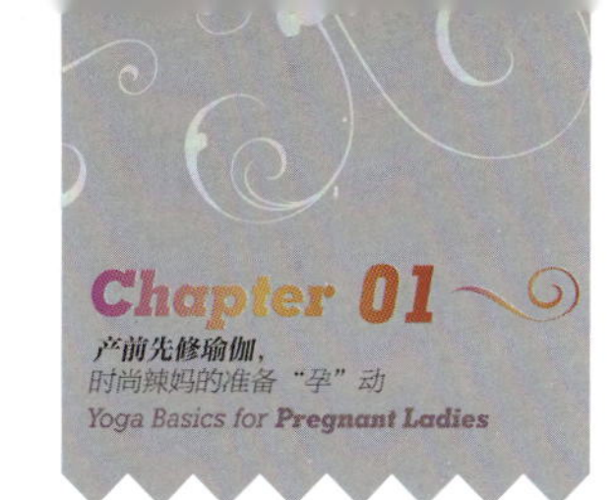

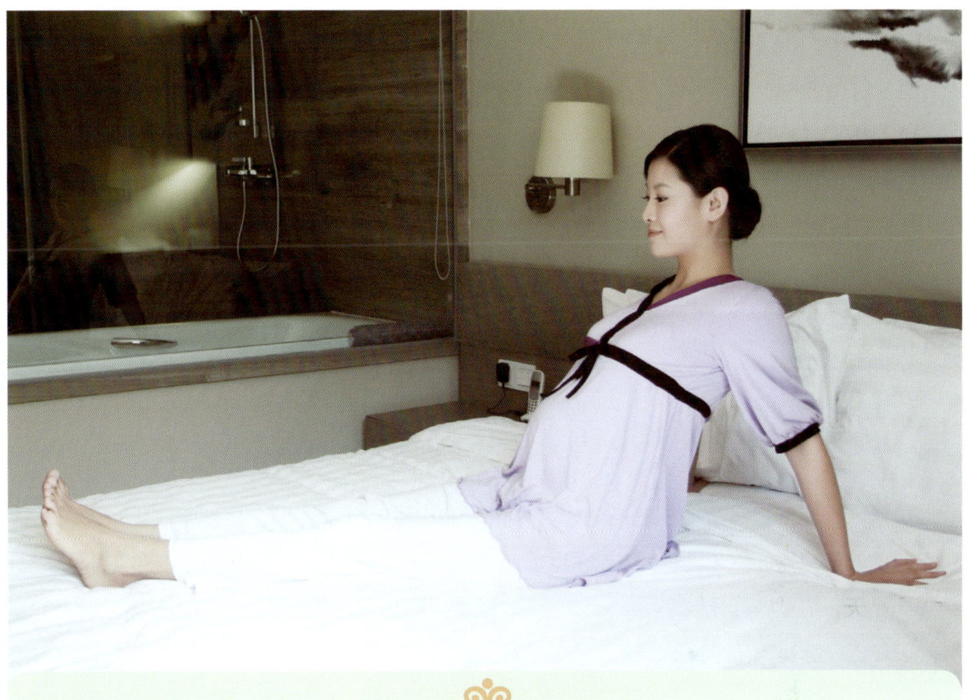

普梵思诺好孕 TIPS

仰卧平躺要谨慎

在孕期，仰卧平躺所引起的问题一向受人关注。对准妈妈来说，仰卧平躺在刚开始的时候不会出现什么问题，但随着孕期的推进，有些准妈妈会感觉不适。

在怀孕第二阶段的中期，仰卧姿势可能会让准妈妈感到呼吸不畅、胸部不适。因为胎儿半压在腹腔静脉上，会影响背部至心脏之间的正常血液循环，准妈妈可能会因此患上仰卧低血压综合征，还会导致血液系统养分不足，影响胎儿的血液供应。从长远来说，则可能导致胎儿缺氧，造成永久性的伤害。

为了安全起见，建议准妈妈在练习瑜伽时，从感觉良好的姿势开始。每次仰卧的时间不要超过5分钟。如果锻炼时感到眩晕，可以侧卧稍作休息。如果症状持续，必须向教练或医生咨询。

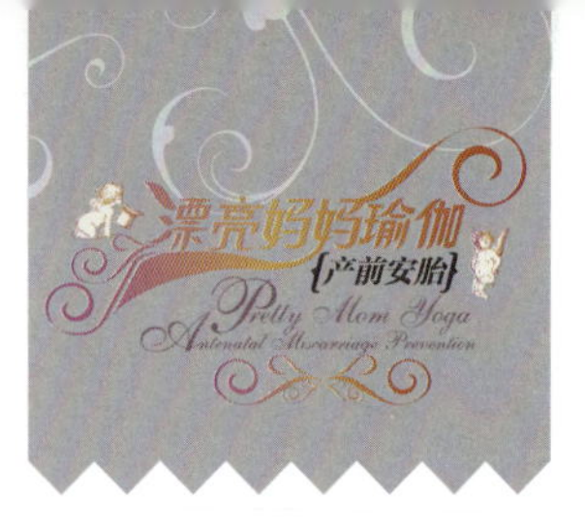

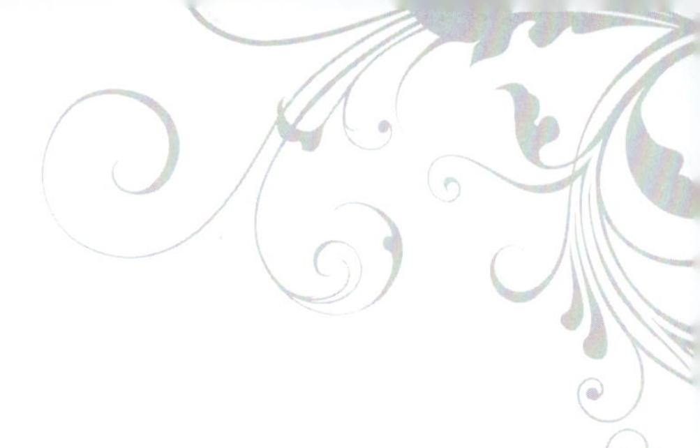

四、最贴心的孕妇瑜伽疑问解答

Basic Q&A of Yoga **for the Pregnant**

怀孕是一个让人惊喜又让人害怕的过程。孕期，准妈妈身体的全部功能都被激发出来全力孕育新的生命。只有照顾到准妈妈生活的各方面和进行适量的运动，才能保证准妈妈的健康。瑜伽对准妈妈来说是非常安全的运动，下面针对一些有代表性的问题为有疑问的准妈妈提供满意的答复。

1．所有的孕妇都可以练习瑜伽吗

怀孕前一直坚持练习瑜伽的准妈妈，怀孕期间均可以继续练习，直到分娩前一个星期停止练习体位法，改为练习简单的动作和瑜伽呼吸法。对于从来没有练习过瑜伽的准妈妈来说，最好在怀孕三个月后再开始练习瑜伽体位法，而孕早期练习瑜伽坐姿、手印、呼吸、调息、冥想等。建议准妈妈在练习瑜伽之前先征求医生的意见。

2．练习瑜伽会对孕妇造成伤害吗

孕妇瑜伽的动作一般都是温和的伸展运动，通过增强柔韧度来调整孕期身体的状态。只要练习前做好热身，不操之过急，一般不会造成伤害。

3．练习瑜伽前要做哪些身体准备

练习前先排空膀胱。在怀孕后期宝宝的重量会向下压迫膀胱，如果在练习的过程中有尿意，千万不要憋着。

穿着透气性好、吸汗性好、舒适感强的运动服装，一方面便于身体活动，另一方面防止因为衣服湿透而着凉。

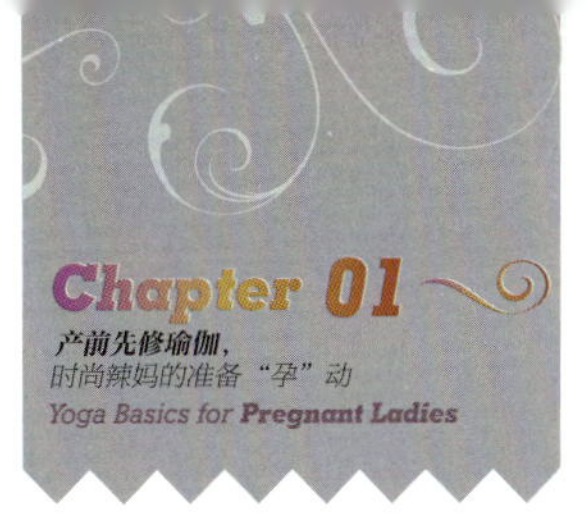

4．练习瑜伽时宜空腹还是饱腹

在练习体位法之前要保持适当的空腹，不宜过饱。建议在练习前3个小时或是练习后30分钟再进食。因为在练习瑜伽时，血液会集中在身体的局部肌肉或某个器官上，影响消化与吸收。

如果在练习的过程中感到口渴或因血糖过低而引发晕眩，可先喝水或吃点流质、易消化的食物充饥。

5．练习瑜伽的基本顺序是什么

首先，做瑜伽的热身动作进行热身；其次，做各类姿势及放松，顺序是前俯姿势→后仰姿势→前俯姿势→扭曲姿势→前俯姿势→一个或两个站立姿势→平衡姿势→放松动作→倒立姿势→放松动作；最后，做呼吸和冥想练习。呼吸和冥想既可以在练习瑜伽动作之后进行，也可以在每天的其他时间进行。

6．准妈妈每次练习瑜伽多久为宜

练习时间以每次30～60分钟为宜。一周要练习的次数因人而异，但每星期至少3次。

7．准妈妈练习瑜伽前后要洗澡吗

一般在练习瑜伽前最好洗个澡，然后休息20～30分钟，这样可以增强人体洁净和轻松的感觉，提升身体的温度，减轻肌肉紧张，帮助舒展身体，打开各个关节。清晨起床后就练习的人，之前则不必洗澡。

准妈妈刚练完瑜伽就洗澡，不仅会使练习效果大打折扣，还会对身体造成伤害。因为刚结束练习时，身体往往处于极度兴奋的状态，此时如果马上洗热水澡，会导致血管急速扩张，血液流回大脑，增强对心脏的压力，而且忽冷忽热的刺激会伤害身体，也不利于胎宝宝。

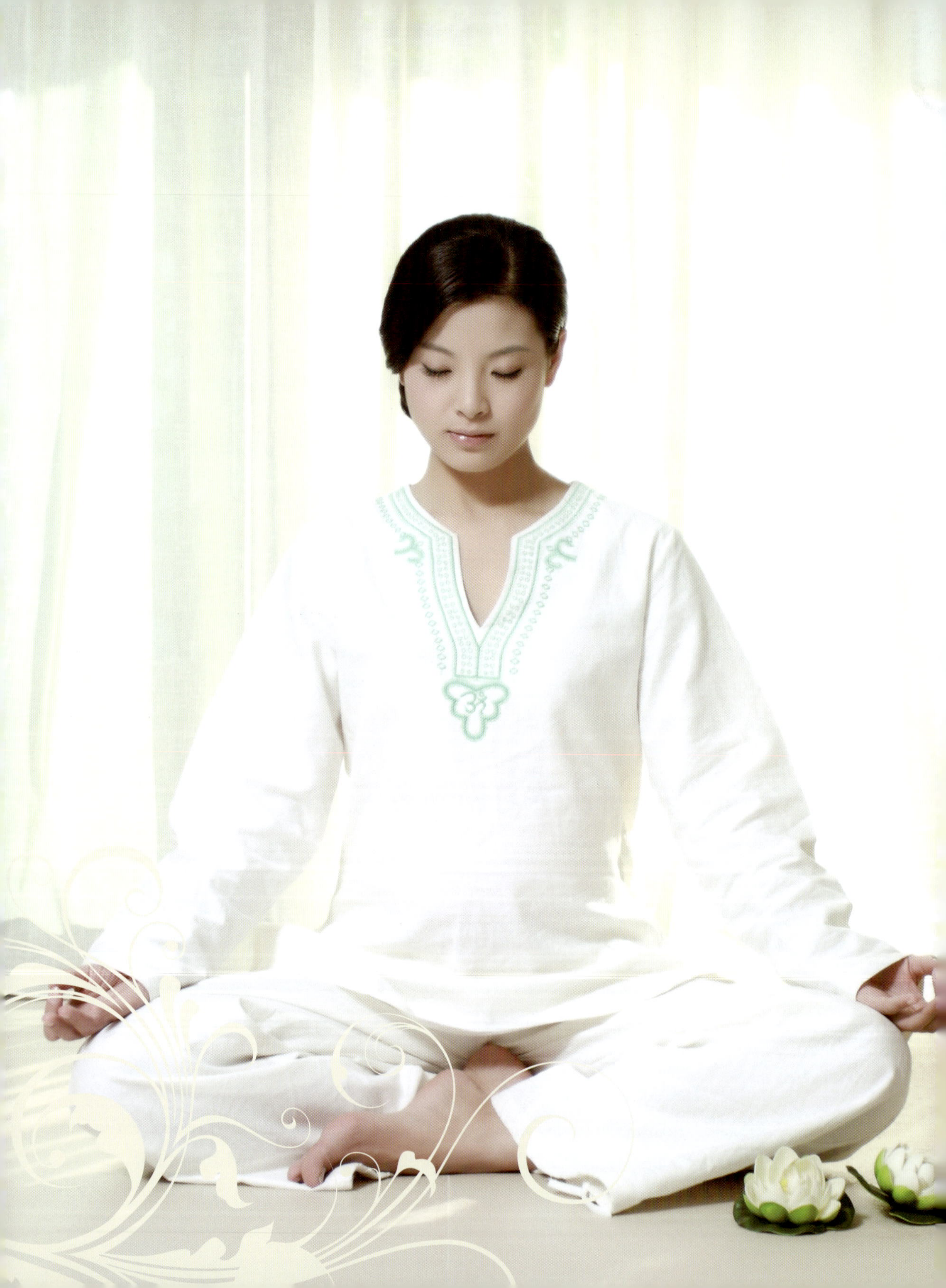

Chapter 02

亲近瑜伽之精髓，
准妈妈的安全瑜伽法则

The Safe Rules of Yoga Exercising for **the Pregnant**

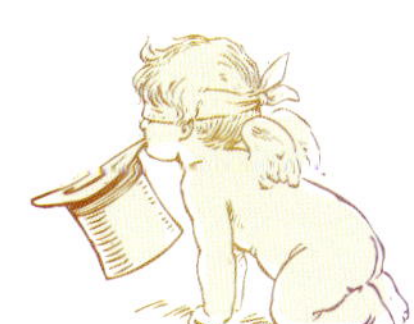

要当妈妈了，心中充满了喜悦与紧张。

如何安全、轻松地走过这10个月，是准妈妈格外关心的。

不管您的健康状态和生活环境如何，

瑜伽的坐姿、呼吸法、冥想都将助您以自信与平和的心态度过整个孕产期，

并助您给胎儿提供一个良好的成长环境。

瑜伽精髓让准妈妈变得更健康、更美丽、更有活力！

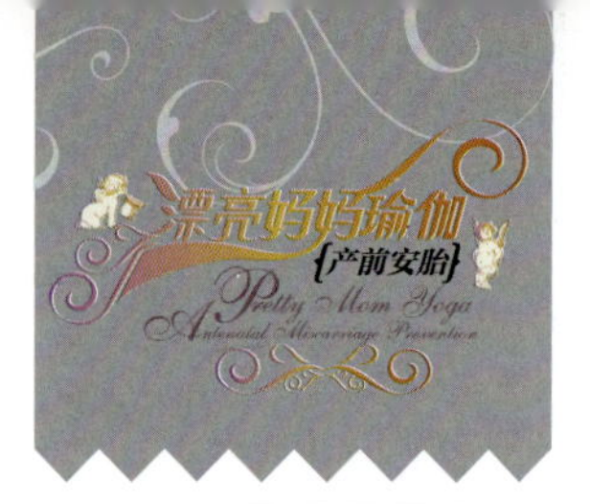

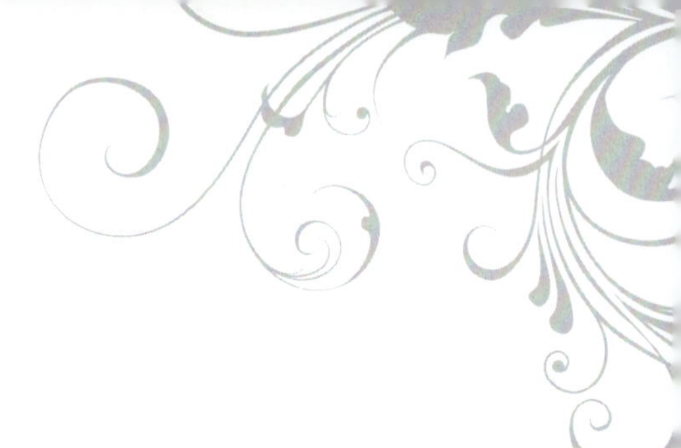

一、瑜伽坐姿，平复准妈妈的紧张情绪

Yoga Sitting Asanas: Calming Down the Tension of the Pregnant

学习瑜伽坐姿，是练习瑜伽体位法中坐姿式体位法的第一步，更是调息和进入瑜伽冥想层面的基本训练。瑜伽坐姿不仅能帮助您矫正日常生活中的不良坐姿，还能改善形体。对于准妈妈而言，瑜伽坐姿能使烦躁的心情平静下来，建立与胎宝宝更加亲密的关系。

请跟我一起练

1．简易坐

简易坐是准妈妈打坐的首选坐姿。有些准妈妈肢体僵硬、气血滞塞不通、心神散乱不定，采用简易坐这种比较舒适安逸的坐姿最适合。简易坐能够增强髋部、膝盖、脚踝的灵活性，增强腿部神经系统功能。准妈妈可以根据自己的情况调整坐姿，单腿向前伸展或用薄毯抬高臀部都可以。

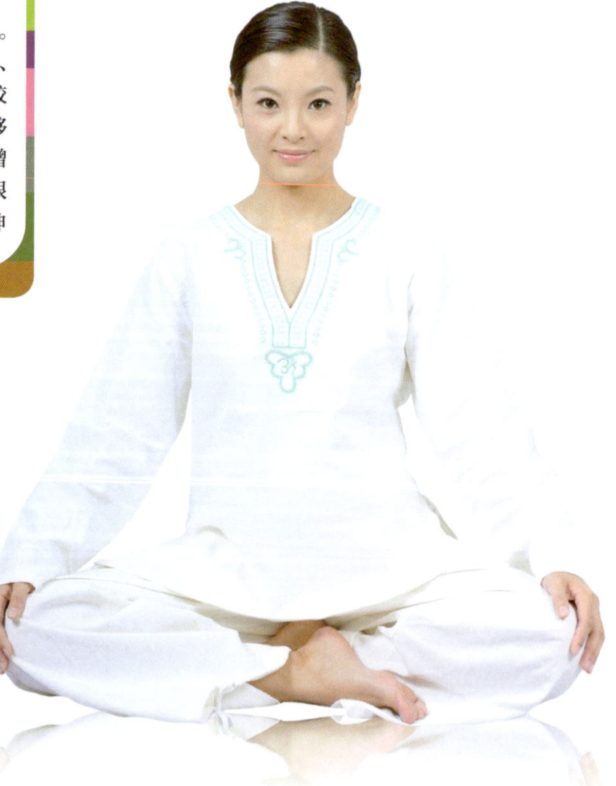

Step1: 坐在垫子上，双腿伸直。
Step2: 弯曲左腿，左脚顶住右大腿。
Step3: 屈起右腿，右脚紧挨左小腿。
Step4: 双手自然放于双膝，掌心向下，头、颈、躯干部保持在一条直线上。

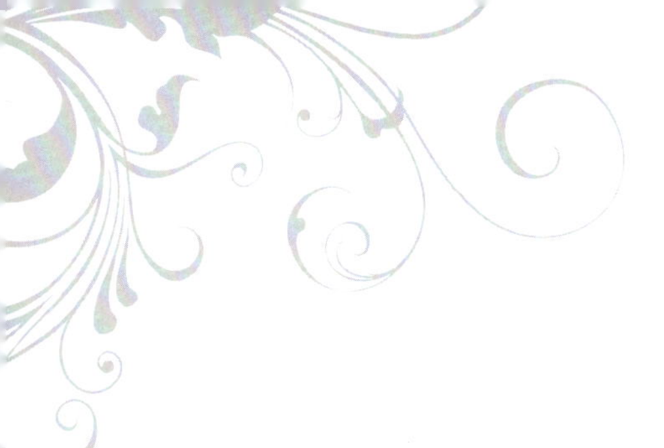

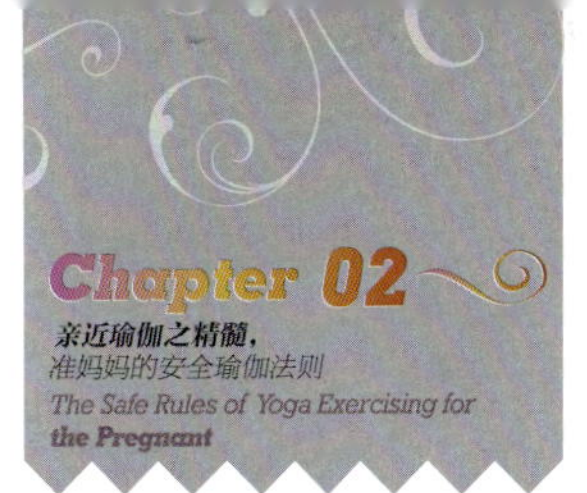

2. 金刚坐

金刚坐又称“正跪坐式”或“钻石坐”，是准妈妈要掌握的另一个重要坐姿。如果其他坐姿坐久了感到腿麻痛难忍，即可换成跪坐，可以缓解疼痛。另外，此坐姿还有增强肠胃系统功能、促进消化和强健脊椎周围核心肌肉群等功效。准妈妈在练习金刚坐时，最好用薄毯或毛巾垫在膝盖下方。

请跟我一起练

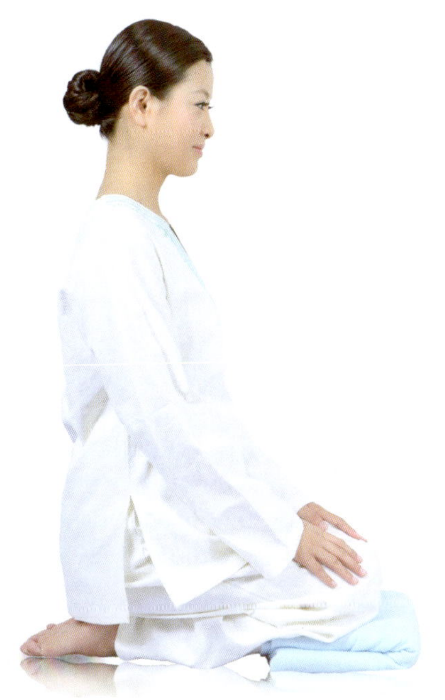

Step1: 双膝并拢跪地。
Step2: 臀部坐在双脚脚后跟上。
Step3: 放松肩部，收紧下巴，挺直腰背。
Step4: 双手平放在大腿上（或自然垂于体侧）。

3. 英雄坐

倘若准妈妈觉得盘坐较为困难，那么英雄坐是一个较好的选择。它能减少腿部脂肪，缓解膝部由于痛风和风湿症所引起的疼痛，促使形成正确的足弓度；还能按摩盆腔器官和强健脊椎，有助于心灵宁静、平和；如果在饭后练习，还可以增强整个消化系统功能。

请跟我一起练

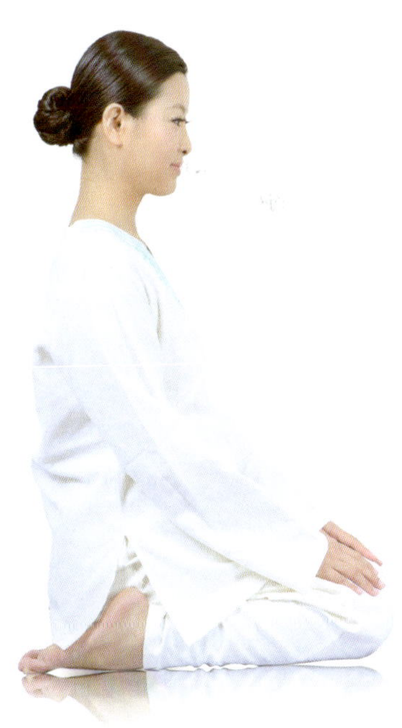

Step1: 双膝并拢跪地，双脚分开与臀部同宽。
Step2: 臀部坐在两脚之间的地面上。
Step3: 脚后跟夹紧臀部，挺直腰背，双手搭放在大腿上。

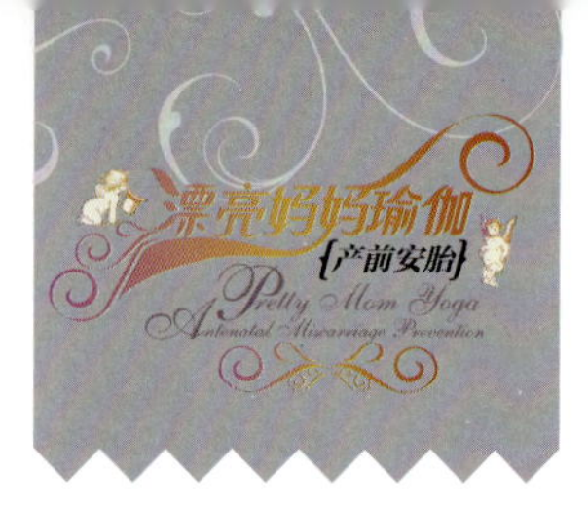

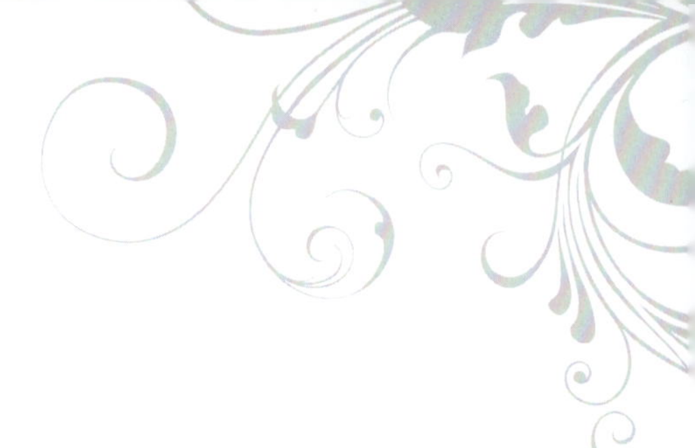

二、瑜伽呼吸法，会呼吸的女人最美丽

Yoga Pranayama: Making the Pregnant Most Beautiful

瑜伽呼吸法不只是生理上吸入氧气、排出二氧化碳的过程，也不只是利用技巧去影响静脉里气的流动，而是要“觉知自己的生命力来自宇宙本原”，个体必须不断地从本原充电。它有助于练习者控制情绪，是培养专注力、意志力、判断力和稳定性的基础。

练习瑜伽呼吸法可以使身体深层肌肉得到锻炼，有利于加强腹肌和盆骨底部的收缩功能，对自然生产很有帮助。同时，对肺活量的锻炼，会使准妈妈在生产时呼吸更加均匀、平稳。

请跟我一起练

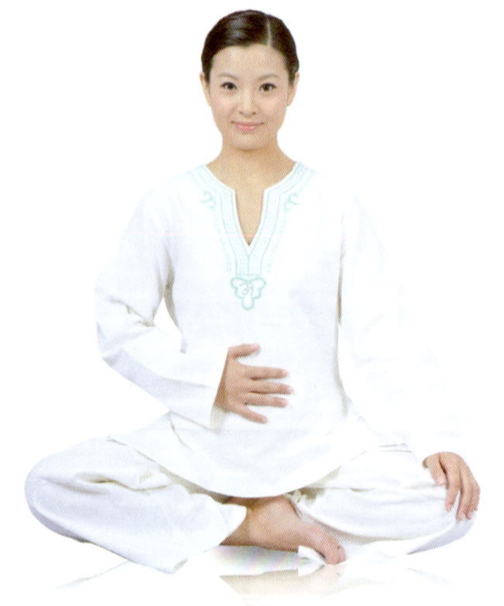

Step1: 选择一种舒适的瑜伽坐姿，腰背挺直。将手轻轻搭放在腹部，吸气时，用鼻子把新鲜的空气缓慢深长地吸入肺的底部，随着吸气量的加深，胸部和腹部之间的横膈膜就下降，腹内脏器官下移，小腹会像气球一样慢慢鼓起。

Step2: 呼气时，腹部向内、朝脊椎方向收紧，横膈膜自然而然地升起，把肺内的浊气完全排出体外，内脏器官回复原位。

1．腹式呼吸法

腹式呼吸法又称“横膈膜呼吸法”，练习时用肺部的底部进行呼吸，感觉只有腹部在起伏，胸部相对不动。一次吸气、呼气和屏气为一个调息周期。通过这种方式对吸入的气体进行控制，能使膜状肌更为有力，让呼吸的时间和周期变得深长而有规律。准妈妈练习腹式呼吸法，借助腹部肌肉的收放，按摩内脏并增强腹部的弹性，从而为胎儿提供更多的活动空间。

【好孕练习要诀】很多准妈妈在开始阶段都很难体会到腹部的起伏，没有关系，只要坚持练习，将意识放在腹部，感受腹部好像在一起一落，通过一段时间的练习就可以掌握了。

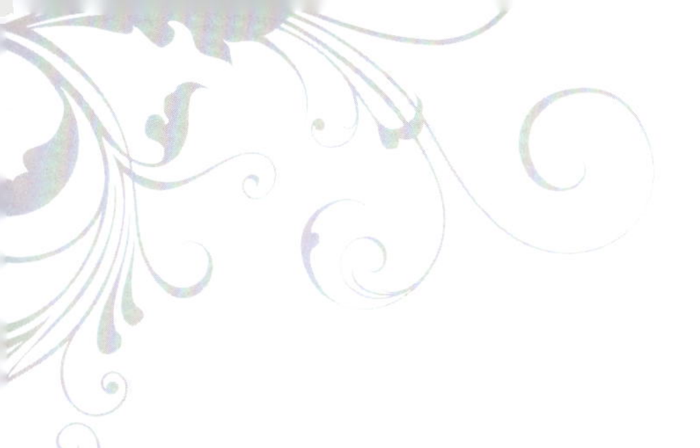

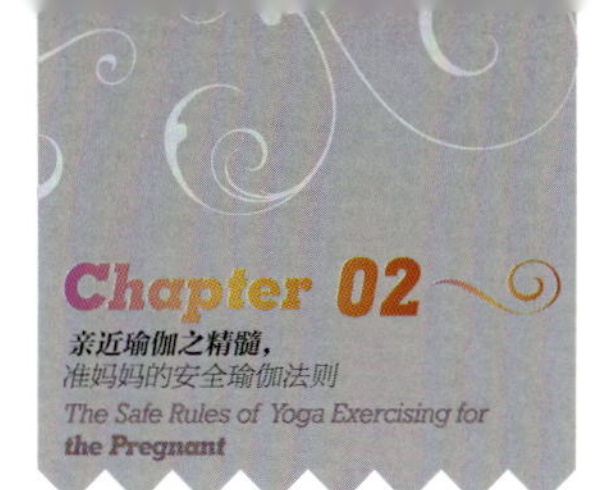

2. 胸式呼吸法

胸式呼吸法接近我们日常使用的呼吸方法，只是程度比日常呼吸更深长和专注一些。在练习时，用肺部的中上部参与呼吸，感觉胸部、肋骨在起伏，腹部相对不动。胸式呼吸法可以把因为呼吸短促而挤压下的废气排出体外，还能稳定情绪、平和心态。

请跟我一起练

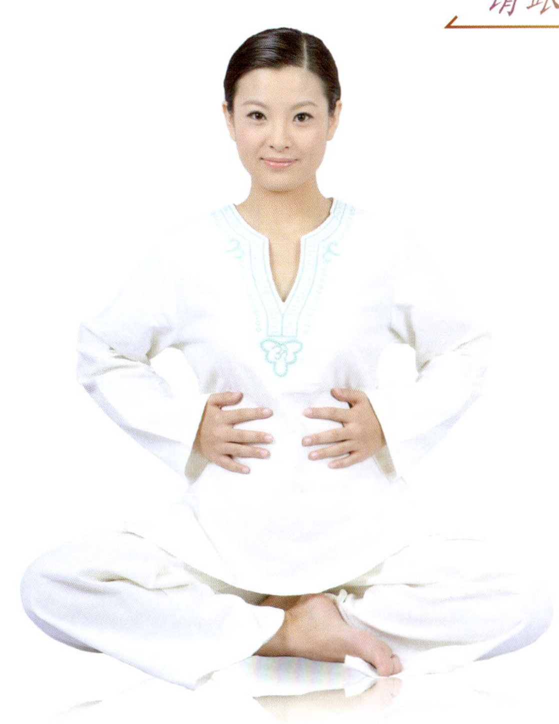

Step1: 选择一种舒适的瑜伽坐姿，腰背挺直。将手轻轻搭放在肋骨上，两鼻孔慢慢吸气，同时双手感觉肋骨向外扩张并提升，但不要让腹部扩张。

Step2: 再缓缓地呼气，把肺内浊气排出体外，肋骨向内收并下沉。

【好孕练习要诀】 胸式呼吸法主要是胸腔区域的扩张与收缩，练习时腹部要保持平坦。在运动或处于紧张状态时使用胸式呼吸法较多，但是对于一部分人来说，在紧张情绪过后最好不要继续运用这种方法，以免形成不良的呼吸习惯，使紧张感继续。

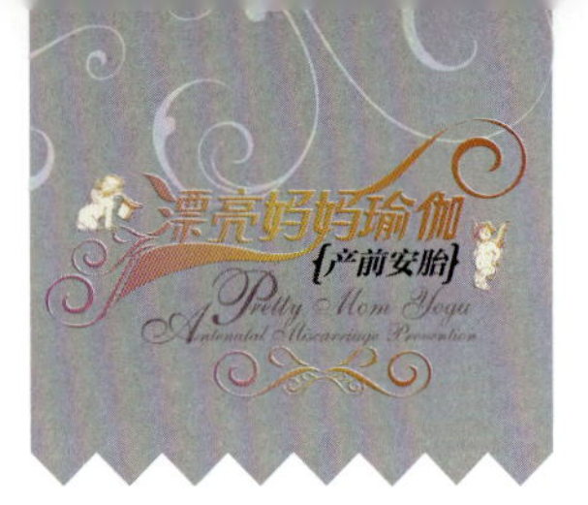

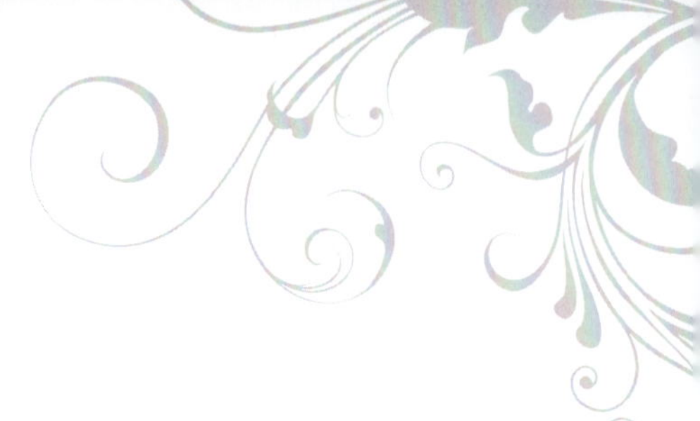

3．完全式呼吸法

完全式呼吸法是瑜伽调息及相对应收束法的基础，在熟练了腹式呼吸和胸式呼吸后才可以练习完全式呼吸。呼吸时整个肺部参与呼吸运动，腹部、胸部乃至全身都能够感受到起伏。完全式呼吸法能够让更多的新鲜氧气供应血液，增强心脏功能，缓解内脏压力，调节内分泌失调。

孕晚期，胎儿长大了会顶住横膈膜，准妈妈会因此而减少肺活量，常常气喘。完全式呼吸法能够让准妈妈吸入更多的氧气，增加肺活量，有效地缓解疲劳。

请跟我一起练

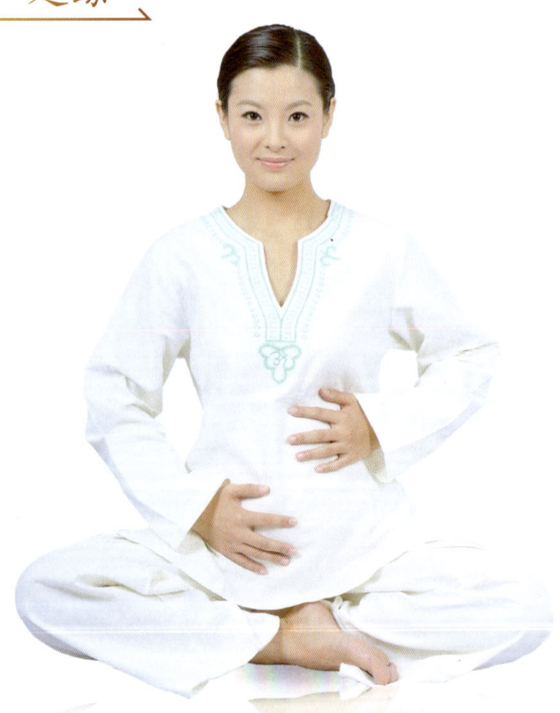

Step1: 左手搭放在肋骨上，右手搭放在腹部。轻轻吸气时，首先把空气吸入肺的底部，使腹部区域胀起。继续吸气，将气体慢慢填满胸腔。

Step2: 呼气，按相反的顺序，先放松胸部，然后放松腹部，尽量把气吐尽，再有意识地使腹肌向内收紧，并温和地收缩肺部。

【好孕练习要诀】在练习过程中不要过于在意呼吸，把注意力集中在肌肉和身体的感受、体位的摆放及其他细节上，自然呼吸就好。

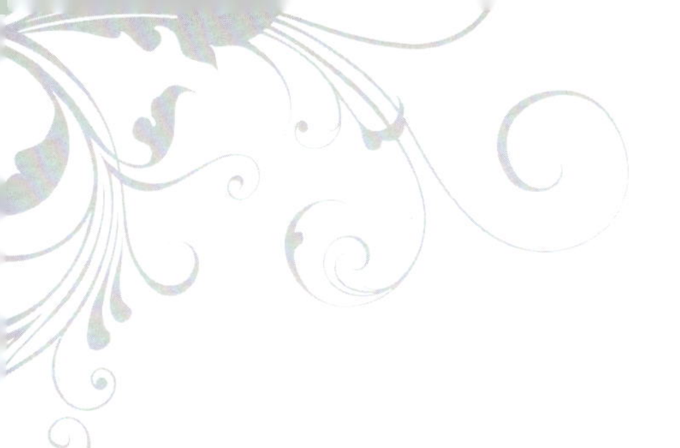

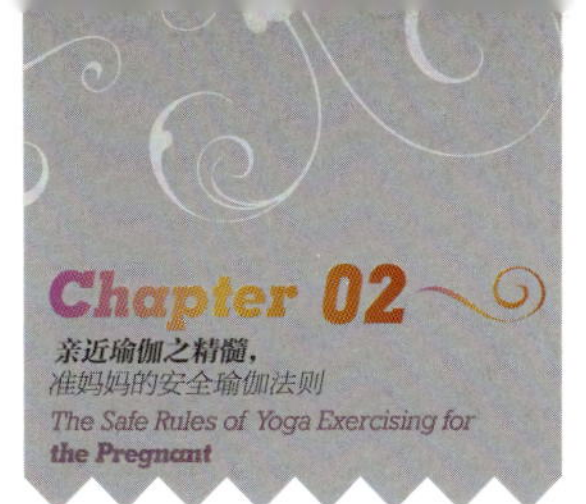

三、瑜伽手印，智慧妈妈的气质修炼术

Yoga Mudra: Making Wise Moms More Graceful

手印是瑜伽的另一种表情与语言。手印的外相与瑜伽的内在精神有着深层的联系，从而构成了瑜伽整体的姿势。手印能够给准妈妈带来平静和清醒，能集中体内的能量流。练习时，注意配以深长、均匀的呼吸，保持内心的安定。

请跟我一起练

1．秦手印

拇指代表大宇宙，食指代表小宇宙，两指相扣代表个体小宇宙的能量与大宇宙的能量相融合。秦手印能让准妈妈更快地进入平静的状态。

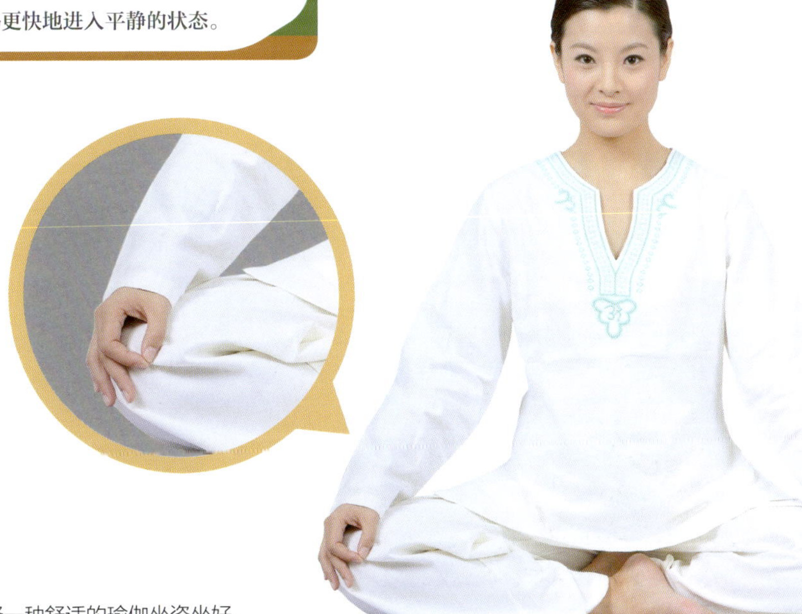

Step1: 选择一种舒适的瑜伽坐姿坐好。

Step2: 双手的拇指和食指相扣，其余的三根手指放松，双手垂于膝盖上，掌心向下。

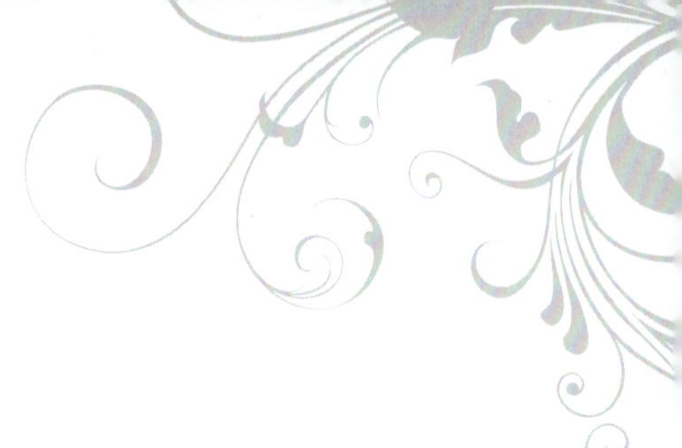

2. 智慧手印

智慧手印代表把自身能量和大宇宙的能量融合在一起，可以让准妈妈的心灵很快归于平和，提升静坐和冥想的质量。

请跟我一起练

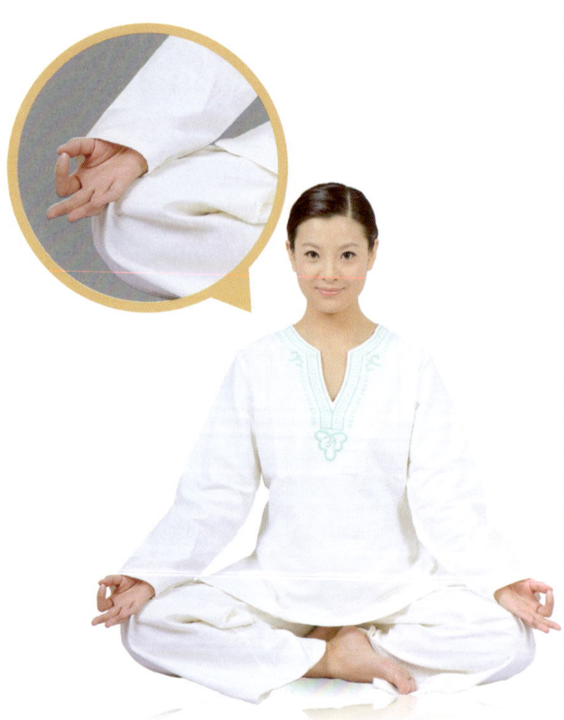

Step1: 选择一种舒适的瑜伽坐姿坐好。
Step2: 双手摊放在双膝上，掌心向上。
Step3: 双手的拇指和食指相扣，其余手指自然放松。

3. 禅那手印

禅那手印也叫“定结手印”，是比较古典的手印，两手相叠呈碗状，意味着空而充满力量的容器，可以平和、稳定精神。冥想的静虑部分，也叫“禅定”。要做到“定”而后才能“静”，“静”后方能“安”，“安”后才得“虑”，而禅那手印是帮助准妈妈修定悟静的首选手印。

请跟我一起练

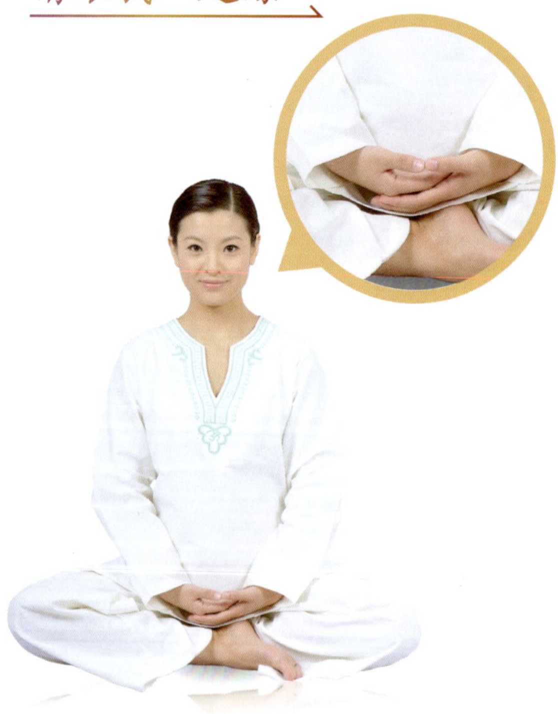

Step1: 选择一种舒适的瑜伽坐姿坐好。
Step2: 双手放在小腹前，掌心向上相叠呈碗状，两拇指交接。

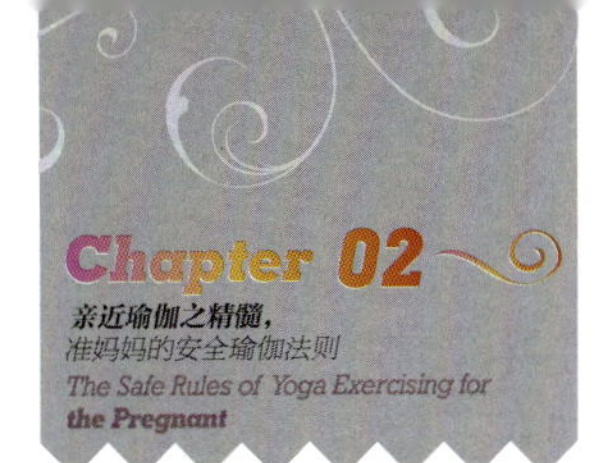

4. 祈祷手印

祈祷手印也称“双手合十手印”。人的身体是右阴左阳，双手合十代表着阴阳的结合，身体和心灵的统一。掌心相对，能让准妈妈更加全神贯注，有助于活跃和协调左右脑，获得平和的心态。

请跟我一起练

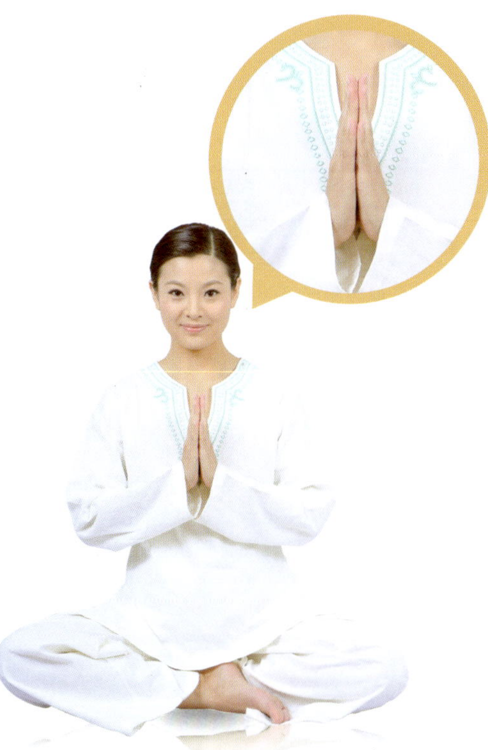

Step1: 选择一种舒适的瑜伽坐姿坐好。

Step2: 双手合十，大拇指指向心轮的方向。

5. 莲花手印

莲花手印很简单，大拇指接大拇指、尾指接尾指，两手掌根相靠，其余6个手指头向两侧张开，如同手中绽放了一朵莲花。这个手印能够刺激心轮的反射区，消除身体的紧张感。

请跟我一起练

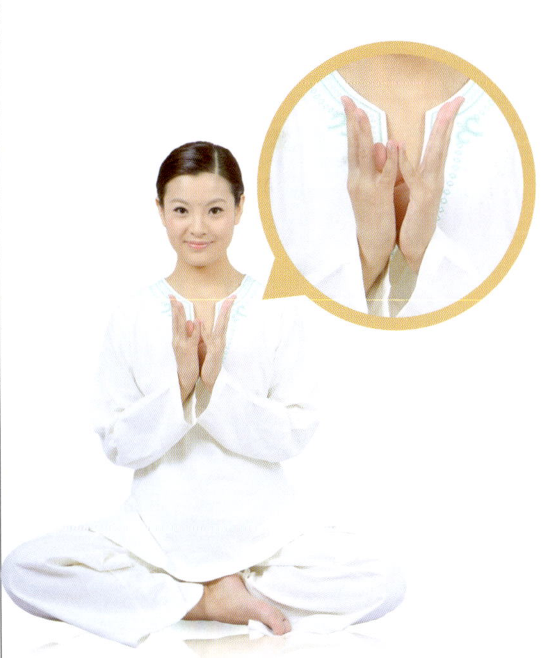

Step1: 选择一种舒适的瑜伽坐姿坐好。

Step2: 十指张开，大拇指、小指和掌根分别相靠，手形犹如一朵盛开的莲花。

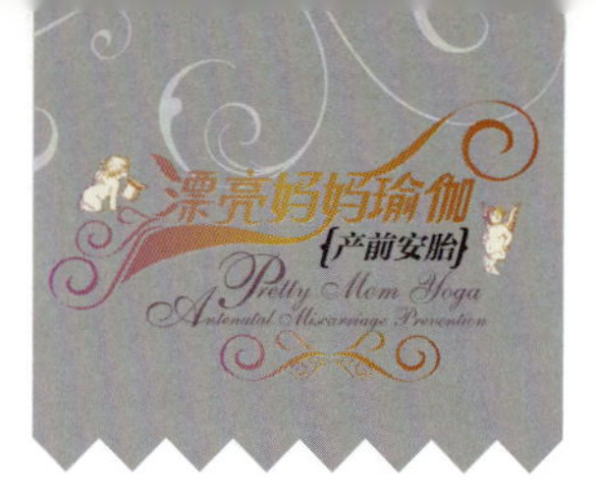

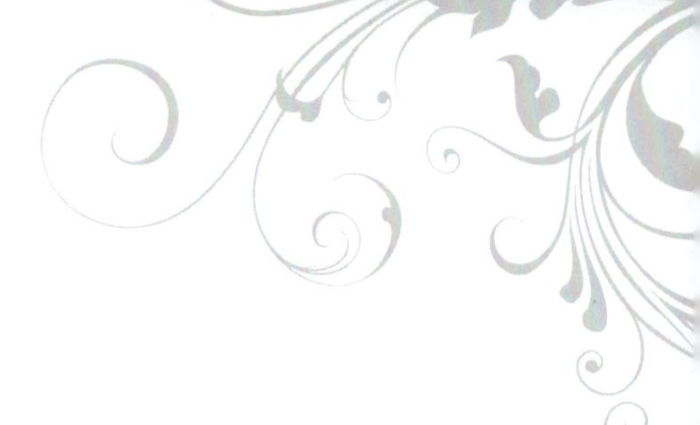

四、瑜伽冥想，净化身心时与宝宝的亲密对话

Yoga Meditation: An Intimate Talk with the Baby

瑜伽的核心是冥想。冥想就是把注意力集中在某特定对象上，到最后甚至可以忘记冥想的对象，进入无我的境界。冥想是一种清醒而又警觉、平静而又专注的状态。冥想能培养一种满足和平静的情绪状态，使人精神放松，并且能调节血压。

冥想对准妈妈的身体和精神两方面都有益，一方面能启动副交感神经系统，从而平息体内的躁动情绪，清除肌肉中不必要的张力，帮助调节呼吸频率；另一方面能消除因为妊娠而产生的一系列心理问题，尤其是防止孕期抑郁。

请跟我一起练

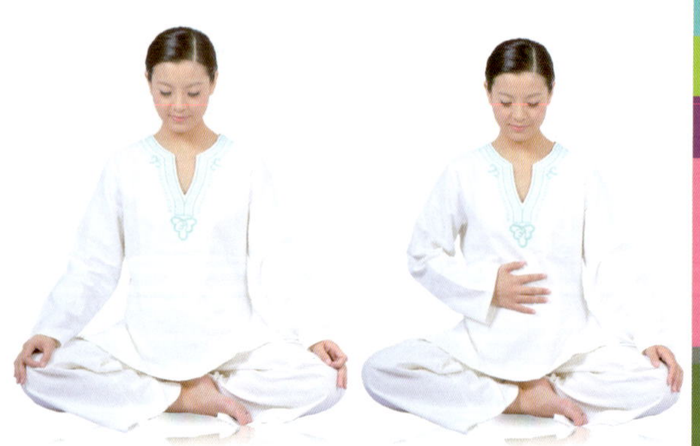

Step1: 采取莲花坐、半莲花坐或散盘坐，挺直腰背。

Step2: 采用腹式呼吸法进行深长的、轻柔的、平稳的呼吸。吸气时，要保持清醒，告诉自己“我正在吸气”。呼气时，也要保持清醒，告诉自己“我正在呼气”。这样反复从一数到十。如果数错了或忘记了数，就回到一重新开始。也可以播放一段音乐，但不要迷失在音乐里，掌握好呼吸的节奏，尽量保持自然和轻缓，保持这样的练习10分钟以上，如果有时间可以连续练习。

1. 呼吸冥想法

呼吸冥想法要求冥想时要观察呼吸、观察感觉器官、观察身体的各个部位。这是最简单的冥想技巧，只要花 2 ~ 3 分钟时间把注意力集中到感觉和呼吸的节奏上，使呼吸渐渐变得缓慢而深沉。这个练习的目的是在持续地吸气和呼气时，把注意力集中到鼻子、嘴、肺和肚子的感觉上。不要勉强给呼吸设定一个节奏，只要注意它自然的频率和停顿就可以了。这项技巧对安定情绪和保持大脑清醒非常有效，能释放由焦虑和疑惑引起的精神压力；持续地保持专注，有助于防止注意力分散。

【好孕练习要诀】 在练习这个技巧时，如果眼睛是张开的，让目光停留在某个焦点上，例如离您身体几米远的地上，或者在眼睛水平位置的蜡烛火苗上。如果眼睛是闭上的，就把注意力集中在呼吸上。

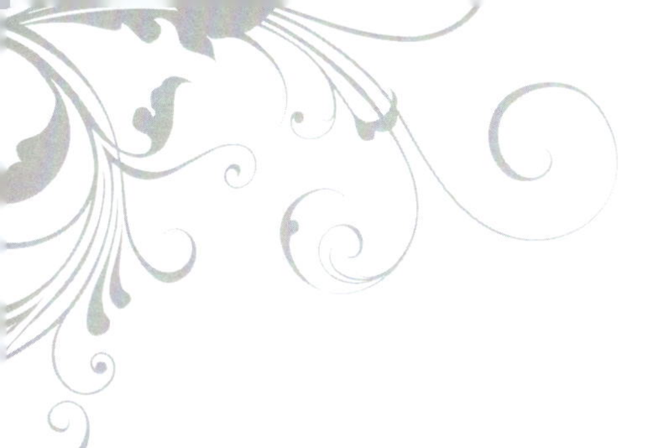

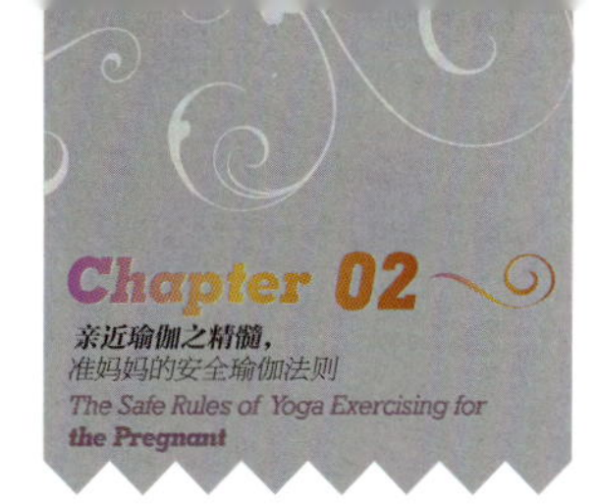

2．注目凝视冥想法

注目凝视冥想法又称特拉他卡法，是观察某一物体后，把印象刻在眉心的一种冥想法。也就是持续地盯着一个视觉刺激物，把思想引导到集中的一点上。这个技巧是提高注意力的有效方法，被认为是六个传统的瑜伽净化练习之一。

此冥想法能够清洁思想和身体，经常练习可提高视力；让眼里涌上泪水，可以清洁泪腺，清除眼中的灰尘和其他污染物；还能刺激大脑、活跃思维。

注目凝视冥想法包括烛光冥想法、一点凝视冥想法。练习上述两种冥想法，可以集中注意力，为进入人格冥想或非人格冥想做准备工作。练习熟练后就可以进入更为复杂的冥想方式。

● 烛光冥想法 请跟我一起练

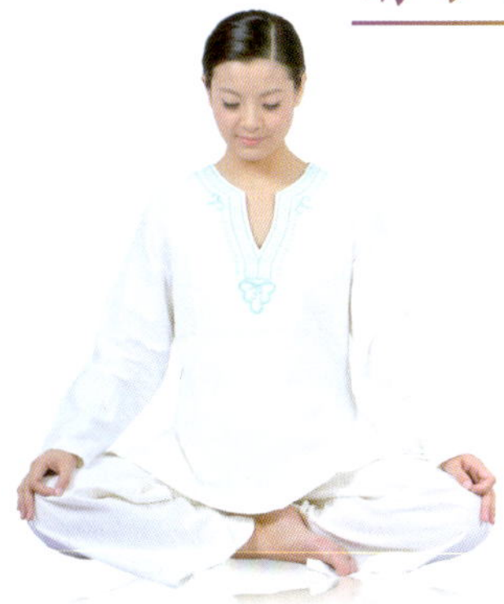

Step1: 选择光线幽暗的房间，以自己感觉最舒服的坐姿坐好。在前面约一米的地方放置一支点燃的蜡烛，注意腰背挺直。

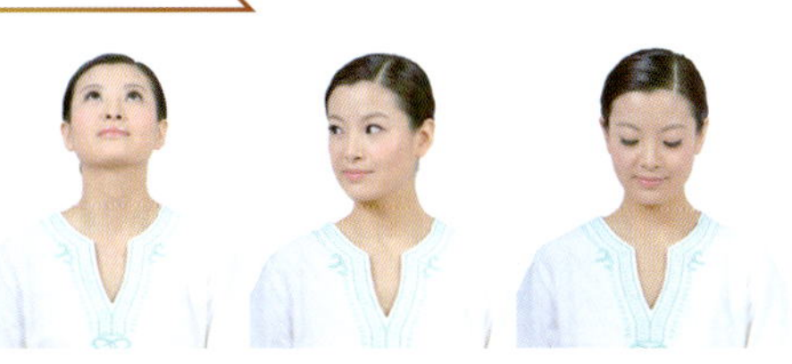

Step2: 做烛光冥想先要活动眼球，按顺时针方向转动10次，再逆时针方向转动10次。先慢后快。闭上眼睛放松（如果戴了隐形眼镜，需要摘掉），调整呼吸。

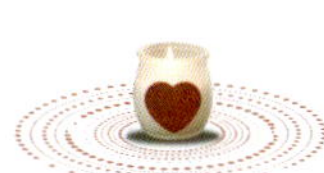

Step3: 低头后慢慢抬头，睁开双眼，移动自己的视线到达烛台的底部，再到达火苗，仔细观察火焰的大小、颜色、形状，包括里焰和外焰。尽量不要眨眼。此时如果流泪不要揉眼睛。观想自己两眉之间的一个亮点，直到眼睛疲倦或流泪时，闭上并放松。在闭上眼睛之后，继续观想您双眉之间的亮点，或让它与火焰的余像合一。当它消失时，睁开眼睛再专注凝视火焰。反复练习3次，每次10～15分钟。然后闭上眼睛进入其他冥想状态，或者是放松和结束。

【好孕练习要诀】 火苗的光给眼睛强烈的视觉印象，闭上眼睛的时候，这个形象能轻易地保留在脑海中。经过训练，视线会保持持续地集中，不要让眼神和思想游离，而且闭上眼睛时也要努力在脑海中保留这个形象。也可以使用任何一个物体，比如一朵花、一块石头等，越简单越好，这样大脑就不会被细节干扰；也可以用一个有意义的、有视觉冲击力的物体或形象，如传统的几何对称符号。

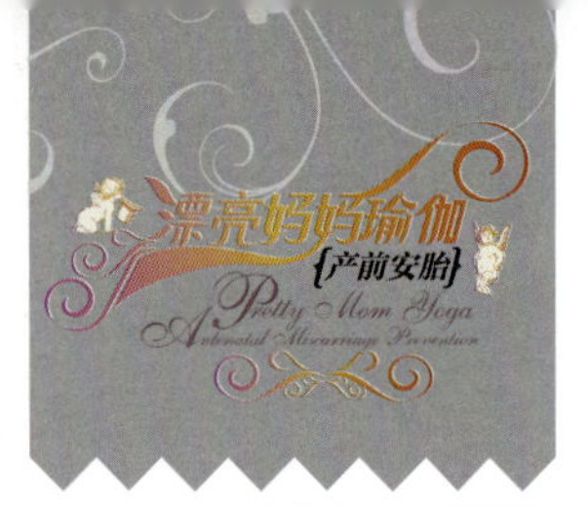

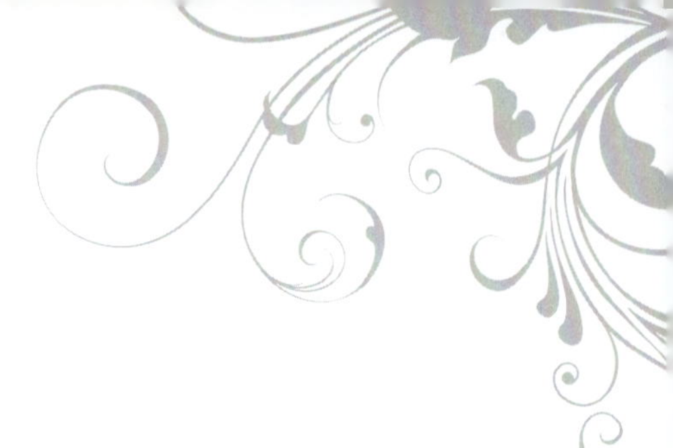

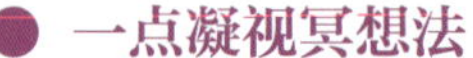

一点凝视冥想法

请跟我一起练

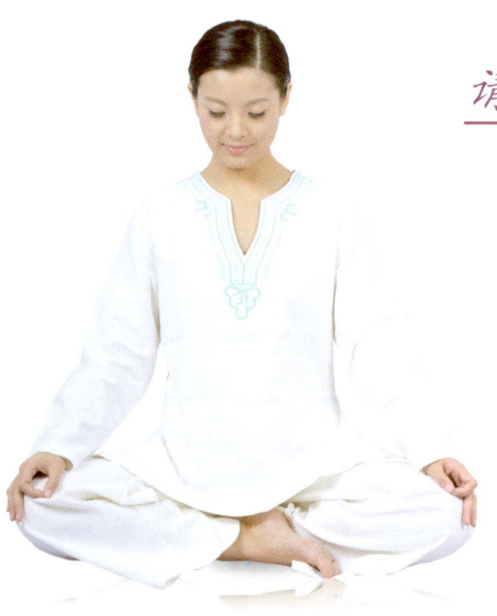

Step1: 选择任意一种瑜伽坐姿坐好，挺直腰背，调整呼吸。

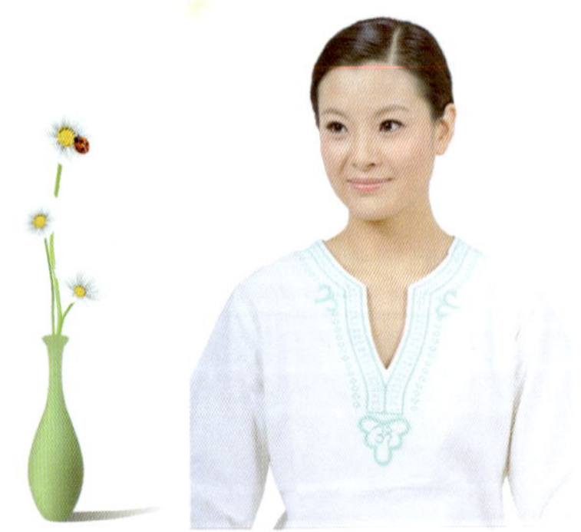

Step2: 双眼与所关注的物体平行，直到双眼感到疲倦和流泪。

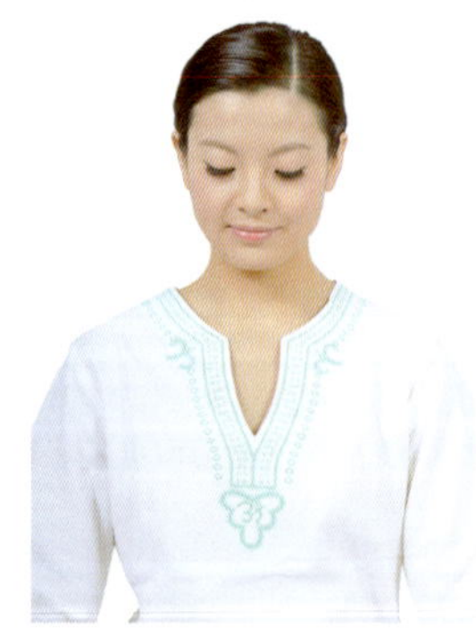

Step3: 闭上眼睛，努力去保持所关注物体的形态。如果图像消失，再睁开眼睛专注凝视，反复几次或十几分钟以上，然后闭上眼睛进入冥想状态或结束。

【好孕练习要诀】 冥想的最佳时间是凌晨3点至清晨6点和下午5点到晚上8点。准妈妈可选择傍晚练习，以保证充足的睡眠。每天练习30分钟至1小时的冥想，是很有益处的。准妈妈要选择适合个人背景、性情和专注力的冥想。练习冥想时选择一个固定的地方，环境应该安静、整洁、舒适。有条件的话，应准备专用的衣服和垫子，并经常清洗。

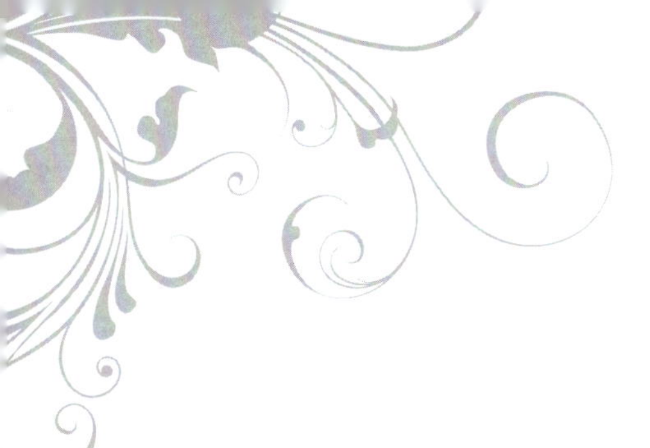

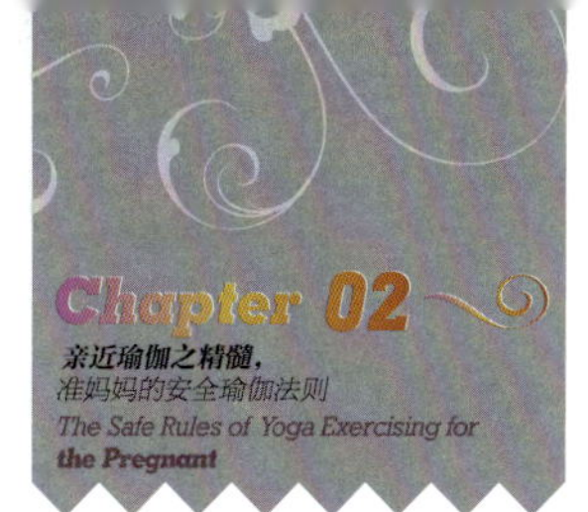

五、瑜伽放松法，柔和休憩缓解孕期不适

Yoga Relaxation:
Releasing the Pregnant Discomfort

放松是不可缺少的一个步骤。在练习体位法之后，都需要放松 10 分钟左右的时间。经过放松后，练习者可以消除所有的疲惫、烦恼和压力。放松尤其适合孕妇，能有效地缓解孕期的各种不适，让准妈妈身心舒畅。

1. 摊尸式

摊尸式是最常见的放松姿势，它也有另外一个常用的名字　　死亡式，也译为僵尸式或挺尸式。之所以有这些名称，就是要告诉练习者要像死尸一样地保持身体的静止，不再有任何运动。然后在一段时间后让精神也可以有不完全的静止。所谓的不完全静止，是指您的知觉还有意识，但可以放松，以使身体和精神得到深层次的过滤。准妈妈做摊尸式时，可以在腰后垫上毛巾，还可以盖上薄毯，以防着凉。

请跟我一起练

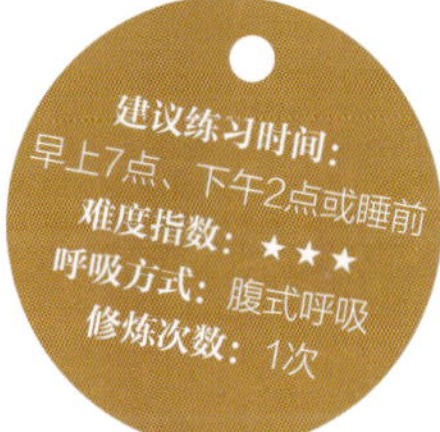

Step: 平躺在地面上，头摆正，后脑勺枕在枕头上。闭上双眼，双脚分开与肩同宽，脚尖略朝外展。双臂自然在身体两侧摊开，手掌向上。全身完全放松，缓慢而深长地呼吸。

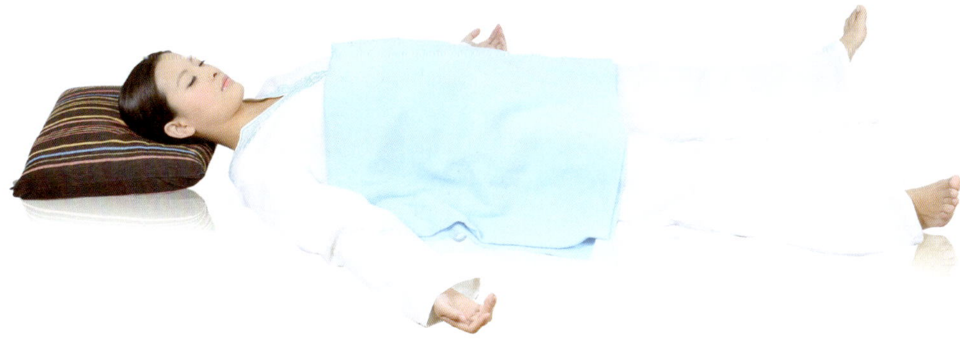

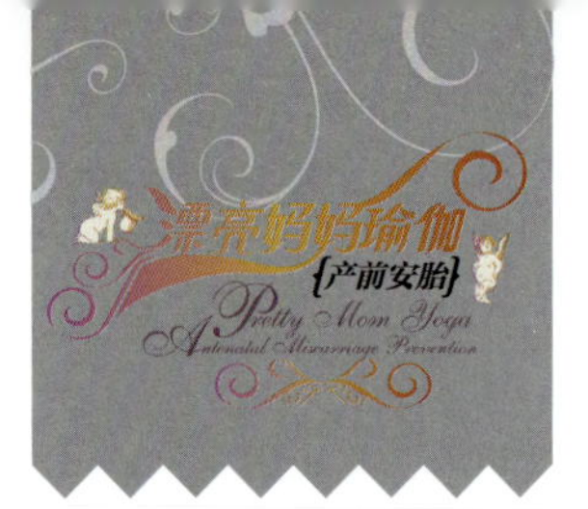

2. 婴儿式

婴儿式是一种模仿胎儿在母体中休息的放松姿势。在练习时，膝盖蜷缩在腹部下面，背部和上半身的重量用腿支撑，会感觉十分舒适。在俯身前倾的过程中，对背部肌肉和脊椎能起到很好的放松作用，能帮助迅速减轻压力，舒缓精神紧张，消除疲劳。此姿势适合于后屈体位后练习，也可作为姿势与姿势之间衔接的休息姿势。

请跟我一起练

建议练习时间：下午2点或睡前
难度指数：★★
呼吸方式：腹式呼吸
修炼次数：2次

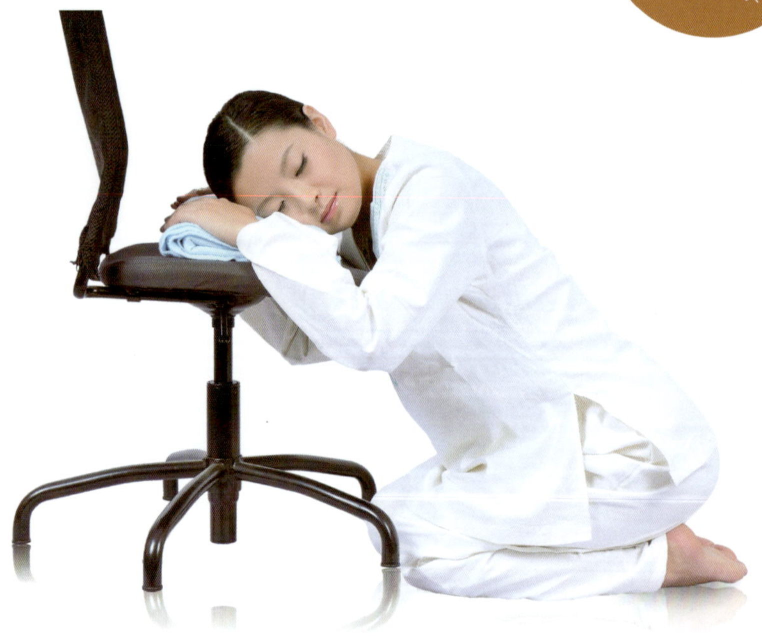

Step: 跪坐，臀部坐在双脚脚后跟上，然后上半身向前俯身，头部靠在椅子上或是大抱枕上。把头偏向一侧，侧脸颊贴在椅子上或大抱枕上休息。双臂自然放于椅子上。放松全身肌肉，保持自然呼吸。

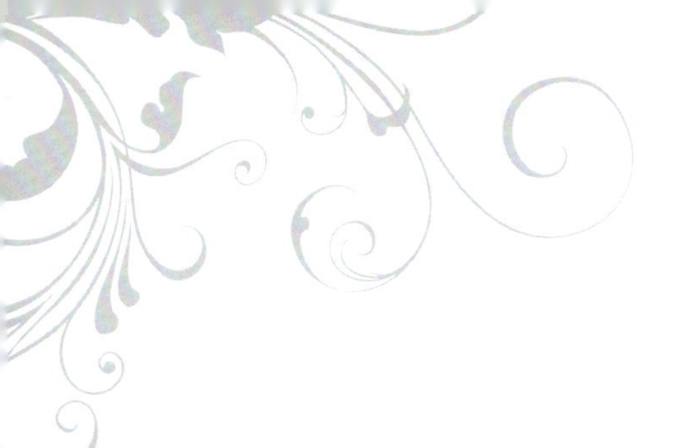

3. 鱼戏式

鱼戏式是一个非常好的放松姿势，经常练习，可以有效地治愈失眠，缓解过度紧张。这个姿势能使腹部得到温和的按摩，使肠脏获得伸展，促进消化，有助于消除消化不良和便秘，还能放松双腿的神经，消除坐骨神经痛。对孕妇而言，这是一个很好的放松姿势。

请跟我一起练

建议练习时间：早上7点或上午10点
难度指数：★★★
呼吸方式：腹式呼吸
修炼次数：1次

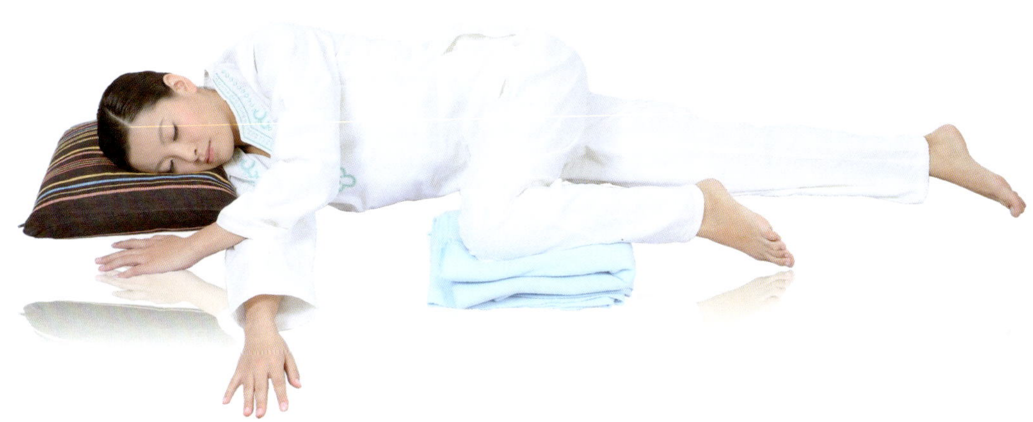

Step: 身体向右侧侧卧，将头枕在枕头上，右手向前方自然伸直，左手自然放于体侧或体前。弯曲左腿，使左大腿与右腿垂直，左脚放于身体前地面上。左膝盖下方可垫上薄毯。全身放松，自然而均匀地呼吸。

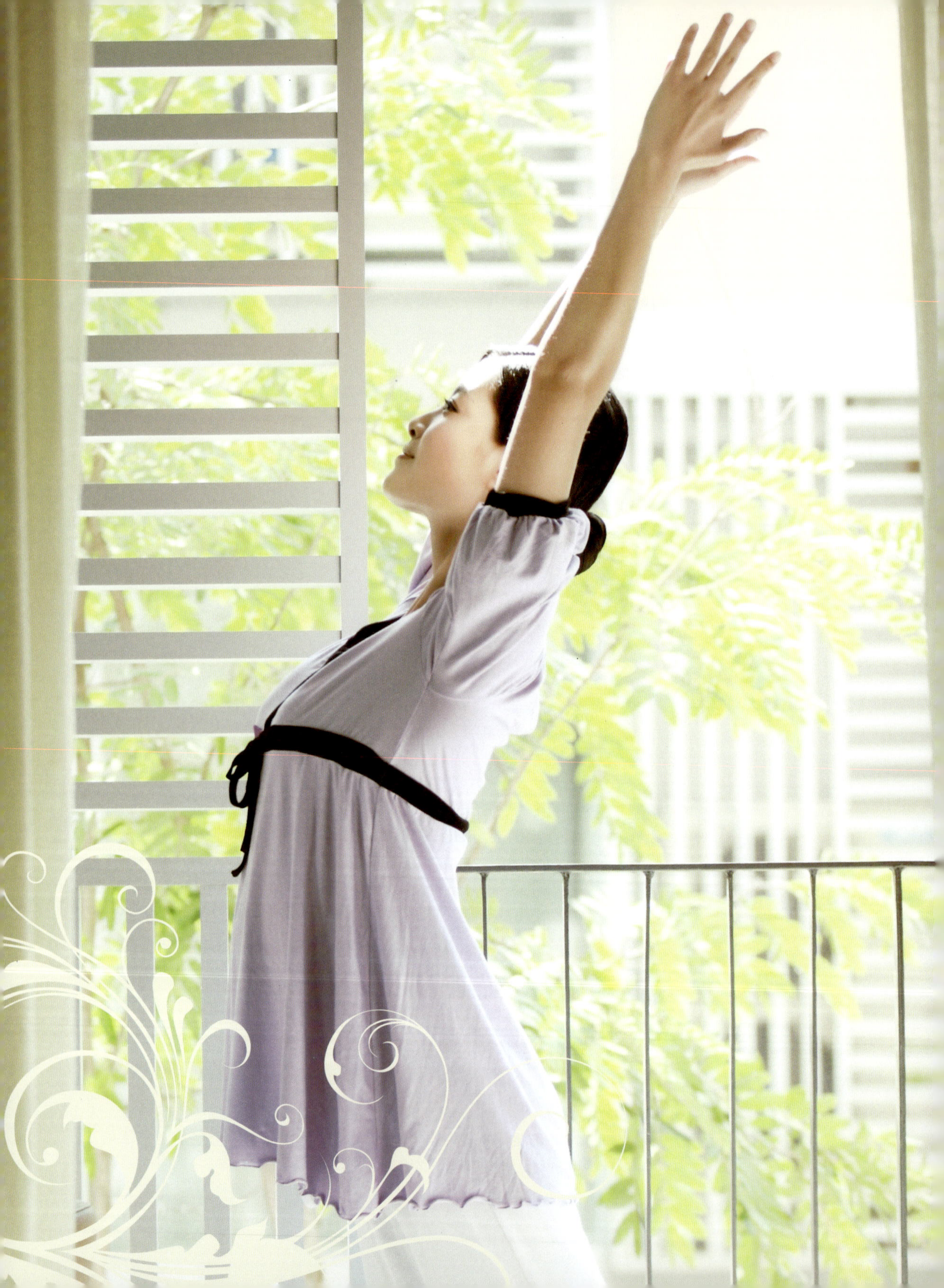

Chapter 03

好"孕"预备期，身心调理瑜伽保健课

Yoga Health Care before Pregnancy

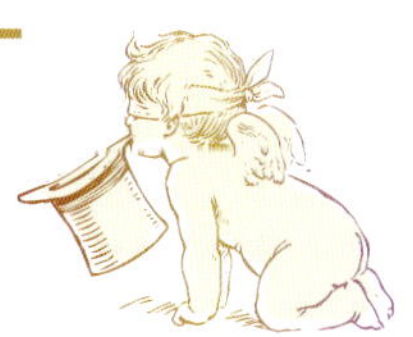

现代女性的生活节奏越来越快、压力越来越大，
如果平时疏于保养与运动，
想自然分娩并在产后快速恢复身形，就会比较困难。
孕前加强瑜伽的练习，可以锻炼到全身的肌肉，
增强身体的免疫力，帮助更顺利地受孕。
最重要的是可以锻炼到盆底肌，
为日后的顺利分娩与体形恢复打下坚实的基础。

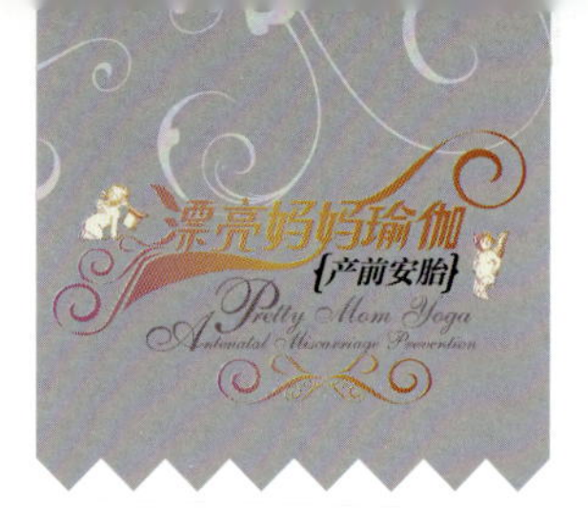

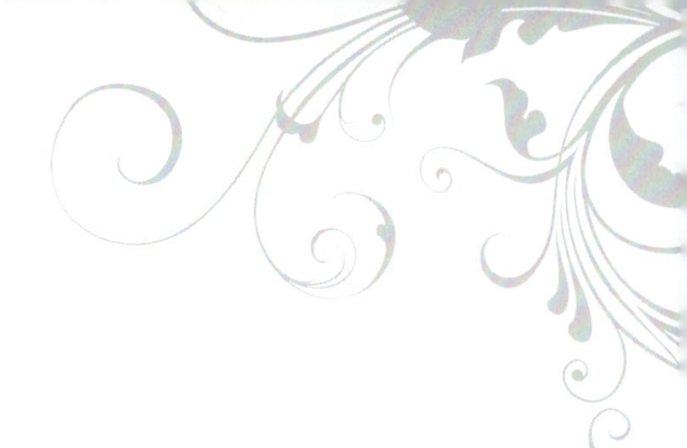

一、完美备孕手册，轻松启动造人计划

A Good Pregnant Plan

准备怀孕是一件既让人兴奋又让人忐忑的事情。什么时候最容易怀孕？怀孕前需要做好哪些准备？正确的怀孕测试方法有哪些？太多太多的问题需要我们去了解。积极备孕，让生理和心理两方面做足准备，抓住孕育的良机，从制订备孕计划开始吧！

1. 为人父母，需制订完美的备孕计划

为了让身体以最佳的状态迎接新生命的降临，打算要孩子的女性最好提前制订一个为期一年的受孕计划。也许有人会觉得一年的时间太漫长，准备怀孕哪有那么多事情要做。其实只要在平时生活中按照时间表调整一下日程安排，受孕的过程就可以开始了。每个人的情况都有所不同，您可以针对自己的情况，按部就班地慢慢进入准备怀孕的阶段。

● 第1阶段：孕前12～7个月

调整生活方式，改变不良的生活习惯。戒掉烟、酒、咖啡和软饮料等对身体有刺激的食品，多吃新鲜的水果和蔬菜，增加维生素、钙等微量元素的吸收，为受孕做好营养储备。不熬夜，保证充足的睡眠，定期做运动。

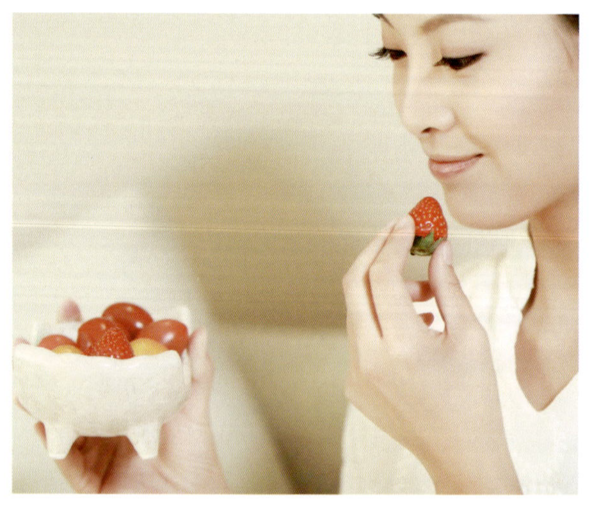

做个全面的体检。孕前做体检不能马虎，评估一下自身的健康状况，是维护女性生殖健康、培育健康宝宝的最基本行动。去医院请妇产科医生指导您做相应的检查。如发现疾病，应尽快医治，以免服用药物对日后怀孕产生不良影响。

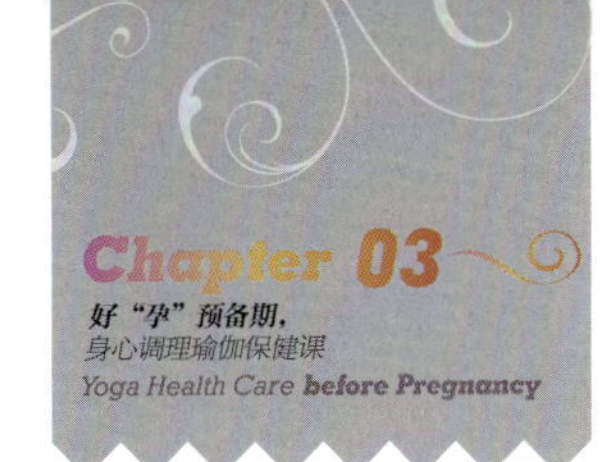

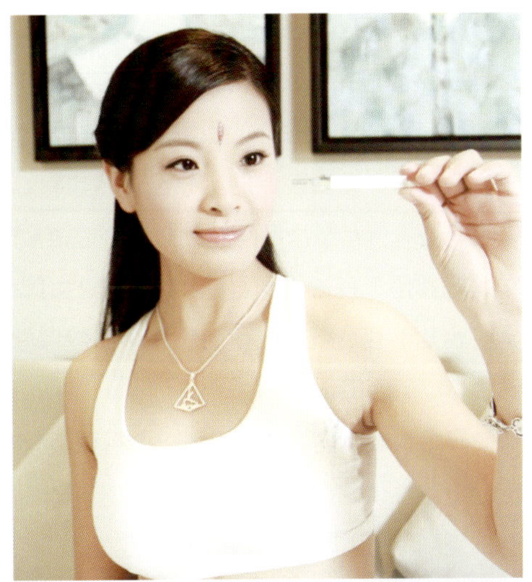

开始记录体温变化。基础体温是女性清晨起床尚未活动时的体温，从月经到排卵前的这段时间，体温比较低。当开始排卵的时候，体温急剧升高，黏液分泌旺盛，表明是受孕的好时机。连续几个月地记录，可以检测出排卵的稳定程度。

与宠物谨慎相处。如果家里有宠物，要带宠物去做个检查，并检测一下弓形虫病抗体，如呈阳性，就可以继续把它留在家里。需要注意的是，每月至少带宠物去医院做一次检查，以确保百分之百的安全。

远离不安全环境。如果工作中经常接触化学物质、超强电磁波等，在准备受孕期间，要特别小心。在生活中应尽量少接触染发剂、指甲油等。在办公室应每隔 3 小时离开一下空调环境，去户外透透新鲜空气。一天超过 8 小时以上的微机操作显然也是不健康的。

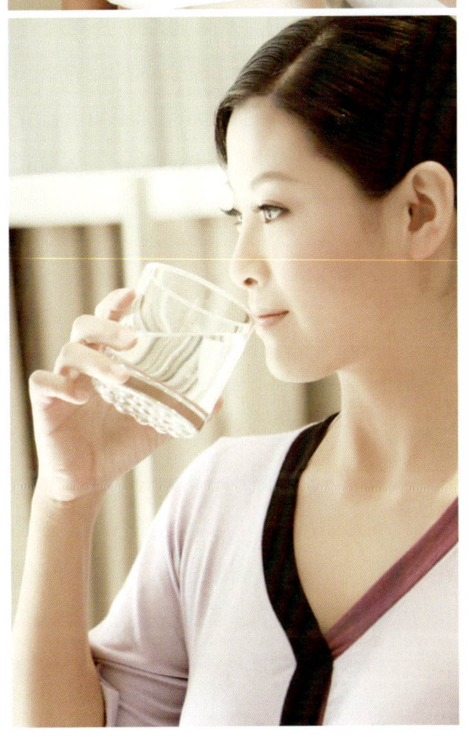

● 第2阶段：孕前6～4个月

算出确切的排卵日。为了提高受孕率，要算好排卵日。也就是月经来潮当日加上 15 天，如果平时月经周期不够准确，也可以按照预计下次月经来潮之日向前推 14 天的方法计算。

选择受孕时机。专家们普遍认为 8 月份受孕、5 月份分娩比较科学。初秋时节，天气比较凉爽，有各种富含维生素的新鲜瓜果、蔬菜和充足的肉、鱼、蛋、奶制品，为女性及时摄取并储备多种营养创造了有利条件。等到寒冬

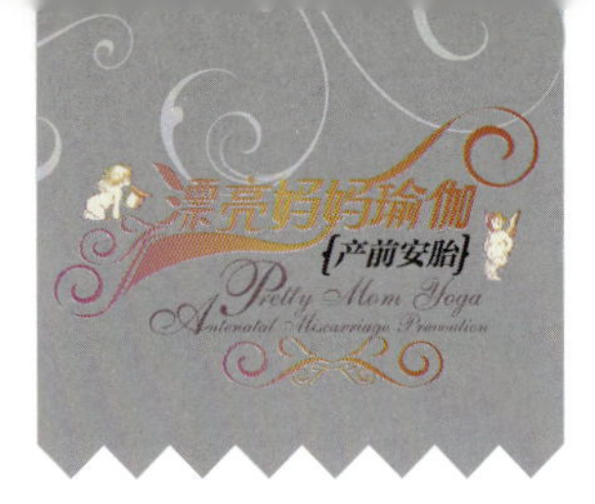

时节，准妈妈已经平安地度过了胎儿最易感染病毒的敏感期。临产时，正是凉热适宜的春末夏初，避免了宝宝出生后因为天气炎热而生痱子，也有利于新妈妈的饮食调理和身体恢复。

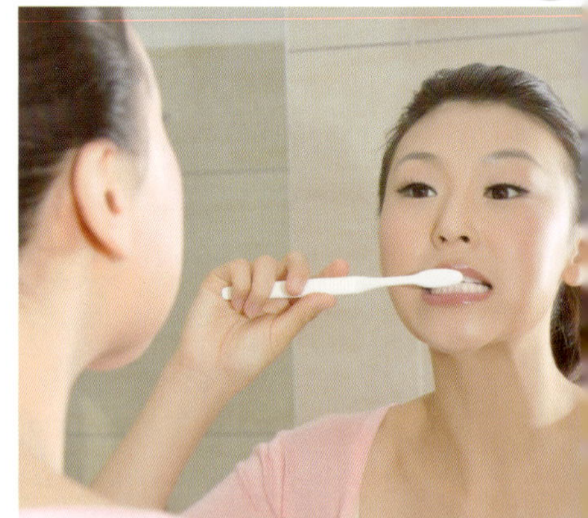

看牙医，做口腔保健。牙齿对怀孕有着特别重要的影响，尤其是当您原本就有龋齿等问题的时候，应该及时修补。因为整个孕期，准妈妈都是不宜去看牙科的，X 射线的检查、麻醉药和止痛药等都会对胎儿不利。所以在孕前应做个口腔保健，定期洗牙，确保牙齿健康，以免后患。

开始有规律的运动。进行一个月以上有规律的运动之后再怀孕，可促进女性体内激素的合理调配；还可确保受孕时女性体内激素平衡，受精卵顺利着床，并促进胎儿的发育和增强其身体的灵活性，避免怀孕早期发生流产；还能明显减轻分娩时的难度和痛楚。瑜伽、晨跑、游泳等运动形式都是不错的选择，即便是每天慢跑和散步也有利于改善体质。运动可以不要求强度，贵在坚持。

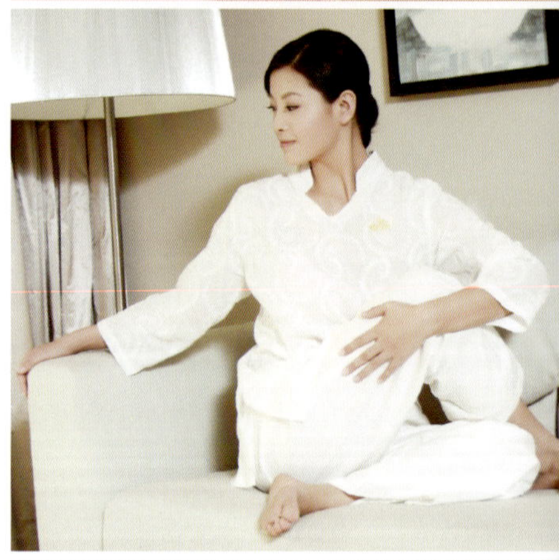

调整体重。如果您的体重超常（偏瘦或偏胖），会使怀孕的机会大大减少。所以，需要从这一阶段开始有计划地调整体重。

养成好的膳食习惯。不同的食物中所含的营养成分不同，含量也不等。尽量吃得杂一些，不要偏食，养成好的膳食习惯，确保今后自己和宝宝都健康。首选食物是含有优质蛋白质的豆类、蛋类、猪瘦肉以及鱼肉等；其次是含碘的食物，如紫菜、海蜇；含锌、铜的食物，如鸡肉、牛肉、羊肉；以及有助于补铁的食物，如芝麻、猪肝、芹菜等；还要多吃新鲜的瓜果和蔬菜，摄取足够的维生素。

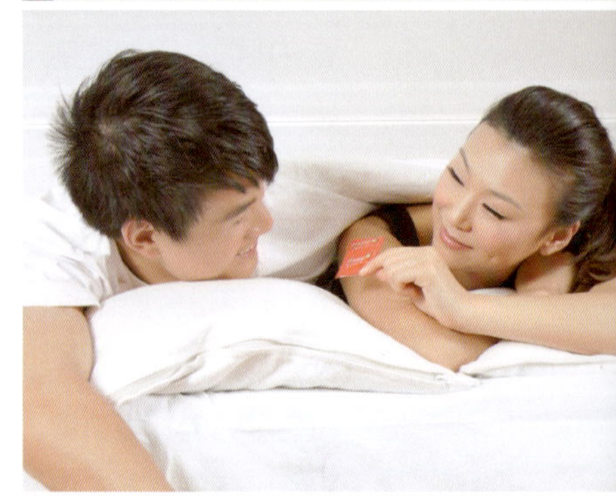

改变避孕方式。虽然新型的速效避孕药对母亲和意外妊娠胎儿的损害已大大降低，有些避孕药还宣称停药后马上就能按计划妊娠，但如果您有提前生育的意向，还是应该谨慎为妙。医生会建议您提前 6 个月左右停止使用避孕药，而改用避孕套等物理避孕方式或自然避孕法等。

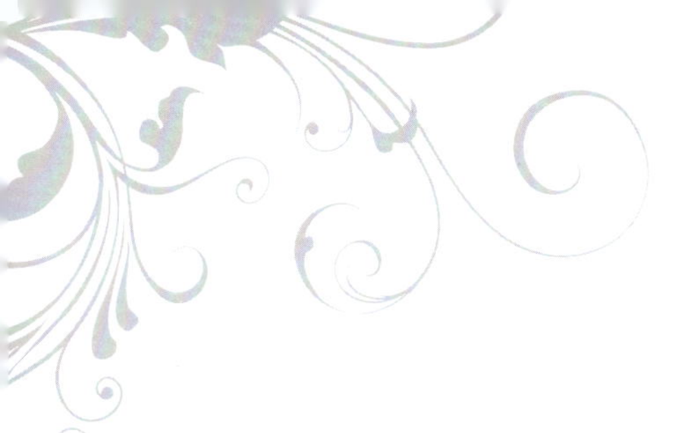

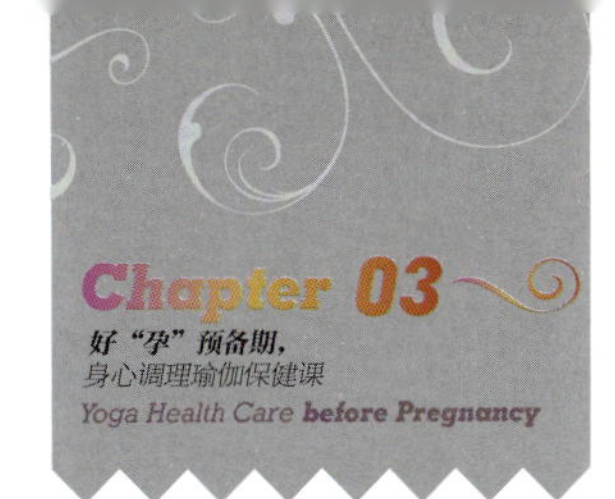

考虑停服某些有致畸作用的药物。一些药物中含有导致畸形的成分，对胎儿不利。因此要在怀孕前一段时间停服，使身体有充足的时间代谢掉这些有害物质。如果患有慢性疾病，长期服用某种药物，停药前需要征得医生的同意。

● 第3阶段：孕前3～1个月

补充维生素，尤其是叶酸。提前 3 个月开始补充叶酸，可以预防神经管畸形儿的发生。可以选用专为孕妇设计的复合维生素和叶酸，在使用的计量和用法上就会有安全保证。

调整性生活频率。在计划怀孕的阶段，要适当减少性生活的频率。准爸爸应增加健身的次数，以保证精子的数量和质量。

考虑 TORCH 筛选。这是一项针对至少 5 种可能严重危害胎儿发育的宫内感染病原体而进行的筛选。主要是检测准妈妈体内风疹病毒、巨细胞病毒、弓形虫、单纯疱疹病毒等的抗体水平，根据检测结果来估算胎儿可能发生宫内感染乃至畸形、发育异常的风险，最大限度地保障生育出健康的宝宝。

● 第4阶段：孕前1个月

准备“冲刺”。经过长时间的准备，夫妻双方的身体都处在孕育宝宝的状态了，此时将进行最后的冲刺阶段。在这个月里，应尽可能地放松心情，放弃一切“防范措施”，孕育一个可爱而健康的准宝宝。

2. 健康备孕的注意事项

备孕是一件集天时、地利、人和于一体的事情。之前很多人总觉得怀孕就是件顺其自然的事，一切都不用在意，该有时总会有的。可是对现代女性而言，为了达到优生、优育，为了诞生一个健康、聪明的宝宝，受孕要注意多方面事宜。

● 受孕时间禁忌

不在情绪压抑时受孕。人一旦处于焦虑、抑郁或有沉重思想负担的精神状态下，不仅会影响精子或卵子的质量，即使受孕后也会因情绪的刺激而影响母体的激素分泌，对胎儿不利。

不在蜜月时受孕。由于在新婚前后，男女双方为操办婚事、礼节应酬而奔走劳累，体力

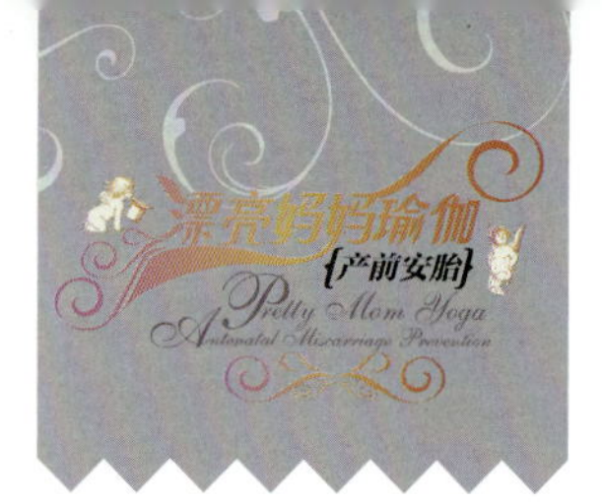

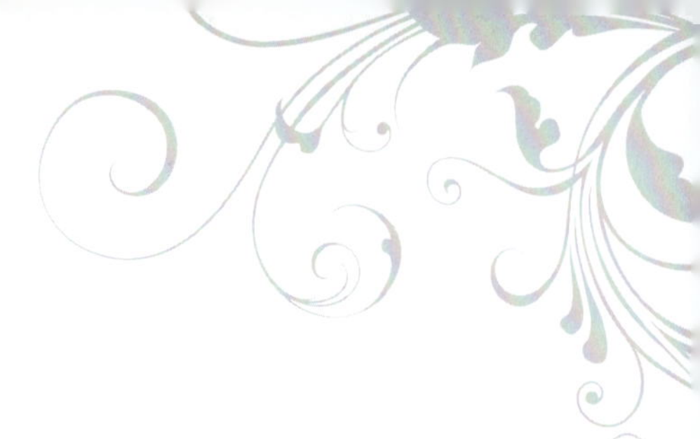

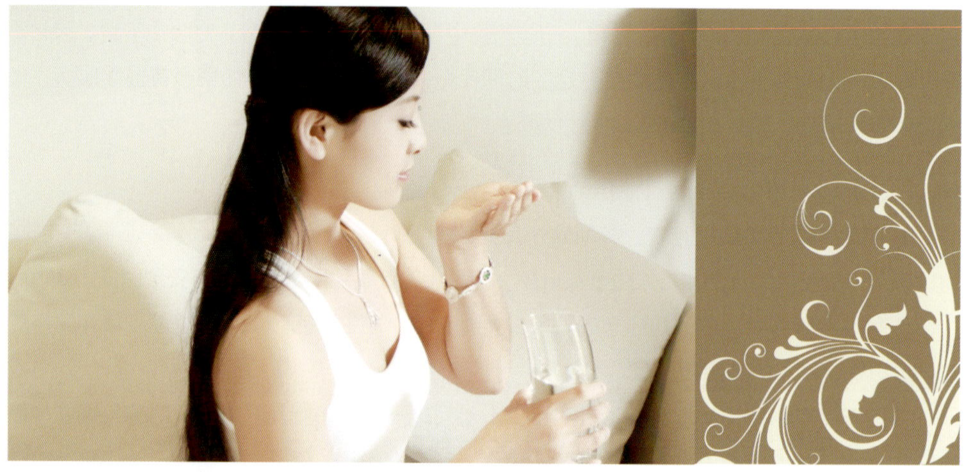

超负荷消耗，降低了精子和卵子的质量，因此不利于优生。

不在旅途中受孕。人在旅途中生活起居没有规律，大脑皮质经常处于兴奋状态，加上过度疲劳和旅途颠簸，会影响胎卵生长或引起受孕子宫收缩，容易导致流产或先兆流产。

不在患病期间受孕。疾病会影响体质和受精卵的质量及宫内着床环境，患病期间服用的药物也可能对精子和卵子产生不利的影响。

不在停用避孕药后立即受孕。长期口服避孕药的妇女，至少在停药两个月后才可受孕；放置避孕环的妇女在取环后，应等来过 2 ~ 3 次正常月经后再受孕。

不在炎热和严寒季节受孕。怀孕早期正是胎儿的大脑皮质初步形成的阶段，天气炎热会影响准妈妈的食欲，导致蛋白质摄入量减少，机体消耗量大，影响胎儿大脑的发育。严寒季节孕妇多在室内活动，新鲜空气少，接触呼吸道病毒的机会增多，容易感冒而对胎儿不利。

不要高龄受孕。35 岁以上的妇女发生染色体畸变而导致畸形胎儿的比例随年龄增加呈递增的趋势。有条件的话最好不要高龄受孕。

不在早产、流产和清除葡萄胎后立即受孕。妇女在早产、流产后子宫内膜受到创伤，立即受孕容易再度流产而形成习惯性流产。清除葡萄胎后，至少要定期观察两年，在这段时间内尽可能不要受孕。

不要在受孕前接触放射性物质和剧毒性物质。因为生殖细胞对 X 射线和剧毒物质的反应非常敏感。在完全脱离放射性物质和剧毒性物质环境后一个月以上受孕才较为妥当，以免胎儿畸形。

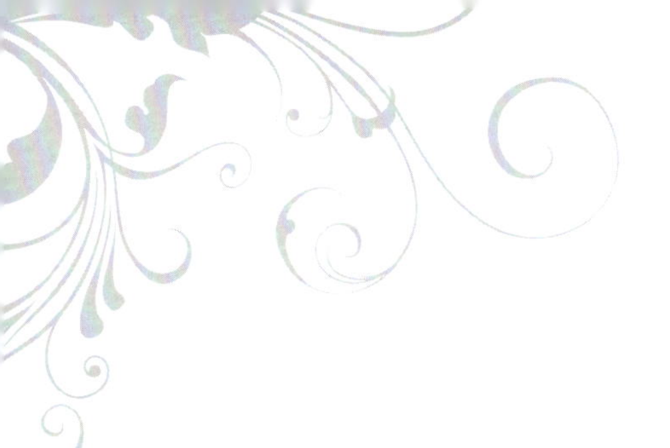

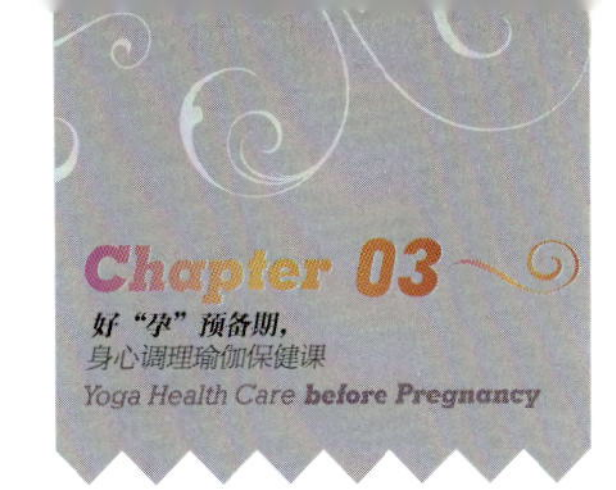

二、孕前身心调理瑜伽，愿好“孕”早来临

Yoga Exercises to Improve the Health before Pregnancy

孕前加强瑜伽的锻炼，能增强身体的免疫力，防止孕期被病菌感染，更能锻炼到全身的肌肉。瑜伽还能锻炼盆底肌，矫正子宫及卵巢的位置，调整内分泌，治疗痛经和月经不调，帮助顺利受孕。准备好瑜伽垫，现在就开始练习吧！

1．强化骨盆肌肉——圣哲马里琪第一式

圣哲马里琪共有四式，都是献给创造之神梵天的儿子马里琪的。练习圣哲马里琪第一式，能使脊柱区域和骨盆区域都得到很好的锻炼。如果能轻松完成该体式，可以由每天练习一次改为每周练习三次。

建议练习时间： 上午9点或下午4点
难度指数： ★★★
呼吸方式： 腹式呼吸
修炼次数： 1次

功效：
充分拉伸肩背部肌肉，从而舒缓背部僵硬的肌肉，消除背痛。

功效：
强健颈部肌肉，灵活肩关节，缓解颈、肩酸痛，对治疗肩部的扭伤以及肩关节的移位有帮助。

功效：
使肝脏和脾脏得到收缩，强肝健脾，缓解不适。

功效：
加快腹部的血液循环，使腹部四周的肌肉群能够得到充分的扩展和运动，有效复原扭曲的骨盆。

功效：
在弯曲中增强腿部的肌肉弹性，消除水肿。

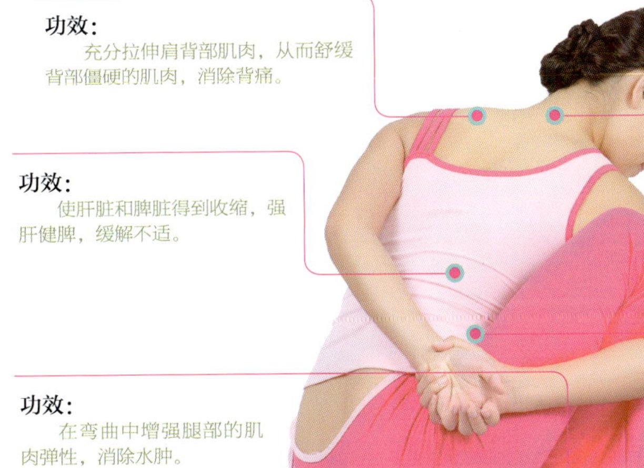

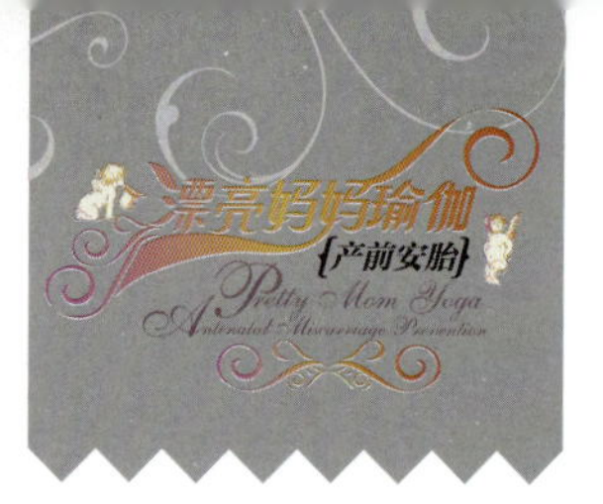

请跟我一起练

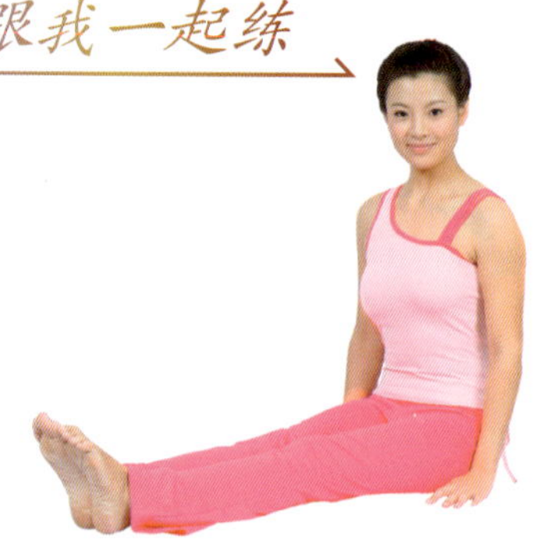

Step1: 长坐，双腿并拢伸直，双手自然垂放于身体两侧，吸气。

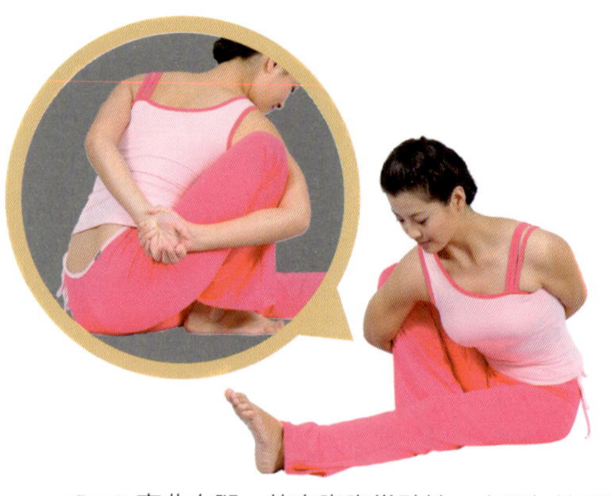

Step2: 弯曲右腿，使右脚脚掌贴地，小腿与地面垂直、与大腿相碰。右臂反向环绕右膝部，小臂指向背后。

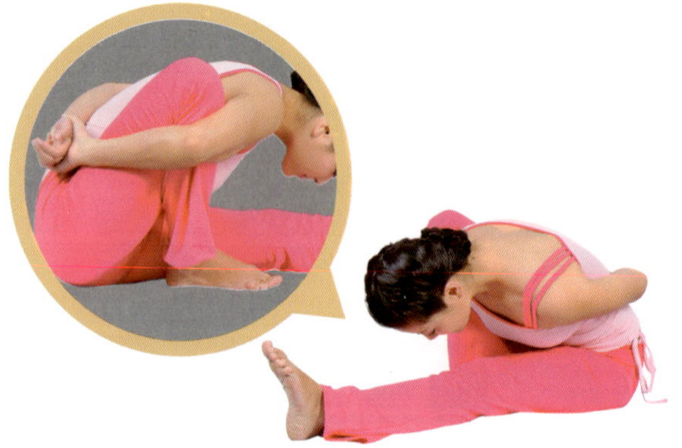

Step3: 呼气，身体向左侧扭转，左手从背后伸出，与背后的右手十指相扣，紧紧交握。保持这个动作几秒钟，深长地呼吸。吸气，上身向前倾，头部尽量靠近左膝，用鼻尖去触碰膝盖。保持一段时间。

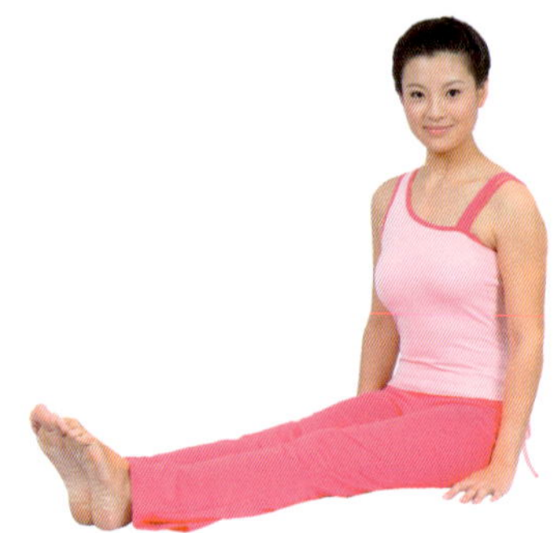

Step4: 身体还原，换另一边练习。

教练调整： 贴着地面的那条腿不要弯曲膝盖，始终保持贴地。如果难以做到，可以让教练一手压在您弯曲着的腿的后大腿根部，一手压在另一侧的肩膀上，帮助您做到位。

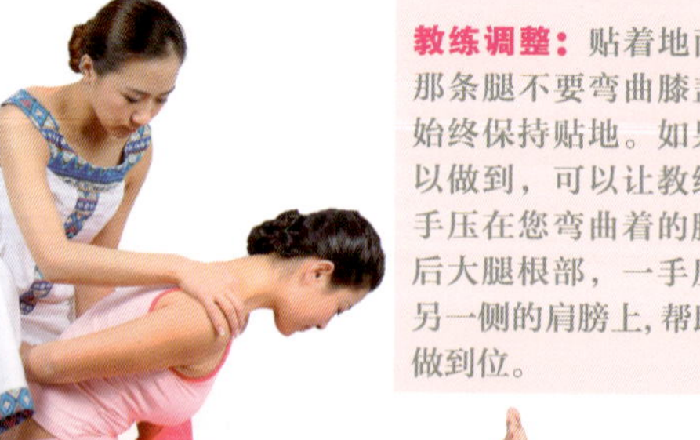

【好孕练习要诀】 在练习的过程中，双肩始终保持在同一条直线上，以平衡并增强背部肌肉群的拉伸。

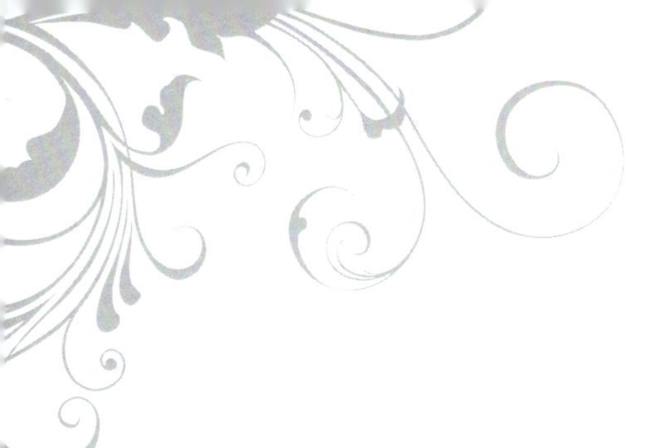

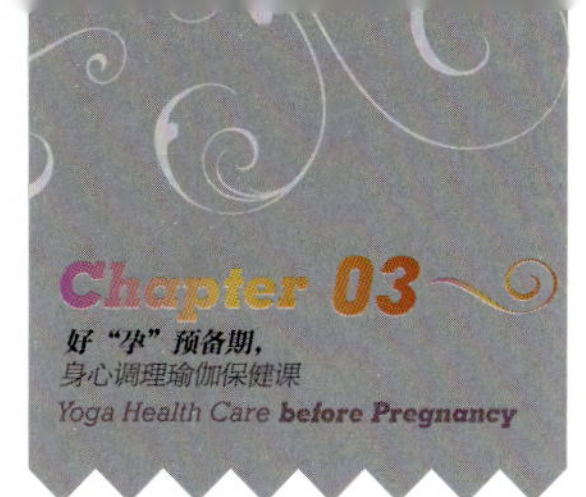

2. 增强子宫、卵巢能量——半蝴蝶式

在练习半蝴蝶式时，一条腿在地面上伸展，一条腿弯曲，躯干扭转，能够刺激腹部血液循环，保养子宫。怀孕的女性也可以做半蝴蝶式，因为腿向两侧打开，给腹部提供了空间。

建议练习时间： 上午9点、下午3点或晚上7点
难度指数： ★★★
呼吸方式： 腹式呼吸
修炼次数： 2次

功效：
不需要跟腱松弛就可以很好地伸展下背部，尤其针对后背部的韧带。
刺激脊柱的血液循环并缓解背痛。

功效：
使腹部的血液循环加快，拉伸骨盆，增强子宫和卵巢的能量。

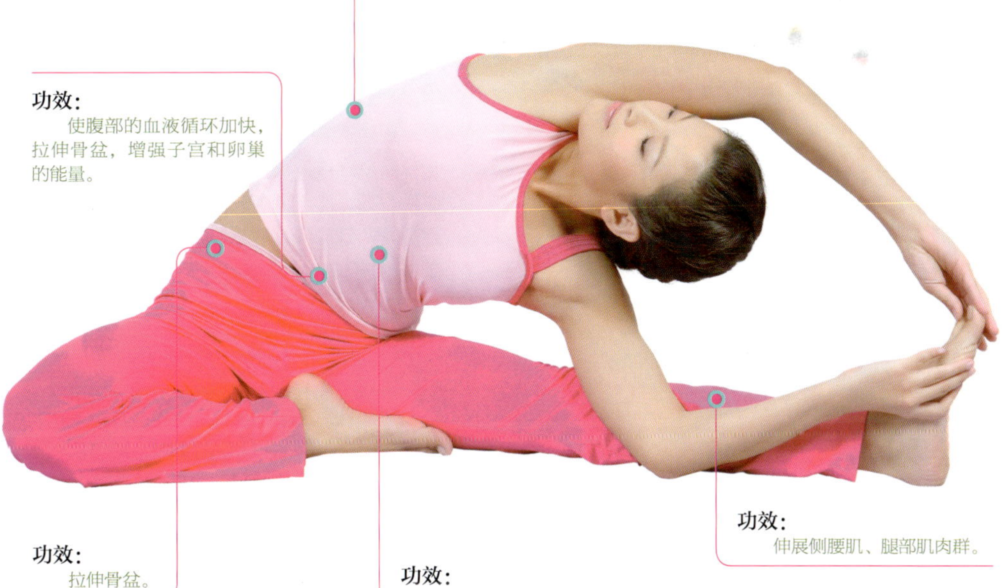

功效：
伸展侧腰肌、腿部肌肉群。

功效：
拉伸骨盆。

功效：
刺激肝脏和肾脏，并且帮助消化。

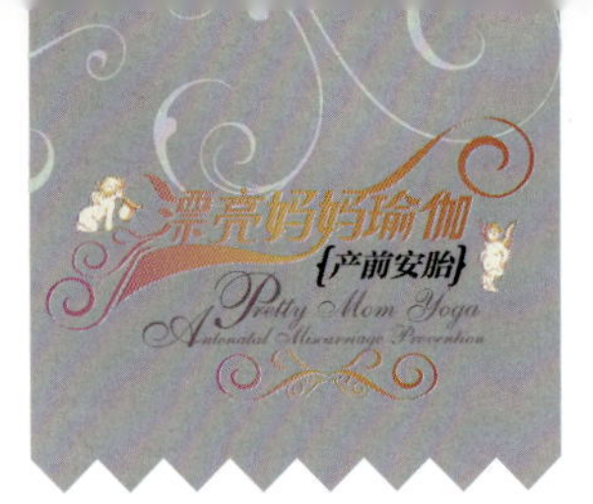

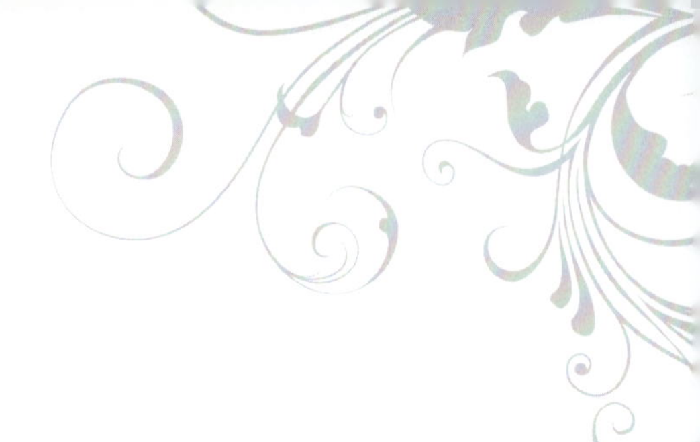

请跟我一起练

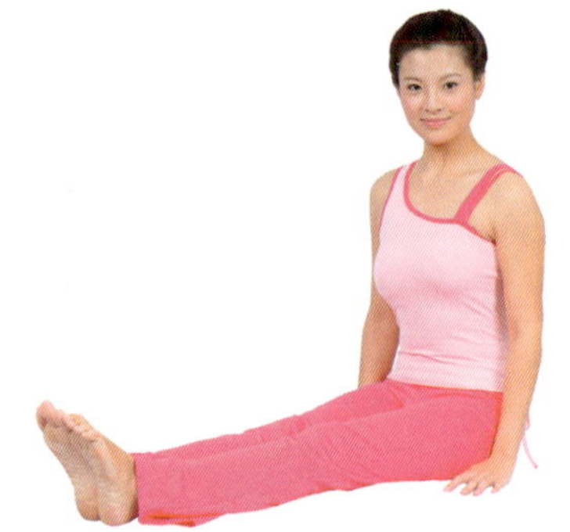

Step1: 长坐，双腿并拢伸直，双手自然放于身体两侧。

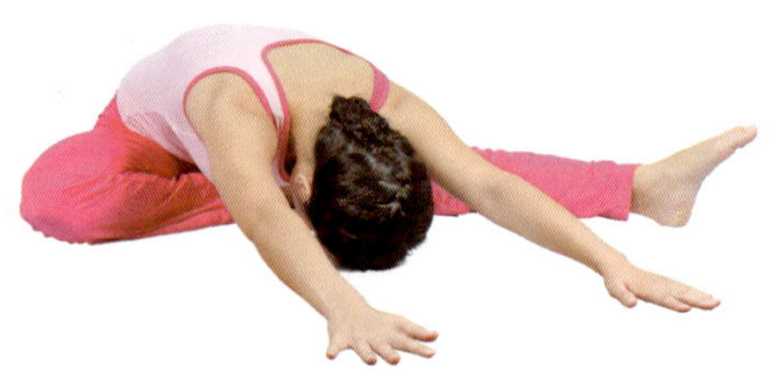

Step2: 左腿伸展，右腿弯曲平放在地面上，右脚心贴在左大腿内侧。俯身，双手支撑在前方，额头触地。

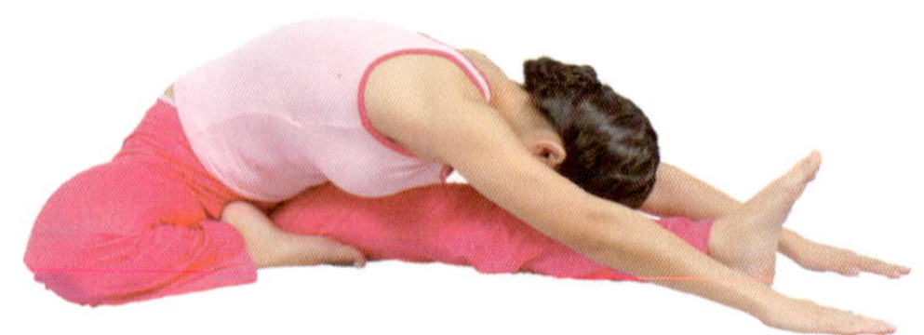

Step3: 身体向左腿方向扭转，双手臂放在左腿两侧，尽量使额头靠近左小腿。

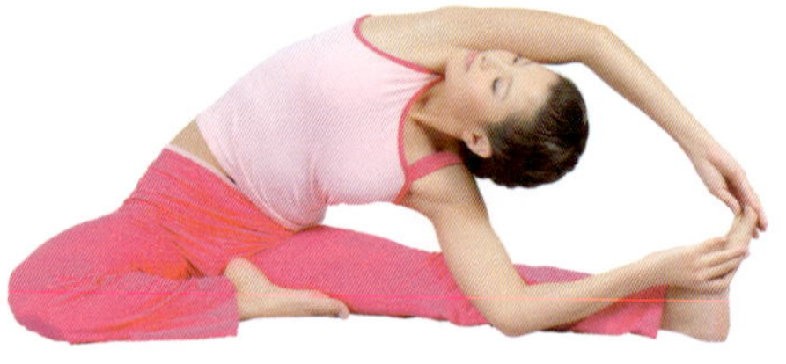

Step4: 右臂伸展过头，身体向左侧弯曲，双手抓住左脚。保持2～3次呼吸。吸气，缓缓地起身，两臂放平，放松，然后换另一侧继续练习。

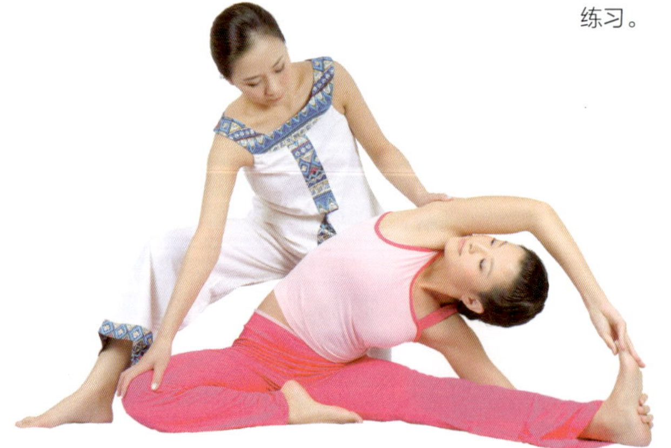

教练调整： 如果身体侧转时感觉有难度，可以让教练一手压住屈腿的膝盖上方，一手扶在腰侧靠上臂处，帮助您侧弯。

【好孕练习要诀】 练习时腰部放松。如果有坐骨神经痛，抬高臀部直到膝盖低于臀部，或者完全避免这个体式。

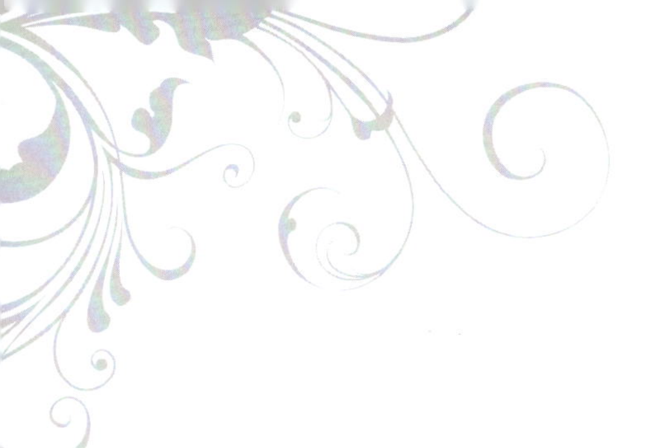

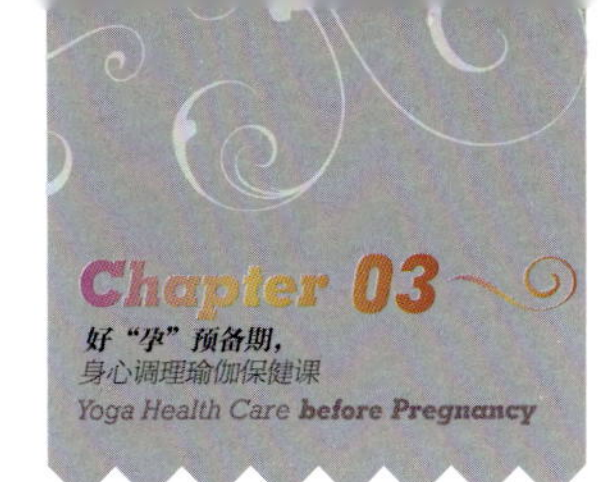

3．伸展背部肌肉——虎平衡式

虎平衡式的动作要点是抬起的腿与腰背呈一条直线。经常练习虎平衡式，您会发现全身的肌肉线条变得更加紧实流畅。除了能让身体更强壮和结实，它还是一个极好的产后练习动作。

建议练习时间：下午2点或晚上9点
难度指数：★★
呼吸方式：腹式呼吸
修炼次数：3～4次

功效：
整个背部肌肉群得到拉伸，充分活动脊柱的各个关节，强化后背线条。

功效：
臀部肌肉群得到拉伸，提升臀线，紧实臀部肌肉。

功效：
双臂作为支撑点，增强手臂力量，美化手臂线条。

功效：
按摩腹部器官，增强消化系统功能，加速毒素的排出，锻炼腰腹部肌肉群。

功效：
双腿在支撑和上抬至与地面平行的过程中得到了充分的收紧和活动，肌肉群力量增强，腿部线条变得更加柔美和匀称。

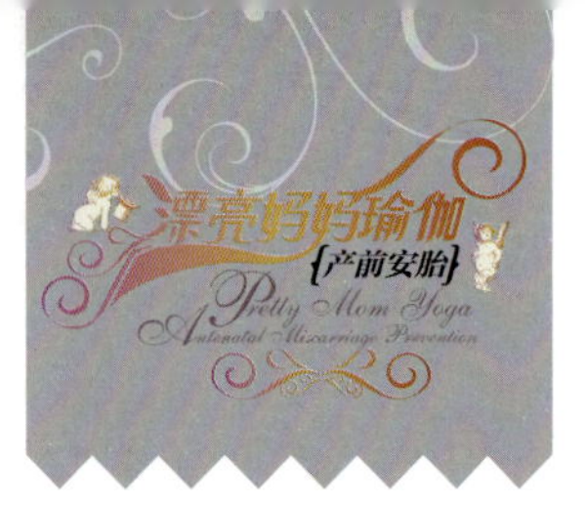

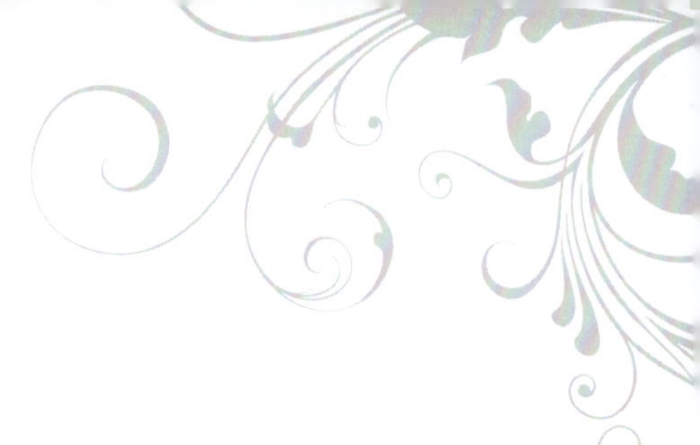

请跟我一起练

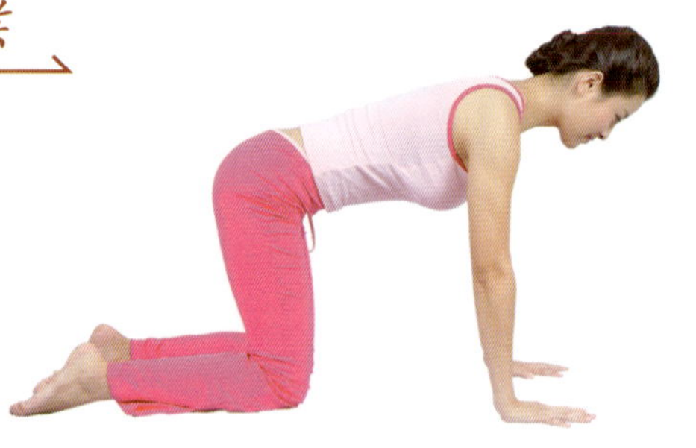

Step1: 身体呈四脚板凳状跪立，双手和双膝着地，脚背贴地。双臂、双大腿分开一肩宽，且与地面垂直。

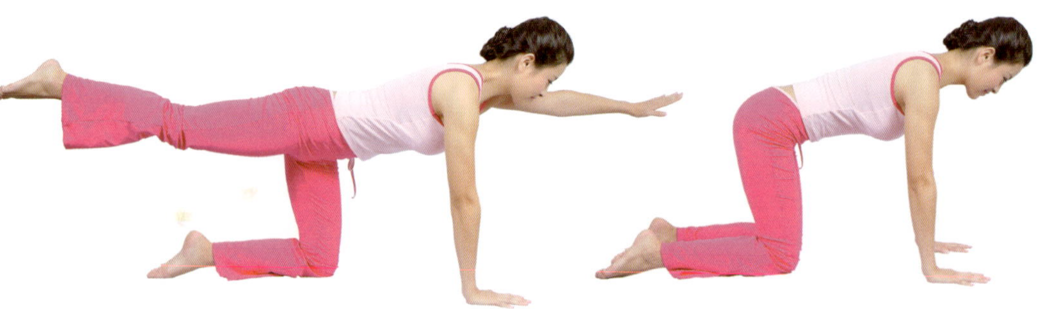

Step2: 吸气，同时抬起左手臂和右腿，直至与地面平行。

Step3: 呼气，身体还原初始跪姿，换另一边练习。

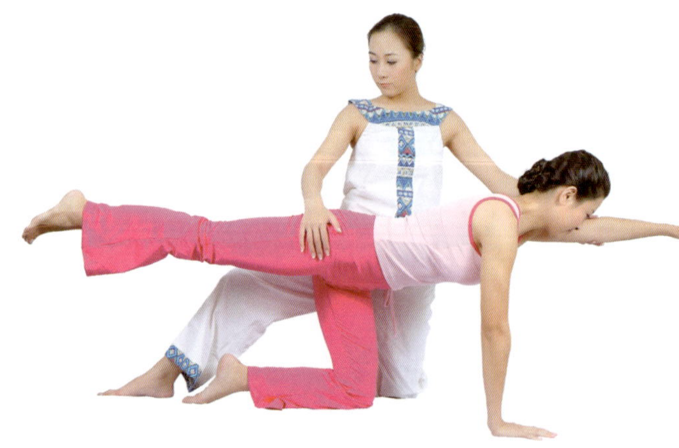

教练调整： 请教练站在您屈腿的一侧，用身体给予您支撑，并扶住您的髋部，使其保持与地面平行。

【好孕练习要诀】 在练习过程中，保持双肩的放松，不要耸肩，也不要向外翻转髋部，应使髋部与地面平行。并将注意力集中在臀部，充分体会臀部肌肉收紧的感觉。

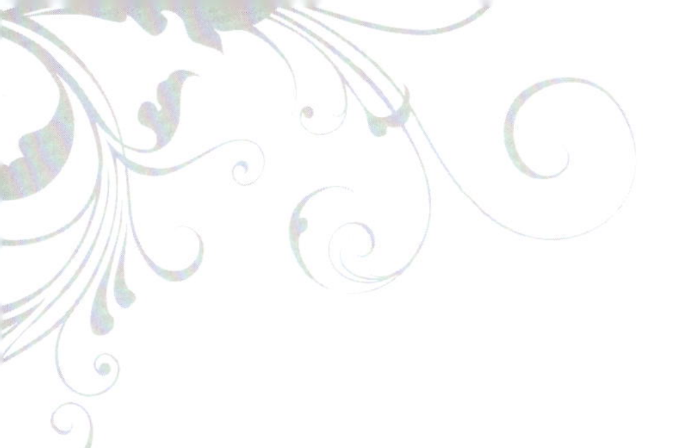

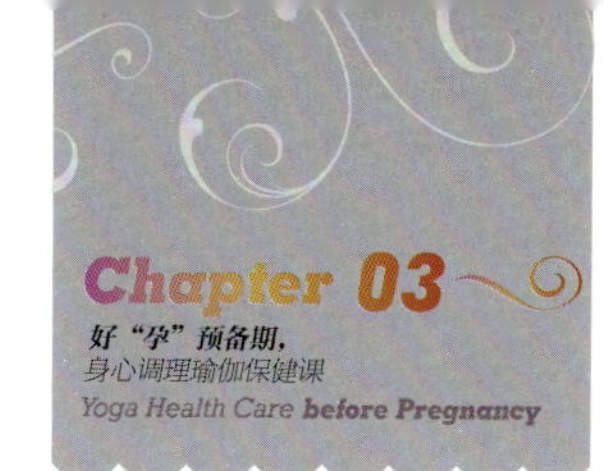

4. 加强下背部力量——坐式腰背强壮功

坐式腰背强壮功动作虽简单，却有许多功效，其中最为明显的是对下背部的锻炼。备孕阶段不妨多练习该体式，加强下背部力量，怀孕后就可以远离腰背酸痛了。

建议练习时间： 上午8点、下午2点或晚上7点

难度指数： ★★

呼吸方式： 腹式呼吸

修炼次数： 4次

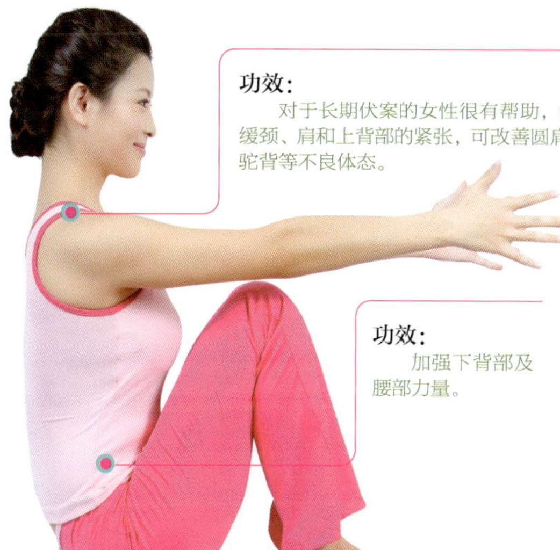

功效：

对于长期伏案的女性很有帮助，舒缓颈、肩和上背部的紧张，可改善圆肩、驼背等不良体态。

功效：

加强下背部及腰部力量。

请跟我一起练

【好孕练习要诀】 双臂向两边端平时，放松肩膀下沉，然后再向外扩展。

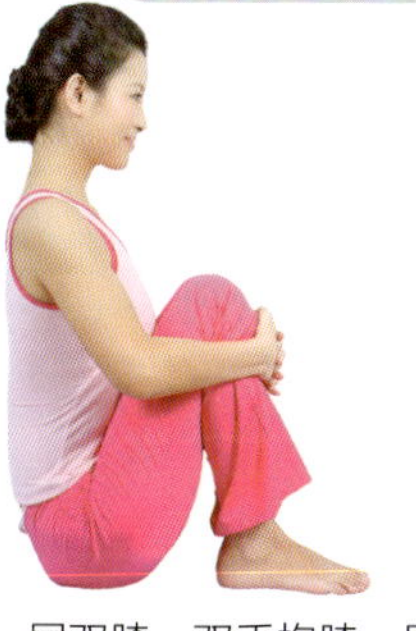

Step1: 坐立，屈双膝，双手抱膝，尽量将膝盖拉向胸膛，挺直腰背。

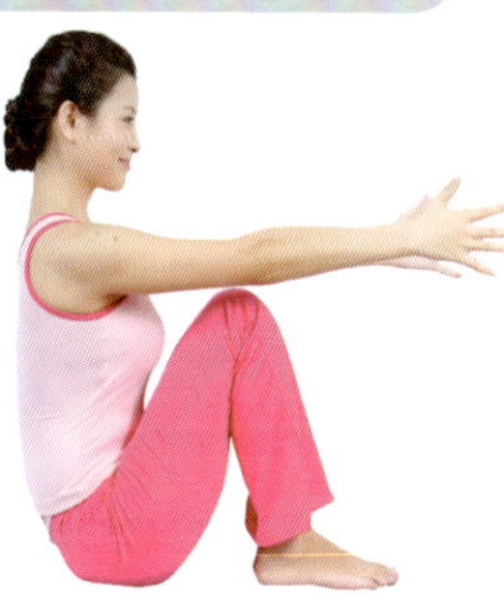

Step2: 呼气，双臂自体前平举，掌心相对。

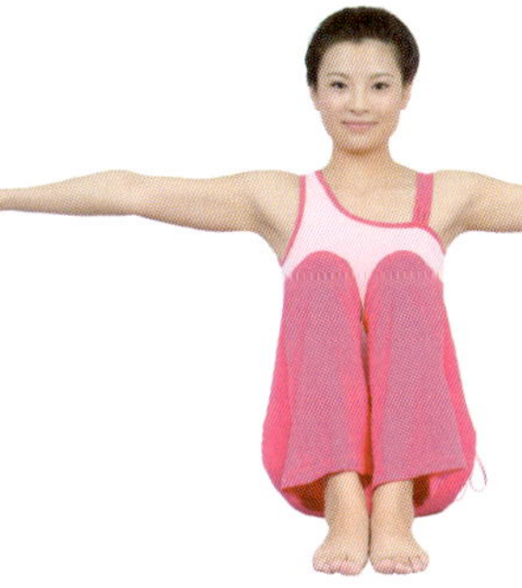

Step3: 吸气，向两侧水平打开双臂，始终保持双臂与地面平行，扩胸，挺直背部。

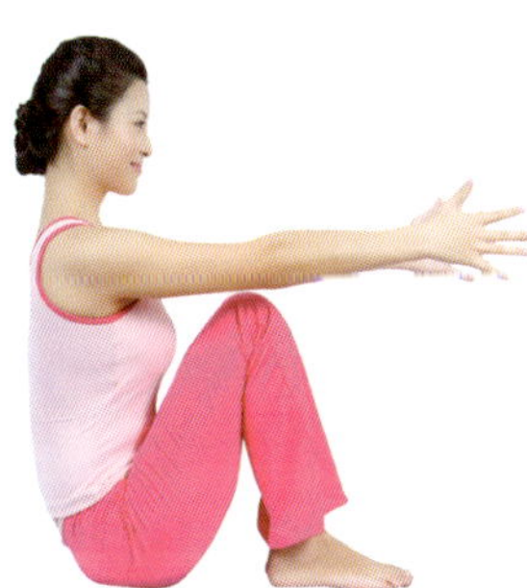

Step4: 呼气，双臂水平内收，回到体前平举。

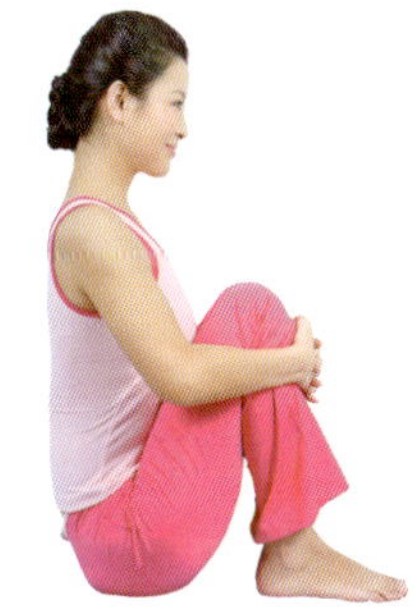

Step5: 呼气，双臂向下放落。双手抱膝，挺直腰背，深呼吸放松。

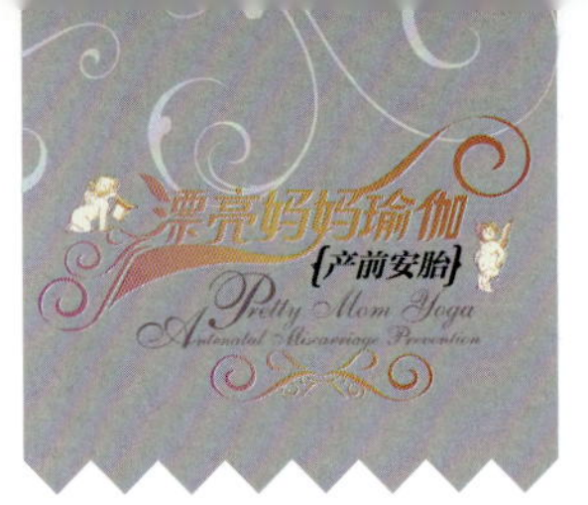

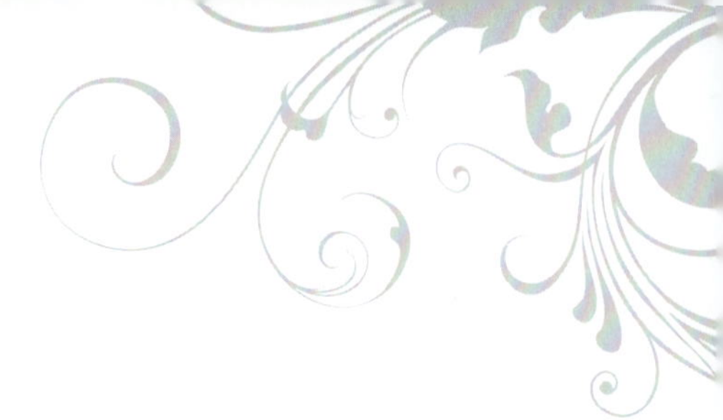

5. 保健脊柱——弓式

在这个体式中，手臂就像是弓弦，向上拉起头部、躯干和腿部，整个身体就像一张拉开的弓。弓式可以使脊椎向后得到充分的伸展，对保健脊柱有很好的效果。

建议练习时间：上午9点或下午3点
难度指数：★★★
呼吸方式：腹式呼吸
修炼次数：2次

功效：

伸展颈部和整个脊椎，重新恢复和增强脊椎的弹性及灵活度。

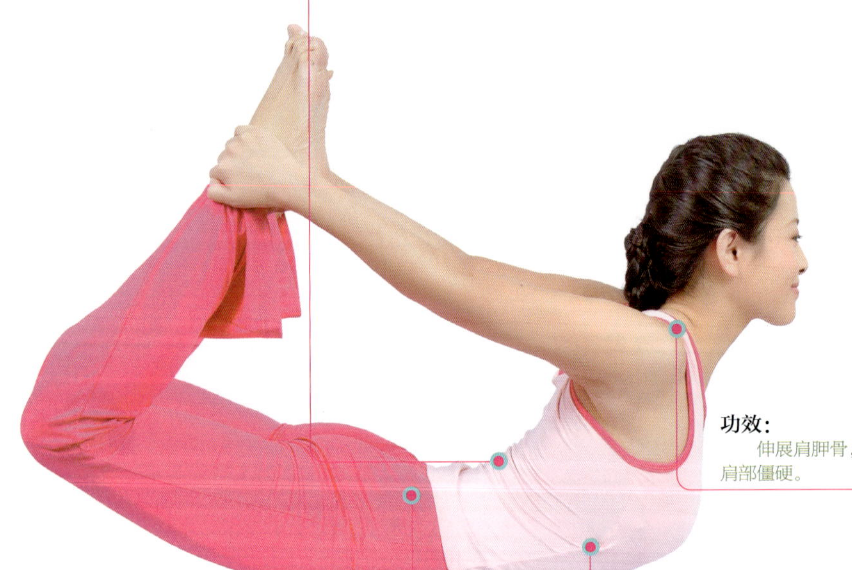

功效：

伸展肩胛骨，减轻肩部僵硬。

功效：

强健髋部，促进腹部周围的血液循环，改善消化，缓解椎间盘突出。

塑造流畅臀部曲线，有助于使人保持精神警醒和充满活力。

功效：

扩展前胸及肺部，增强肺活量。

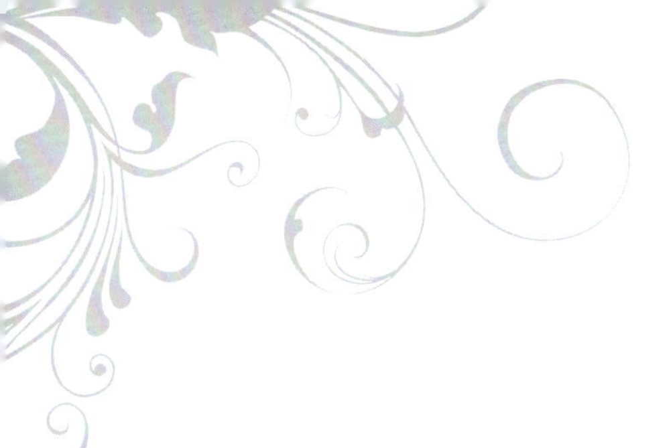

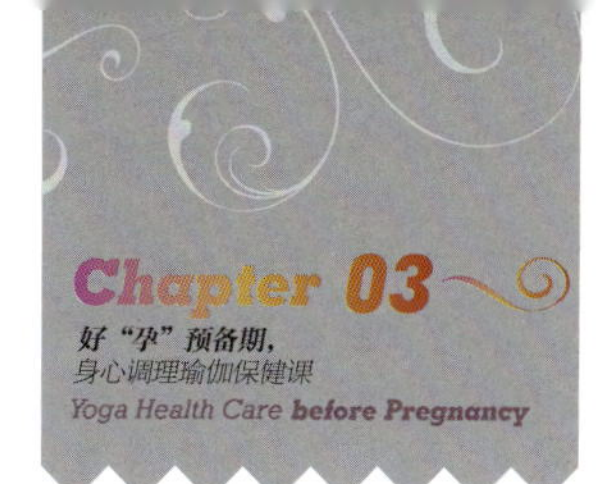

请跟我一起练

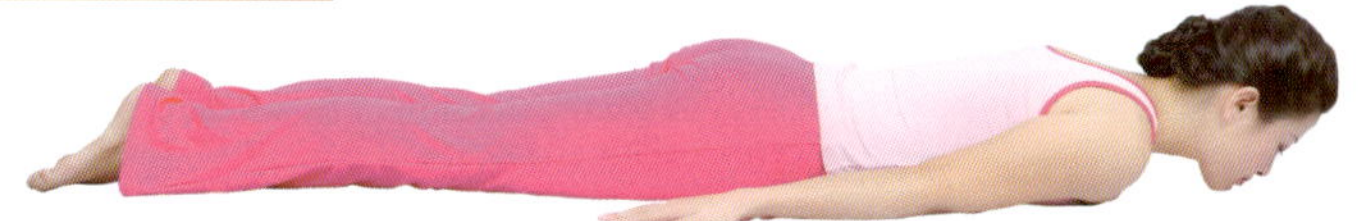

Step1: 俯卧，下巴点地，双臂放于身体两侧，掌心贴地。

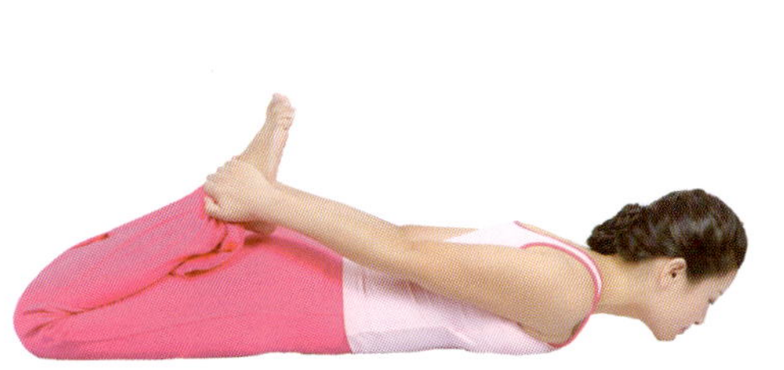

Step2: 弯曲双膝，将小腿尽量收近臀部，双手向后抓住双脚脚踝。

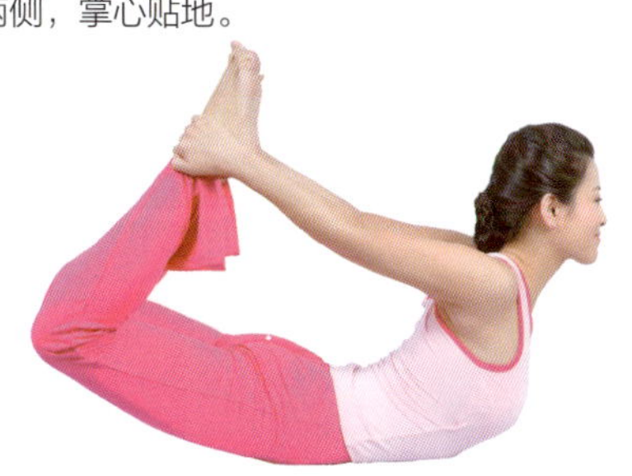

Step3: 吸气，双臂带动腿部向上抬离地面，使身体呈弓状，顺畅自然地呼吸，保持数秒钟。

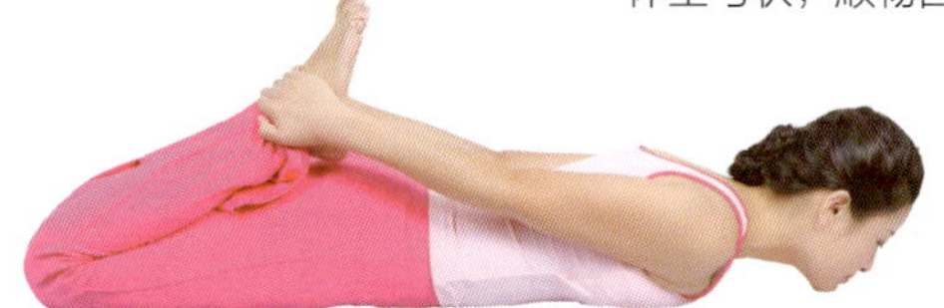

Step4: 呼气，先让上半身缓缓着地，使下巴点地、脚后跟触臀，继而放开双手，双腿还原至初始位置。

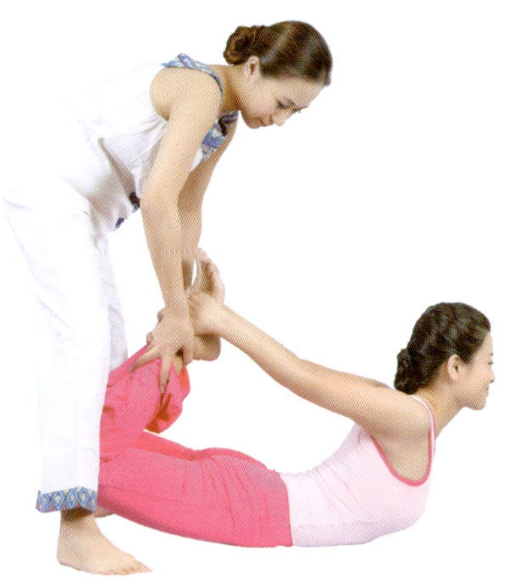

教练调整： 如果不能凭借自身的力量完成双手抓脚踝的动作，可以让教练双手扣在您的脚掌上，向后用力，帮助您完成及加强动作。

【好孕练习要诀】 弓式对身体的柔韧性和平衡能力要求很高，需要慢慢练习，切勿急进。此外，背部和脊椎受过伤的人不宜练习，患有甲状腺肿大和肠胃疾病的人不宜练习。

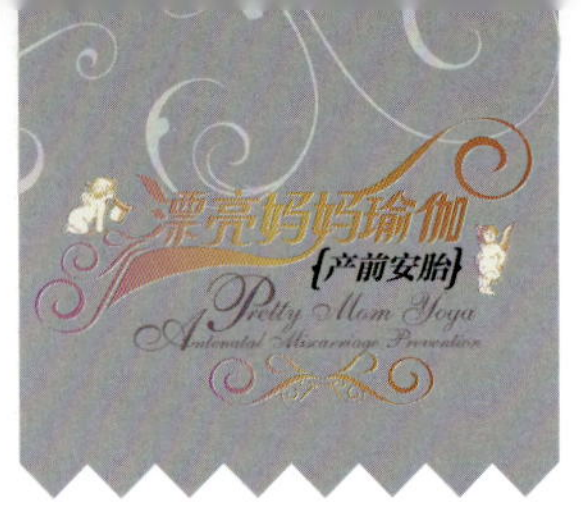

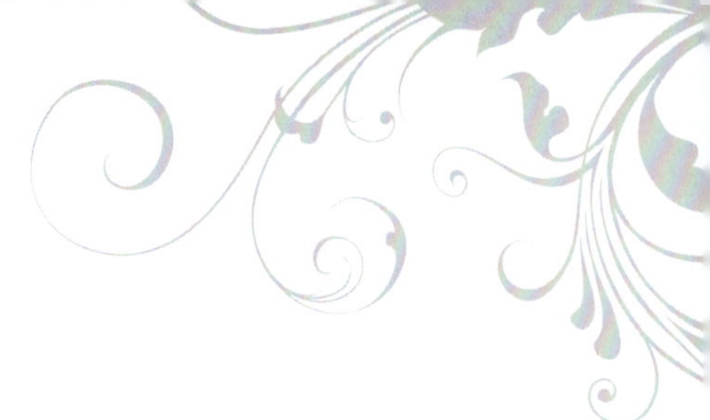

6．疏理肝气——半莲花单腿背部伸展式

在练习半莲花单腿背部伸展式时，腹部器官得到按摩，既能促进血液循环，又能增强肝经、疏理肝气。

建议练习时间： 早上7点、上午10点或下午2点

难度指数： ★★★

呼吸方式： 腹式呼吸

修炼次数： 2次

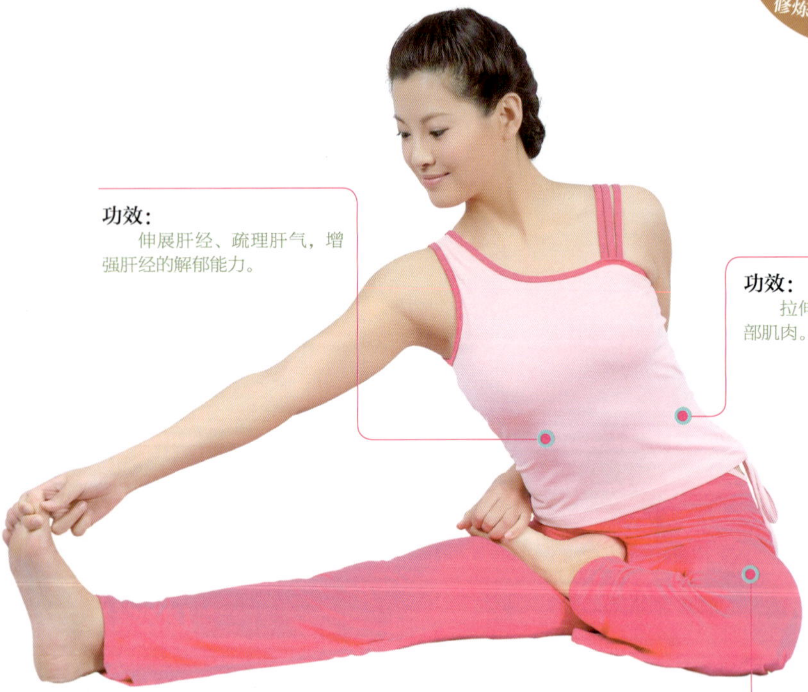

功效：

伸展肝经、疏理肝气，增强肝经的解郁能力。

功效：

拉伸侧腰肌，增强腹部肌肉。

功效：

拉伸腿部肌肉群，增强腿部肌肉弹性。

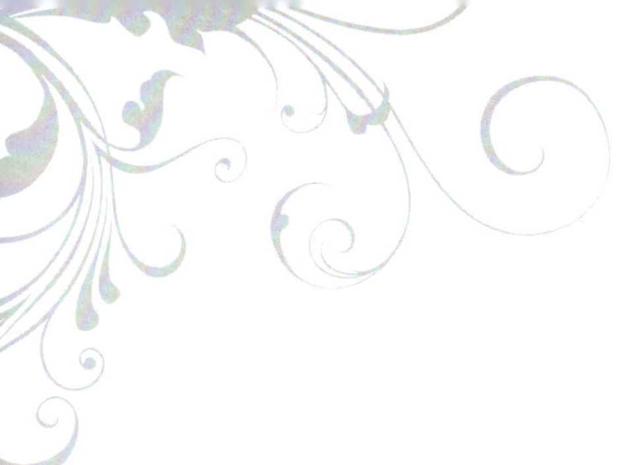

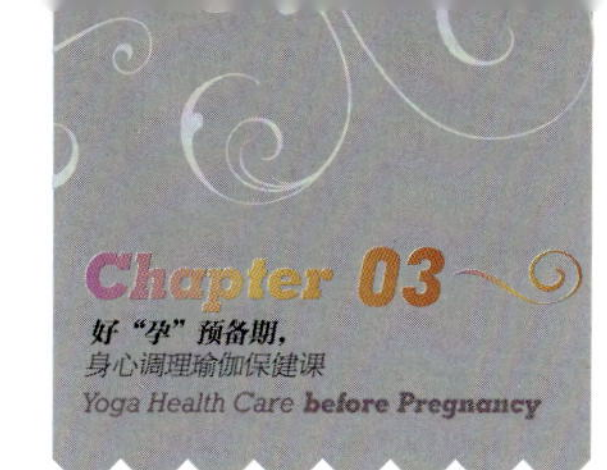

请跟我一起练

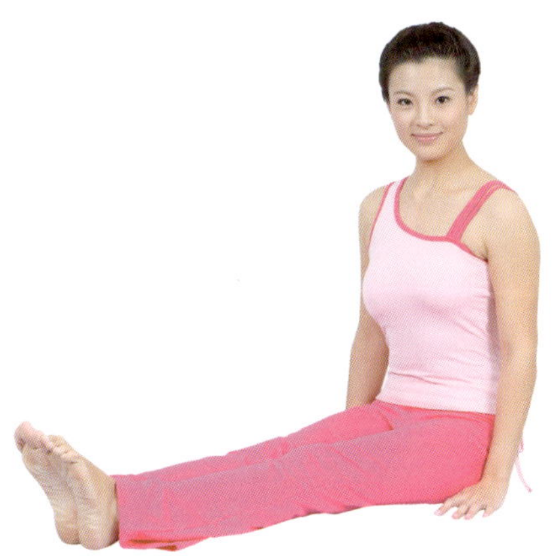

Step1: 长坐，双腿并拢伸直，双手自然垂放于身体两侧。

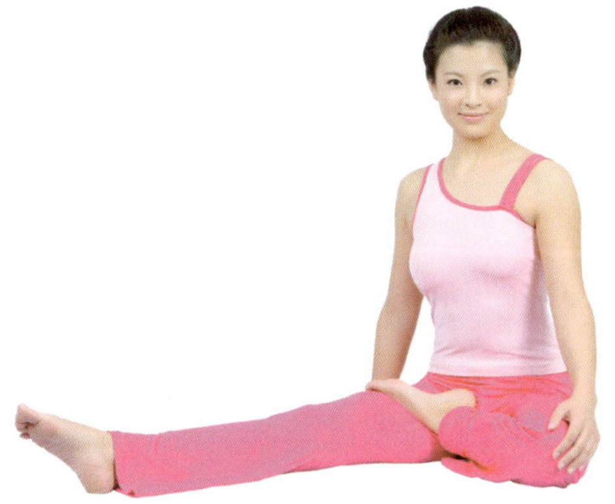

Step2: 屈左腿，左脚背放在右大腿腹股沟处，左脚尽量接近腹部。

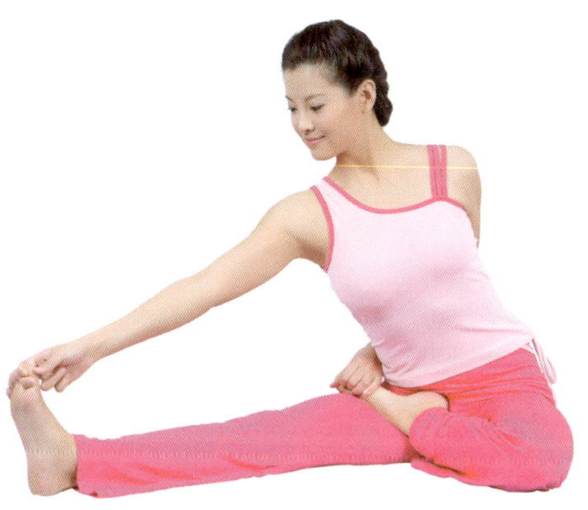

Step3: 左手臂从前向后缠绕整个背部，抓住左脚，右手抓住右脚。

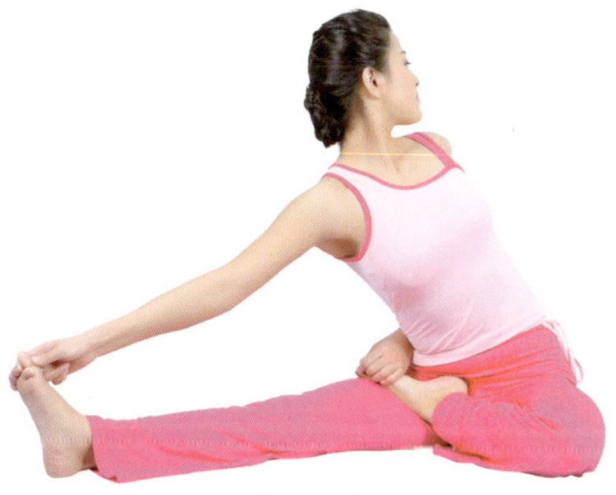

Step4: 吸气时，身体尽量向上挺拔，呼气时，身体尽量转向左后方，保持自然呼吸。还原后，换另一边练习。

【好孕练习要诀】如果手脚不能相触，可将手放在身体后面支撑身体。注意力集中在背部。

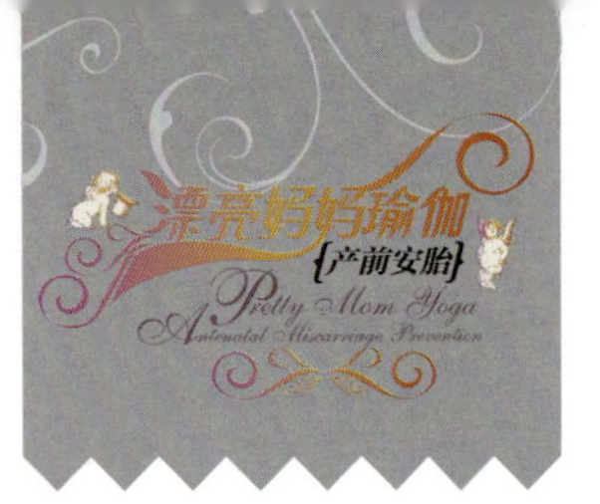

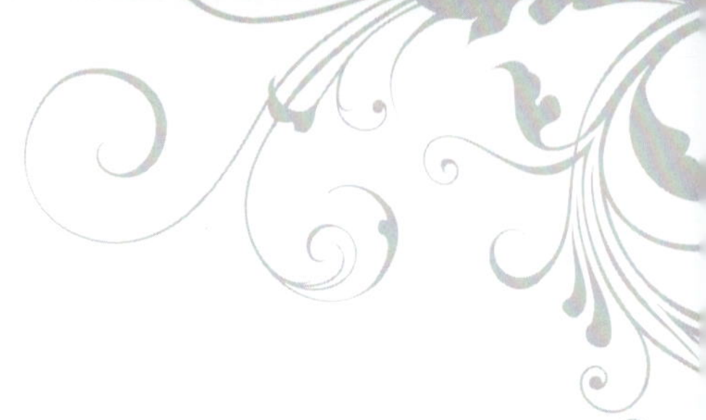

7．清理情绪——箭式

在练习箭式时，双手分别抓住绷直抬起的双腿，这样能够促进血液循环，消除身体上和情绪上的各种不适。

建议练习时间：上午8点、下午2点或晚上7点
难度指数：★★★
呼吸方式：腹式呼吸
修炼次数：2次

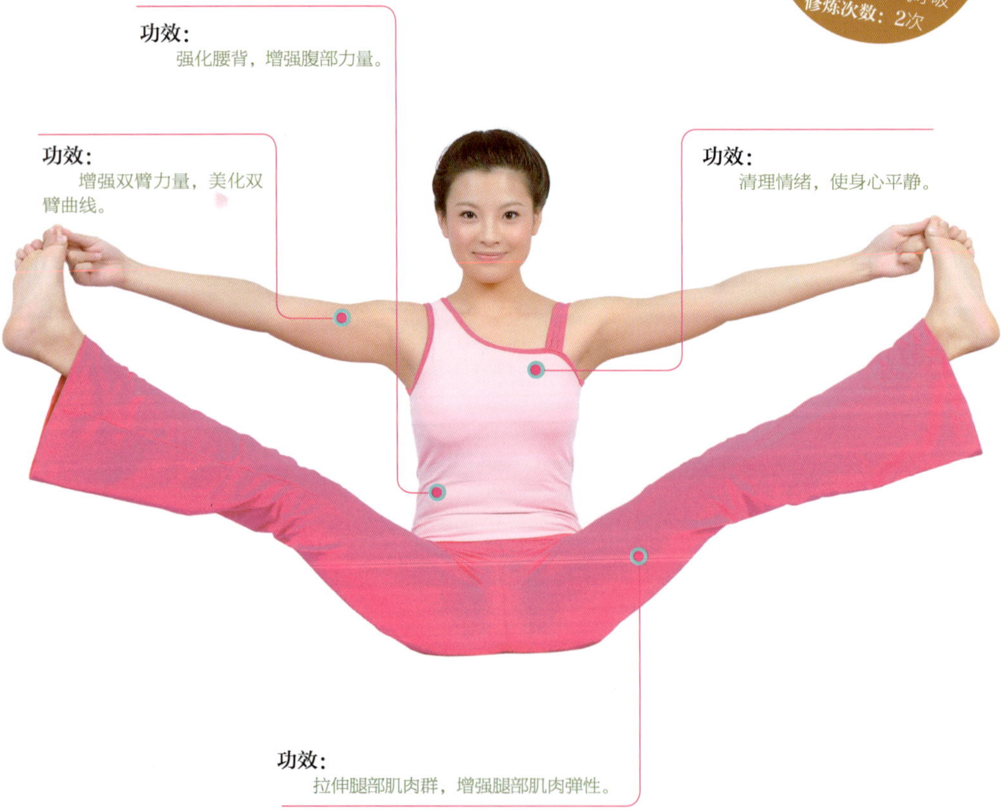

功效：
强化腰背，增强腹部力量。

功效：
增强双臂力量，美化双臂曲线。

功效：
清理情绪，使身心平静。

功效：
拉伸腿部肌肉群，增强腿部肌肉弹性。

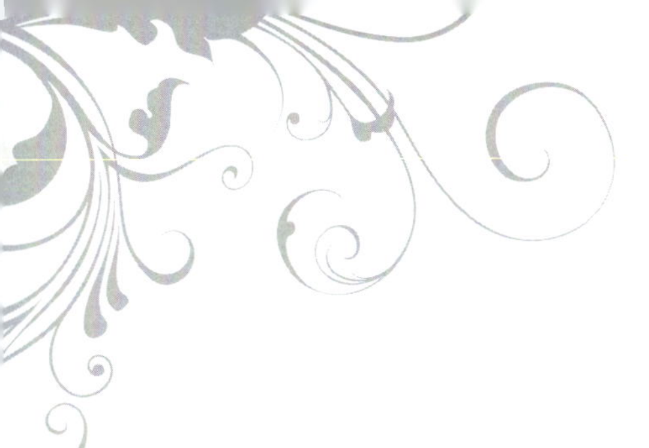

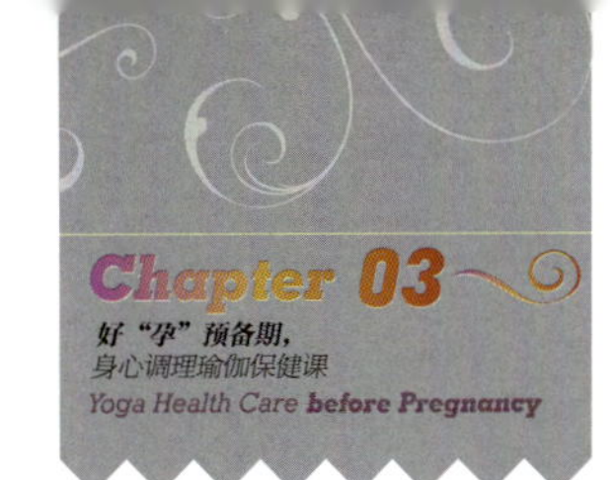

请跟我一起练

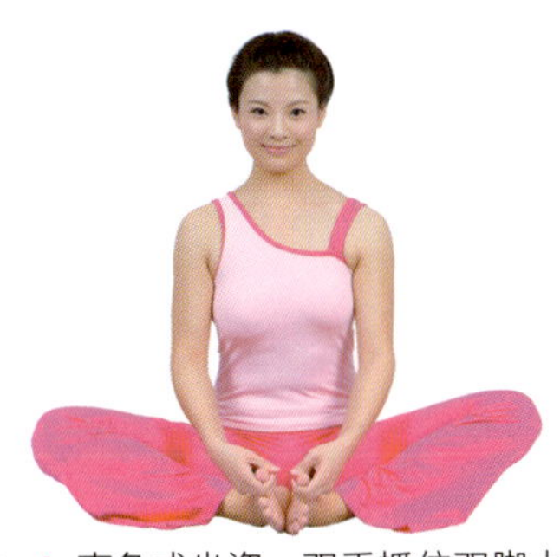

Step1: 束角式坐姿，双手抓住双脚大脚趾，也可以抓住脚背将双脚抬离地面。

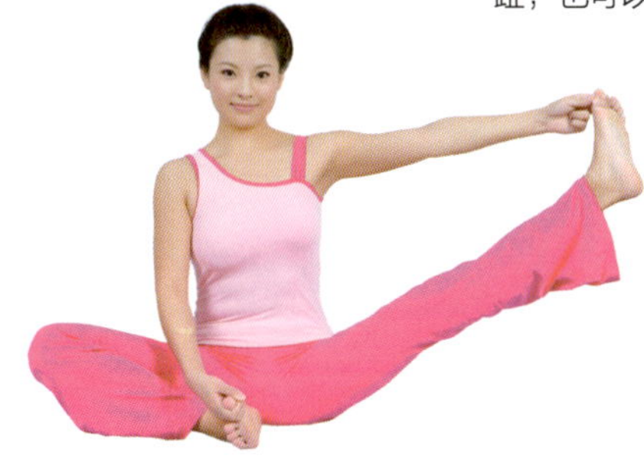

Step2: 吸气，伸展左腿及左臂，左手带动左腿向外侧打开伸直，也可保持膝盖弯曲，腰背挺直略后仰，保持3次呼吸。

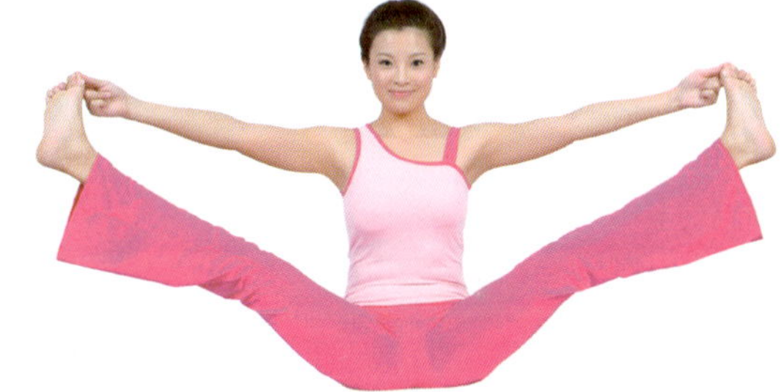

Step3: 再慢慢蹬直右腿伸展右臂，收尾骨，放松没有用力的部位，保持骨盆中立，保持3次呼吸，然后放下双腿，放松。

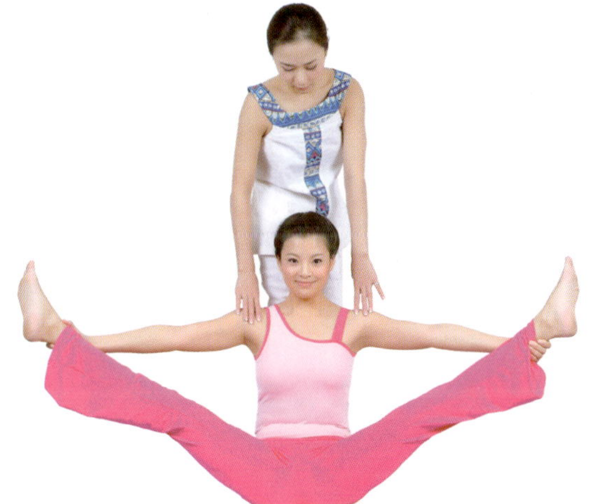

教练调整： 如果感到身体晃悠，请教练侧身抵住您的背部，双手扶住您的双肩，帮助您保持稳定。

【好孕练习要诀】 在练习的过程中，始终保持腰背挺直，注意保持重心的平稳。

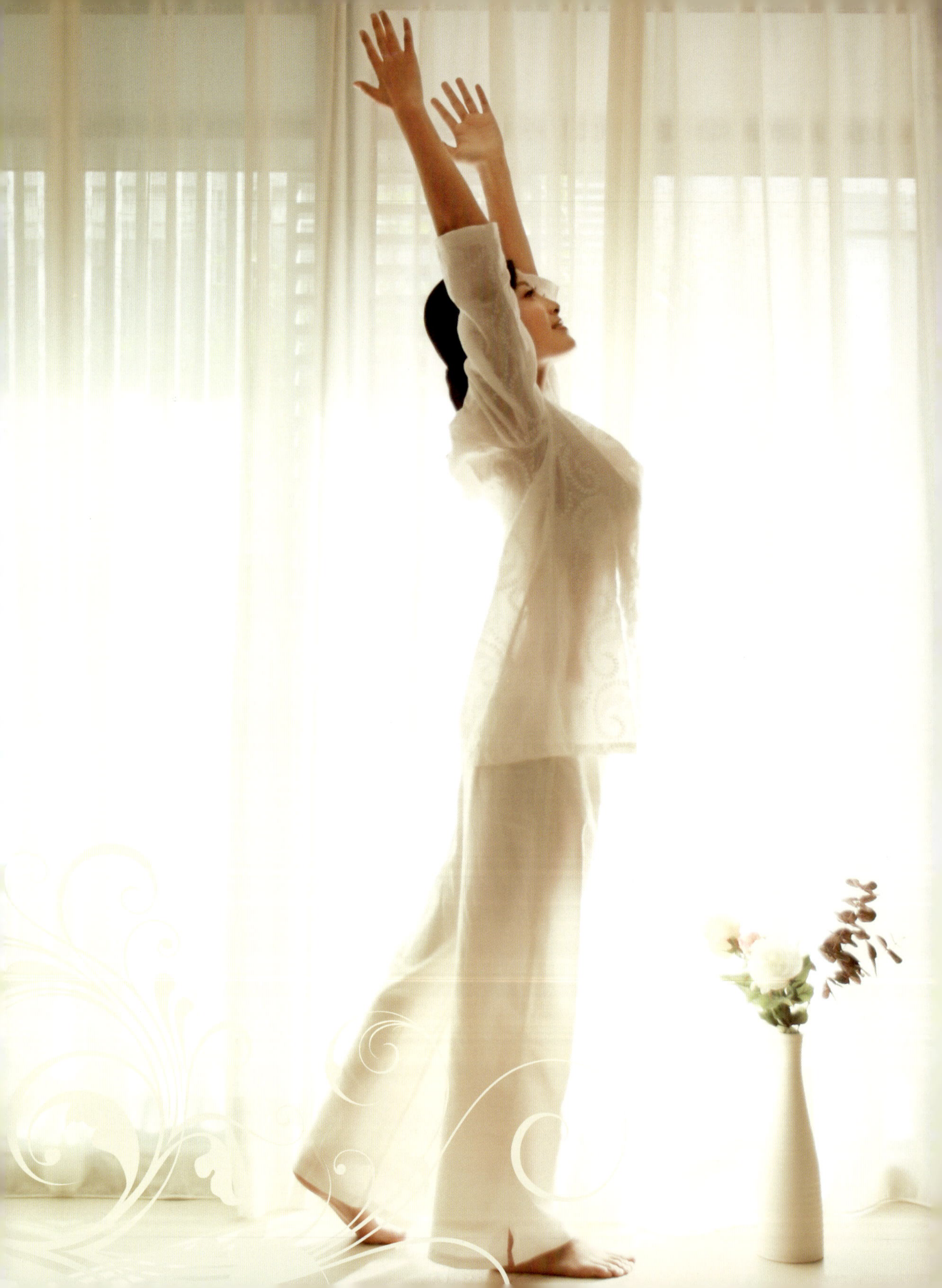

Chapter 04

好"孕"早期，安胎瑜伽保养必修课

Early Miscarriage Prevention Yoga in Pregnancy

孕早期，准妈妈的首要任务是保胎、安胎。
有些女性会焦虑、紧张，其实一旦受孕，
身体全部功能就会被激发出来全力孕育新的生命，
因此准妈妈大可不必担心。
除了接受医生的正确指导，准妈妈还需要阅读、
了解孕期知识，补充均衡而全面的营养，做适量的运动。
动作轻柔、舒缓的瑜伽是很好的选择。
但在孕早期准妈妈最好只选择简单的瑜伽动作练习，
这样不仅可以缓解孕早期的各种不适，还可以与胎宝宝进行交流。
快来练习孕产瑜伽，做个好"孕"妈妈！

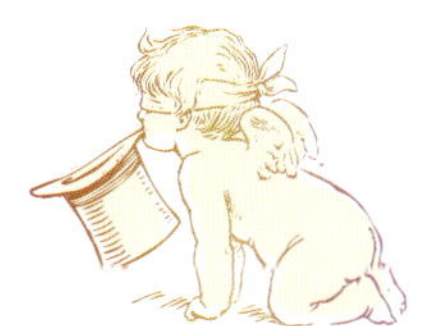

第一孕期（1~13周）

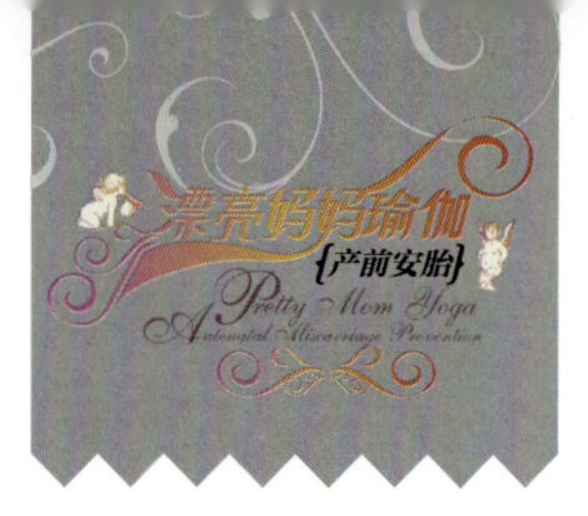

一、第一孕期，从了解自己的身体开始

The First Stage of Pregnancy: **Knowing Your Own Body**

头三个月（1 ~ 13 周）为孕期的第一个阶段。这三个月是准妈妈一生中意义非凡的一个时期，为了未来的宝宝，准妈妈的身心都要做好准备。准妈妈要事先了解和关注自己身体的微妙变化，学会深度放松，避免任何对盆腔区域的压力。保护好胎宝宝，是准妈妈的首要任务哦！

1．胎宝宝心语

亲爱的妈妈，我来了。您有没有感觉到我的存在呢？我想您知道肚子里有了我之后，一定会和爸爸一起欢呼雀跃吧！我要在您的子宫里待上 9 个月，这期间会时时刻刻和您在一起。

1 个月大时，我还是一个身长 1 厘米左右、体重大约 1 克的“胚芽”。虽然从外表看，我还不像一个小宝宝的样子，头部占身体的一半，形状像小海马，但是我的神经管开始形成了。我还很小，但这个时期我的性别、长大后的肤色、身高、长相都已经确定了。我的小胳膊、小腿，还有神经系统、血液系统和循环系统的原形也开始出现了。妈妈，您是不是也经常在想我到底长什么样呢?

到了第 2 个月，我长大了一些，身长 3 厘米左右，体重大约 4 克。我的头部、身体、手和腿已经能够分辨出来了，终于有点人形了。妈妈，您知道吗？在第 5 周时，我的大脑和脊椎形成了；第 7 周时，我的心脏形成了；第 8 周时，我的手臂和腿开始细分了。妈妈，我的心脏在跳动了，心脏、血管产生了向全身输送血液的能力。您是不是已经开始有妊娠反应了?请您不要紧张、不要害怕，这是正常的反应。您要保持愉悦的心情哦，我会很听妈妈的话的。

到了第 3 个月，我终于发育成胎儿了。我的身长长到 8 厘米左右，体重长至 25 克。妈妈我好高兴啊，因为第 9 周时我长出了手指和脚趾，内脏器官的发育已基本完成，还可以在羊水中游动。我的外生殖器已经发育，这个时候能分得出我是男孩还是女孩了。我的脸部轮廓日渐分明，五官相继生成。妈妈，您是不是在想我长得像爸爸还是像您呢?

妈妈，这三个月您要处处小心，不要提重物、不要做剧烈运动，因为我还不结实。我通过

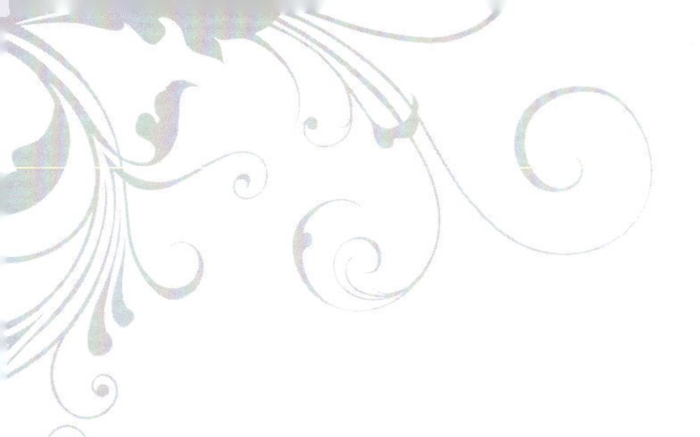

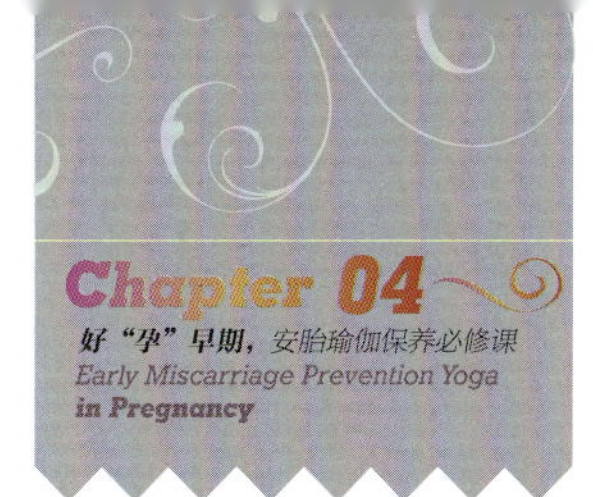

您的血液能感受到您的喜怒哀乐，所以您要一直保持平和愉悦的心情哟！妈妈，我很喜欢听您的声音，您要经常和我说说话，这可以帮助我的脑部发育呢！妈妈，我还喜欢您多多抚摸腹部，因为我会感觉到您的碰触然后动动身子来回应您。

2．准妈妈的孕期生理初体验

第1个月时，子宫的大小与未怀孕时几乎没有什么差异，子宫壁因为受精卵着床而变得柔软并稍微增厚。这时，卵巢开始分泌黄体酮，黄体酮可促进乳腺发育，因而准妈妈会感到乳房稍稍变硬。这个月大多数准妈妈没有什么特别的感觉，有一些准妈妈会出现身体疲乏、发热或怕冷、嗜睡等症状。

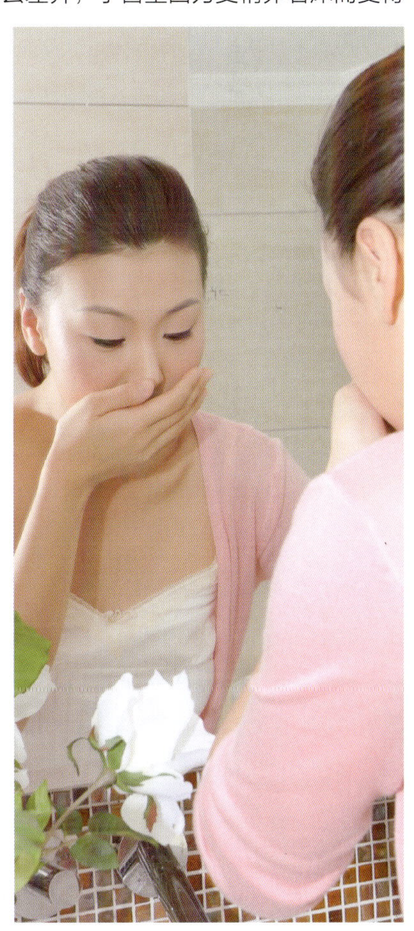

第2个月时，子宫增大到鹅蛋般大小，阴道分泌物增多，乳房增大明显，乳头变得更为敏感。多数准妈妈开始出现头晕、乏力、嗜睡、恶心、呕吐、食欲不振等妊娠反应。由于激素的作用以及增大的子宫压迫膀胱，准妈妈的小便次数开始增加。准妈妈一定要做好心理准备，重视产前检查，接受医生的指导。

第3个月时，子宫已经有拳头那么大，在下腹部、耻骨联合上缘处可以触摸到子宫底部。乳房有沉重感，乳头、乳晕的颜色相继加深。外阴颜色变深，阴道的分泌物增多且比较黏稠。准妈妈的皮肤变得没有光泽，眼睛周围、面颊处会出现妊娠斑。虽然准妈妈的外表已经开始发生变化，但还是要保持平和、愉悦的心情。因为准妈妈良好的心理状态是胎宝宝稳定入住在子宫里的保证。

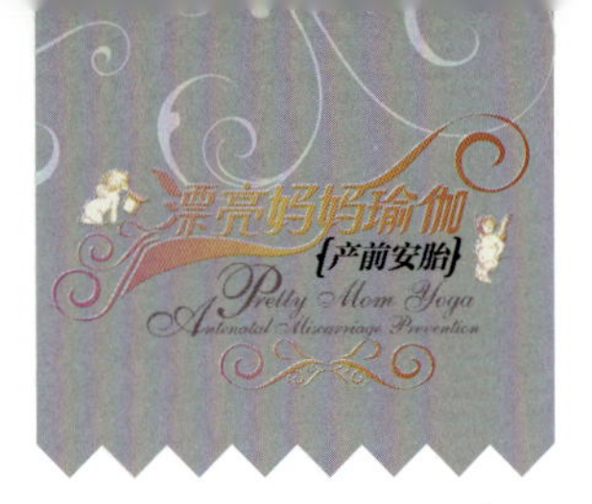

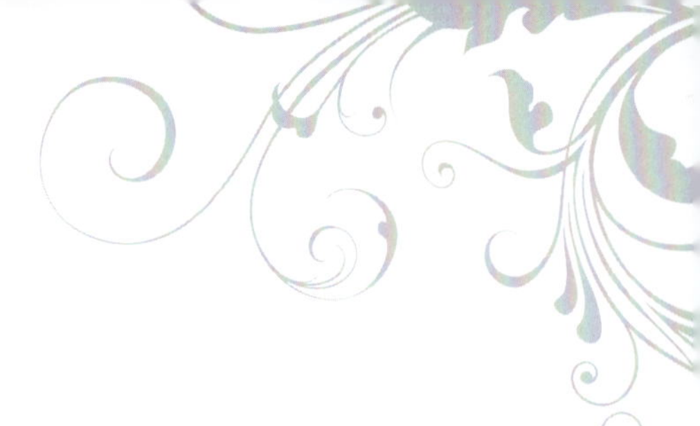

3. 勇敢地和不适症状Say Hi

在孕早期，因激素的改变，准妈妈会在身体和情感上出现很大的变化，如出现各种妊娠反应，但同时又会觉得这个时期很美好。孕早期常出现的问题有：恶心、呕吐；乳房肿大、疼痛；情绪反复、易怒、烦躁、沮丧、消沉、心烦意乱；胃酸过多，胃痛；尿频；偏头痛，低血糖；疲劳、易困。

● 情绪反复

在怀孕后的前几周，激素的影响并不明显。在第 6 周左右，当胎儿的头、心、循环系统和脊柱开始形成时，大量增加的激素就会影响情绪。准妈妈情绪不稳定时，可让家人陪伴，或是听优美的乐曲使自己平静。

● 疲劳

疲劳是身体发出的信号，告诉准妈妈孕期要多多休息。

● 恶心

在孕期的头三四个月，经常出现恶心与呕吐症状，尤其是在早晨时。这种症状在一天的任何时段都可能发生。准妈妈可以尝试各种治疗方法，并从中找到一种对自己有效的方法。

低血糖的恶心症状，能通过少吃多餐来缓解。准妈妈要多吃水果，因为果糖能迅速被吸收进血液中。早晨可以喝一杯牛奶或柠檬水，睡前吃一些富含蛋白质的小吃，以防血糖指标降得太低。

缺乏 B 族维生素也会导致恶心。准妈妈要适当补充 B 族维生素，香蕉、生姜、柠檬茶中富含的维生素 B_6 可以缓解恶心的症状。

锌缺乏也会导致恶心。由于红肉是锌的主要来源，所以准妈妈应适量食用。素食的准妈妈也可以适量食用南瓜子、玉米及绿色蔬菜，从中获取锌。

任何时候弯腰都有可能导致恶心，因为会刺激迷走神经，而迷走神经与胃相联系并控制消化活动，在孕期特别敏感。为避免不适，准妈妈可以练习瑜伽的下蹲式，采取蹲下的方式而不是弯腰的方式。

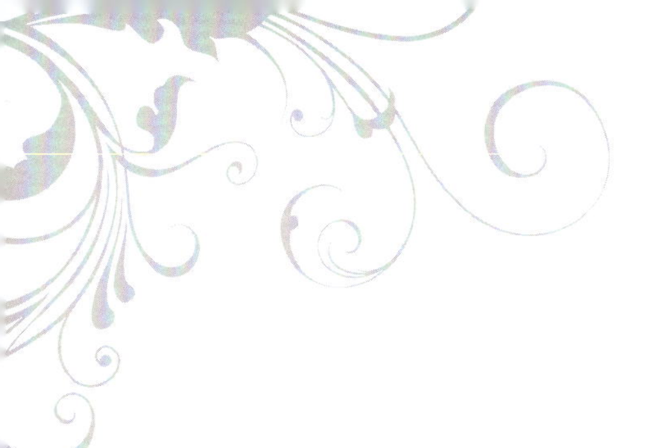

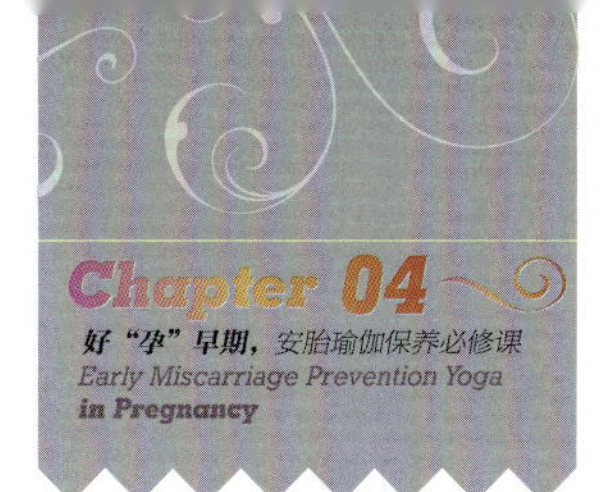

● 便秘

对准妈妈来说，消化食物将耗费更多的时间，很可能会发生便秘。准妈妈要喝足够的水，多摄入水果和富含膳食纤维的蔬菜，以缓解便秘症状。

● 疼痛

受精卵附在子宫内，而黄体会产生黄体酮，使卵子在子宫内继续生长，直至 11 ~ 13 周的某一刻，胎盘产生。这一转变过程有时会带来类似痛经的疼痛。在这一段时间比任何阶段都更容易流产，准妈妈要特别小心，多留意身体，不能做剧烈的运动。

● 低血压

准妈妈不必担心，一般来说，低血压意味着健康状况良好，但孕早期时低血压可能导致晕眩，尤其是空腹加上长时间站立时很容易晕厥。在孕早期，血管肌肉内壁松弛，会导致血液在腿部淤积，造成大脑暂时性缺氧。准妈妈应避免长时间站立。在向前弯腰时，无论是站着还是坐着，都不要低头。此原则适用于整个孕期。

● 非意识控制肌肉的松弛

急速增加的激素会导致肌肉不受意识控制地松弛。这些肌肉包括肠内壁平滑肌、淋巴管、膀胱和子宫。在孕早期，子宫仍然在骨盆内，压迫着膀胱，再加上松弛效应，意味着准妈妈要频繁地排空膀胱。另外，子宫感染的可能性也在加大，因此喝橘汁大有裨益。准妈妈可练习瑜伽体位法中的束角式。

● 腕管综合征

怀孕期间，对四肢体液的供应增加，导致腕道的腕管神经和血管发生肿胀和挤压现象。因此，胳膊和手指可能会出现麻木、刺痛或疼痛。准妈妈可以自己多揉揉胳膊、手指，以缓解疼痛。

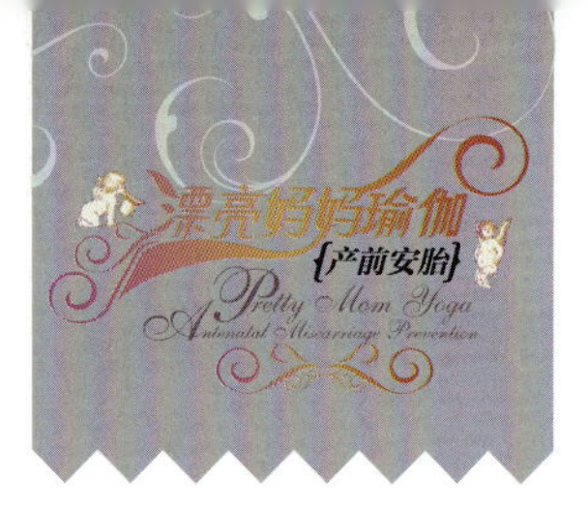

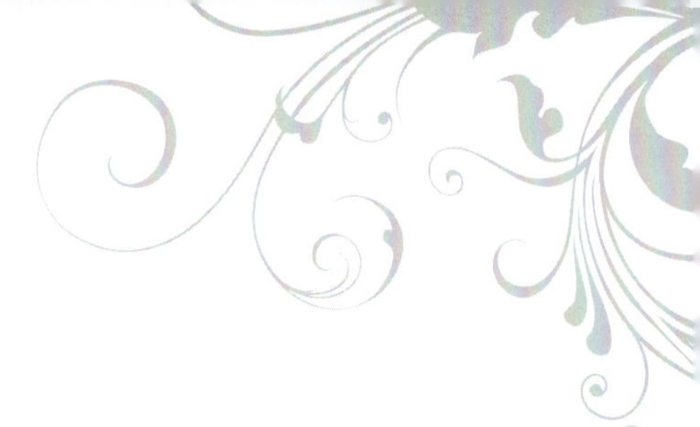

4．第一孕期瑜伽，安全问题最核心

大多数流产发生在孕期前 12 周。前三个月，由于胎儿附着子宫并不牢靠，容易造成流产。而怀孕的第三个月是最容易流产的一个月。怀孕期间的流产除胚胎方面的因素（卵子、精子有缺陷）、外力撞击和疾病等因素外，心理因素也是一个重要原因。准妈妈平时活动要小心、缓慢、轻柔，还要每天保持快乐的心情。

在妊娠的第一阶段，准妈妈不要过于兴奋。尽量避免没有必要的旅游、聚会、购物等活动。要听从身体的指挥，需要休息的时候就休息。

如果在怀孕前已经有练习瑜伽的经验，在妊娠的第一阶段可以进行简单的练习。从未练习过瑜伽或者不常做锻炼的准妈妈，可以练习瑜伽坐姿、手印和冥想。有过流产史的准妈妈必须在第四个月才可以练习瑜伽体位，前三个月要注重调息和冥想，调节心情，防止流产。

在妊娠的前三个月，练习站立和前屈的体位时动作幅度要稍小一些，因为这个阶段要求脊柱更为强健、有力，而腹部不应该感受到任何压力。尽量少做站立和扭转的动作，坐着和保持脊柱直立是最好的，因为能刺激血液流向子宫区域。如果对任何体式有疑虑，就不要做它。放松式是最适合准妈妈做的姿势。

孕吐时的饮食

在孕吐时要坚持能吃什么就吃什么的原理，虽然在妊娠过程中要保持营养均衡，但最好还是等孕吐结束后再开始。孕吐是由激素的变化引起的，到了第 12 ~ 14 周时，一旦胎盘替代了激素分泌，孕吐就会停止。但有一些孕妇在整个妊娠期都会呕吐。预防或者减轻孕吐的饮食方法如下：

少食多餐，避免空腹或低血糖，随身携带储存食物的小包；早上起来先喝一杯温开水；饮用纯净矿泉水、姜汤、薄荷汁或甘菊水；食用新鲜水果，如梨子、蜜桃和葡萄。

血糖保持适当水平的秘诀是少食多餐，可以随意吃些麦麸、竹芋或燕麦做的饼干；避免食用甜碳酸饮料、糖精、油腻的干酪、动物肝脏，或经过化学加工、香料过多、脂肪过多以及酸性的食品。

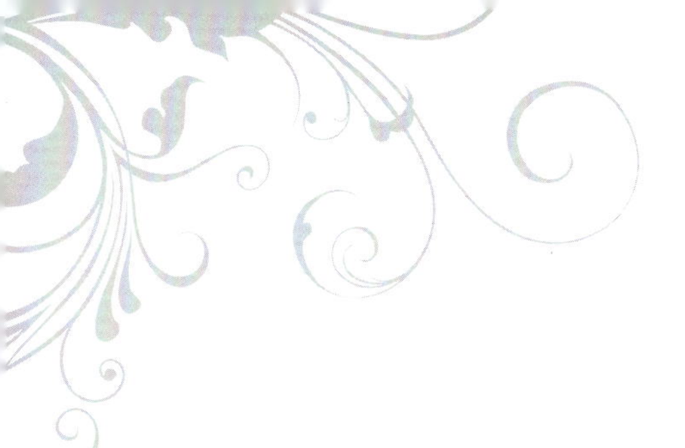

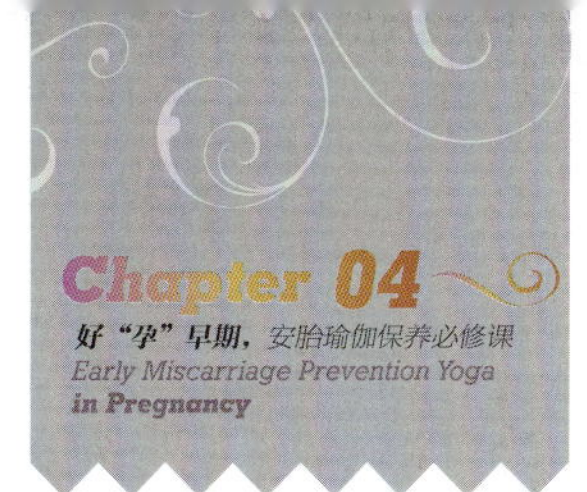

二、应对早孕反应，增强身体抵抗力

Dealing with Early Pregnancy

孕早期是非常重要的时期。准妈妈既要保胎，为胎儿提供全面而充足的营养，又要克服焦虑、疲劳、孕吐、食欲不振等早孕反应。这时期练习简单的瑜伽动作，不仅可以扫除孕早期的各种不适，还可以增强身体的抵抗力。

1．消除孕期焦虑——清理经络调息

清理经络调息也叫左右交替呼吸法，是最基本的调息练习。它通过用左右鼻孔交替式呼吸的方法让冷与热、静与动达到平衡，清理左右经脉，让生命之气畅通地流动。孕期准妈妈不妨经常练习清理经络调息，益处极大。

建议练习时间：上午7点
难度指数：★★
呼吸方式：腹式呼吸
修炼次数：10次

功效：
增加血液中的含氧量，促进血液和淋巴系统的循环，清除血液中的毒素，给身体充足的氧气供应，从而滋养全身。

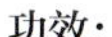

功效：
经常进行还可以提高免疫力，预防各种呼吸道疾病。
改善食欲，帮助减轻妊娠反应，预防孕期高血压、孕期糖尿病以及便秘。

功效：
清理由鼻至肺的整个呼吸系统，使人精神焕发、平和宁静，不论在心理上还是生理上均处于正常的健康状况，对消除孕期焦虑有极好的效果。

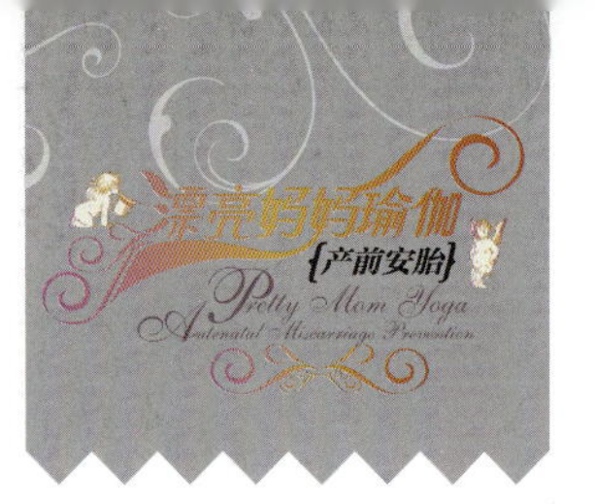

请跟我一起练

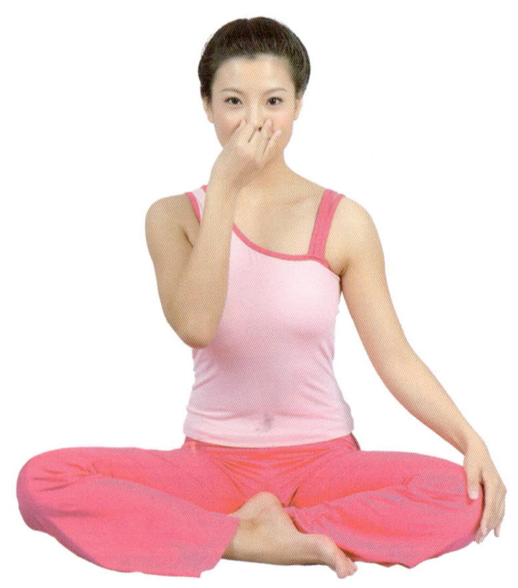

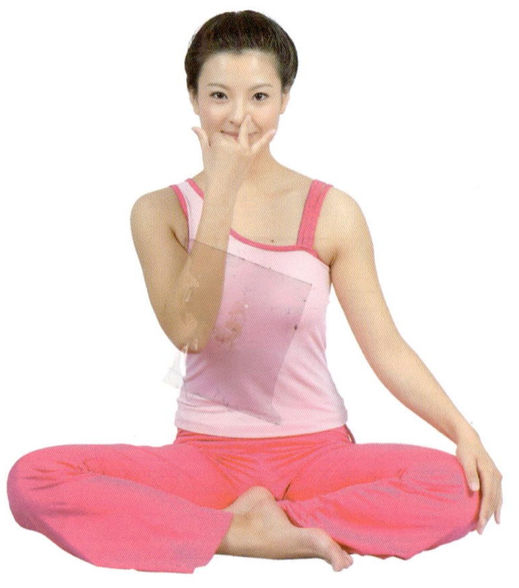

Step1: 以舒适坐姿坐好，背部挺直，闭上双眼放松，逐渐把注意力集中在呼吸上。伸出右手，弯曲食指和中指，大拇指和无名指抵于鼻翼两侧；大拇指压住右鼻孔，以左鼻孔吸气。

Step2: 用无名指压住左鼻孔，以右鼻孔呼气；然后，以右鼻孔吸气，压住右鼻孔，以左鼻孔呼气。这是一个回合，可做25个回合。

【好孕练习要诀】清理经络调息的整个呼吸过程是缓慢、稳定而深长的。在练习的过程中，吸气时使气体充满双肺，呼气时尽量呼出全部空气，注意不要太用力。

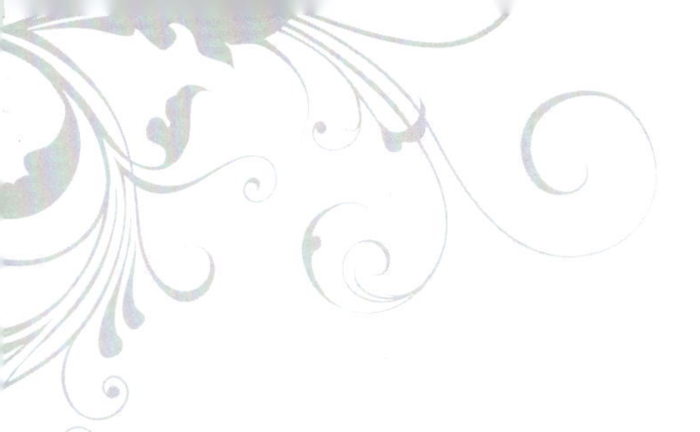

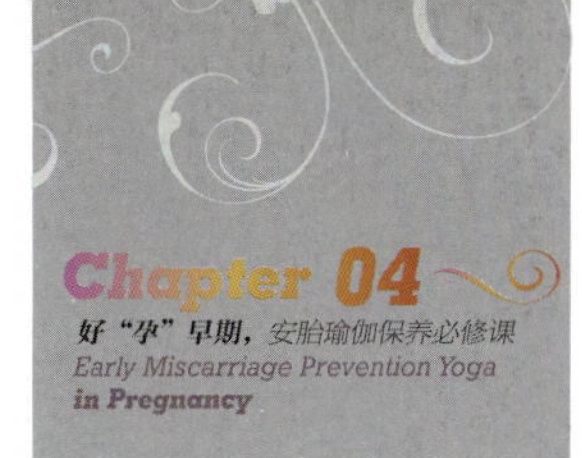

2. 缓解妊娠疲劳——快乐婴儿式

因为怀孕而产生的疲劳，与过去所经历的完全不同。身体需要时间来调整，以应对孕期体内的变化，因此会产生疲劳。即便在白天也会感到极度疲倦，身体会强迫自己睡觉休息。这种现象过了 3 个月就会消退，但期间可以练习快乐婴儿式来缓解。需要注意的是怀孕 7 个月以后不可以再练习此动作。

建议练习时间：早上7点、中午1点或睡前
难度指数：★
呼吸方式：腹式呼吸
修炼次数：4次

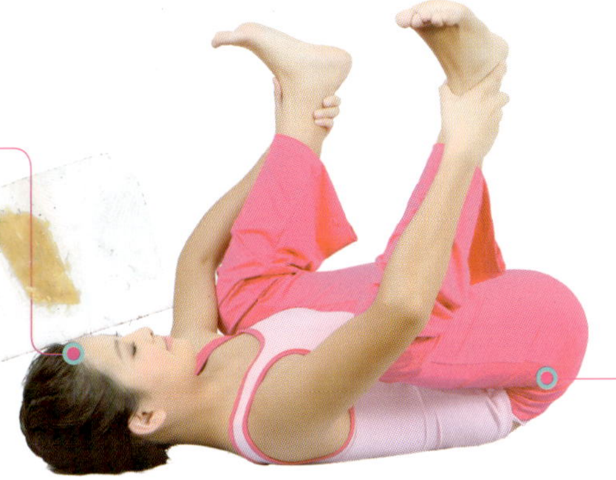

功效：
消除疲劳之余，还能放松神经、治疗失眠，提高睡眠质量。

功效：
帮助准妈妈伸展髋部和骨盆部位，改善便秘症状，帮助生产。

请跟我一起练

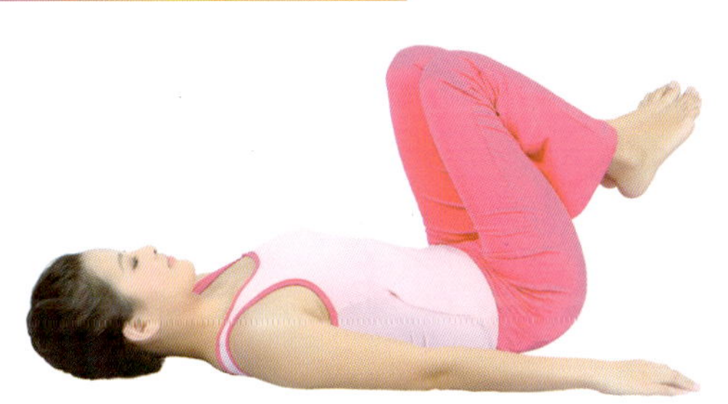

Step1: 仰卧，双腿屈膝，双手平放于身体两侧。

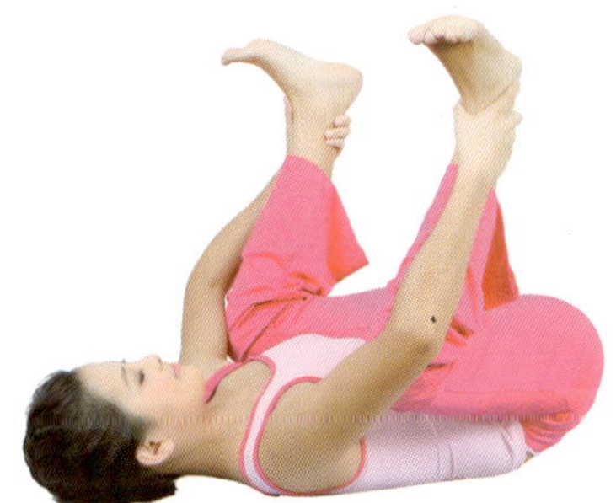

Step2: 双手握住两脚外侧边缘，两膝盖靠近腋窝，保持自然呼吸。尾椎骨要贴近地面，注意不要挤压腹部。保持这个姿势，以感觉舒适为宜，然后双脚放回地面，双膝弯曲、放松。

【好孕练习要诀】如果晚上难以入眠，不妨练习快乐婴儿式。腹部过于隆起的孕妇，只做到第1步就可以了。

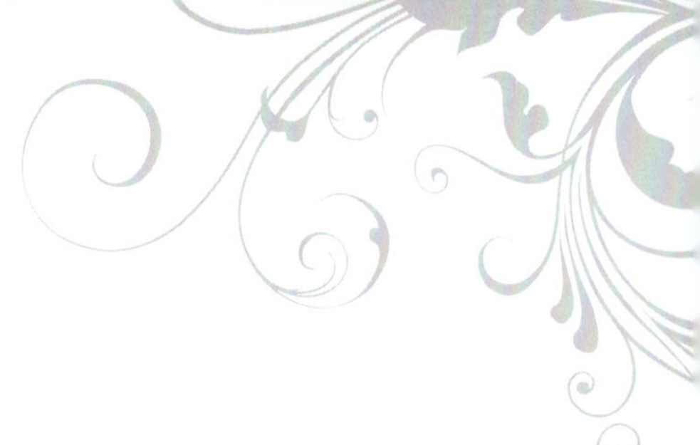

3．缓解孕吐——瑜伽身印

头部以控制莲花式的姿势向前弯曲，直到碰触地面的体式被称为“瑜伽身印”。将这个动作配合呼吸一起练习，能够促进肠胃蠕动，帮助消化，清理肠胃，有效地缓解孕吐。

建议练习时间： 上午8点或下午4点
难度指数： ★★
呼吸方式： 腹式呼吸
修炼次数： 5～8次

功效：

双手在背后合十，可以扩展胸部并增大肩膀的活动范围。

减缓心率、安定神经以及平复情绪。

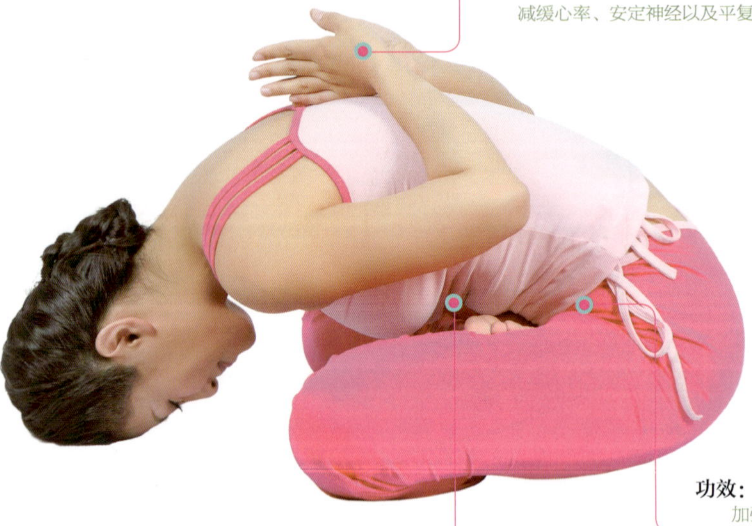

功效：

加强子宫的机能。

功效：

增强肠胃蠕动，清理肠胃，缓解孕吐。

使大肠积累的废物向下运行，有助于缓解便秘、增强消化功能。

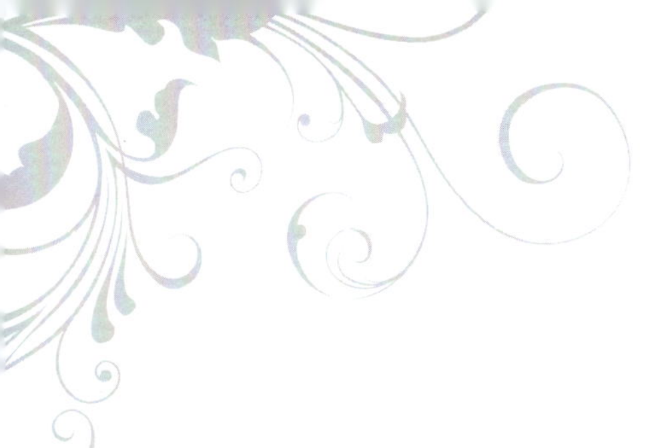

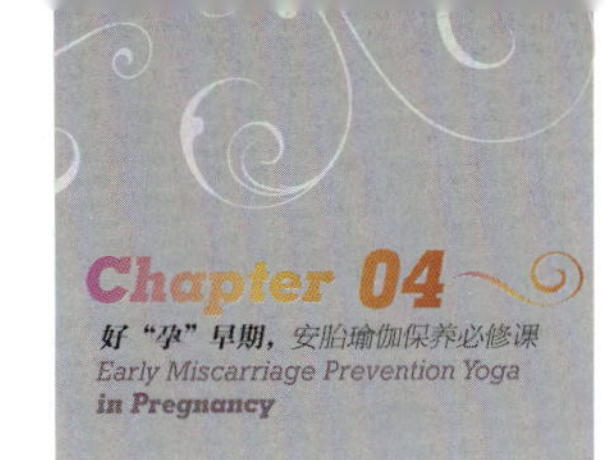

请跟我一起练

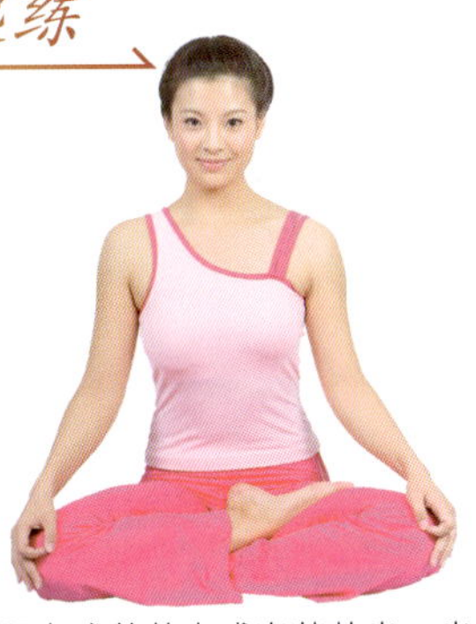

Step1: 将双腿盘成莲花坐或半莲花坐，坐好。

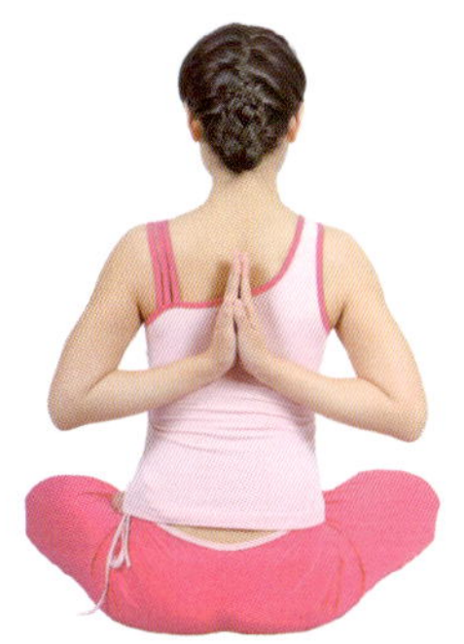

Step2: 臂背后屈起，双手合十。

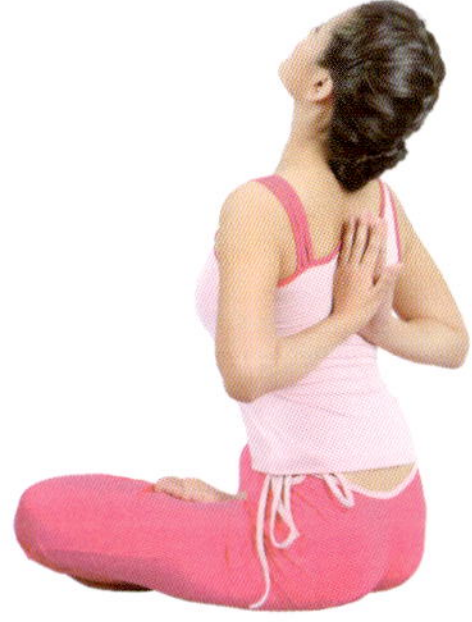

Step3: 吸气，头向后仰。

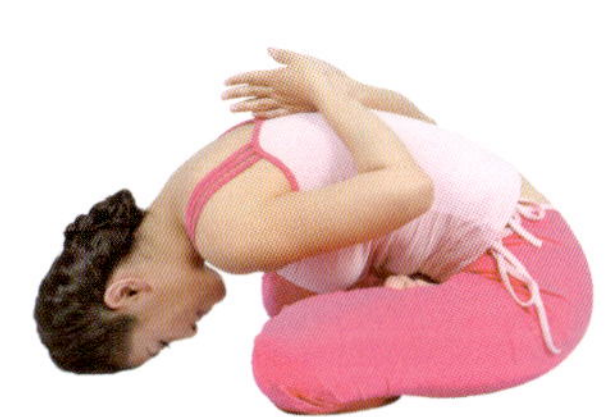

Step4: 呼气，上身缓缓前倾，放松脖颈，前额贴地，保持20秒钟，自然地呼吸。

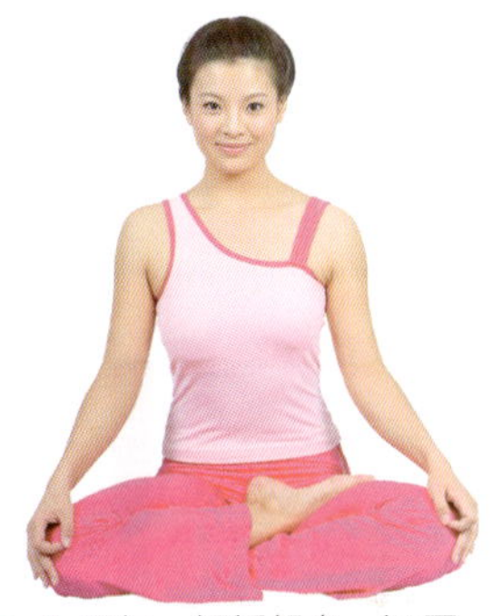

Step5: 吸气，缓缓起身，还原，放松手臂和腿部。交换腿的上下位置再做一次。

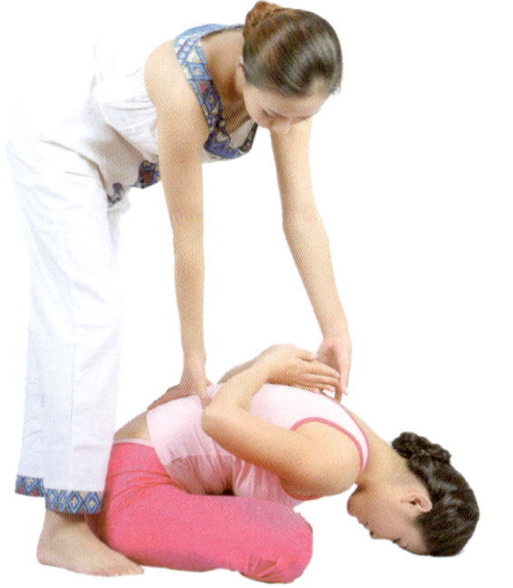

教练调整：双手背后合十的动作十分重要，但是大部分人在最初练习时都无法很好地完成。可请教练用一只手紧握住您的双掌，一只手扶住您的背部，帮助您更好地完成动作。

【好孕练习要诀】体会到背部的温热。如果双手于背后不能合十，可双手互抱手肘完成体式。

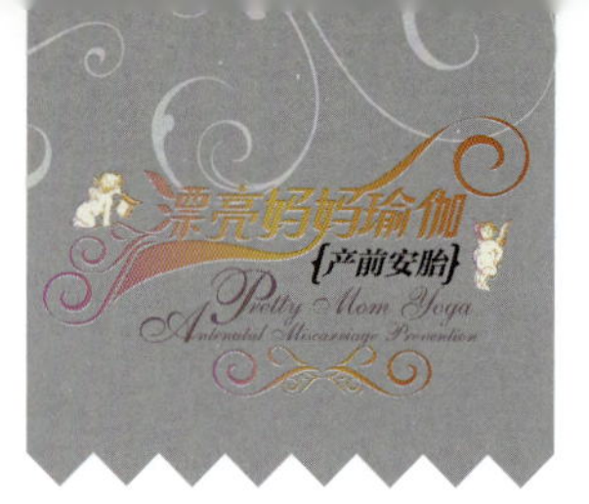

4．缓解乳房胀痛——坐立鹰式

坐立鹰式是增强协调感的一个极佳姿势，还能增强两肩的弹性、加强胸肌的力量。乳房胀痛或发麻是妊娠的最早迹象之一，出现了这种情况，准妈妈就要练习像坐立鹰式这样能够伸展和强健胸部的体式。

建议练习时间： 早上7点、中午1点或下午3点
难度指数： ★★
呼吸方式： 腹式呼吸
修炼次数： 4次

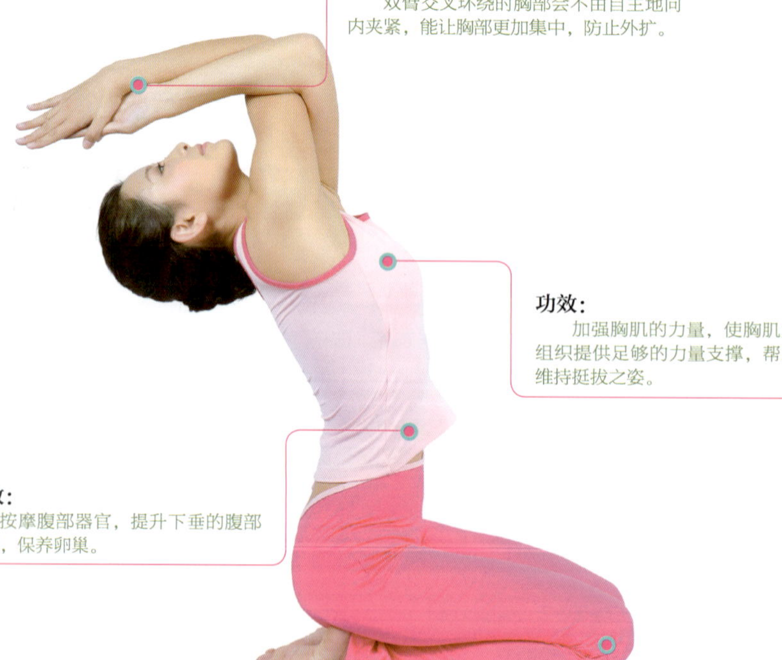

功效：
双臂交叉环绕时胸部会不由自主地向内夹紧，能让胸部更加集中，防止外扩。

功效：
加强胸肌的力量，使胸肌为乳房组织提供足够的力量支撑，帮助乳房维持挺拔之姿。

功效：
按摩腹部器官，提升下垂的腹部脏器，保养卵巢。

功效：
灵活膝关节，加强双腿肌肉群力量，美化双腿线条。

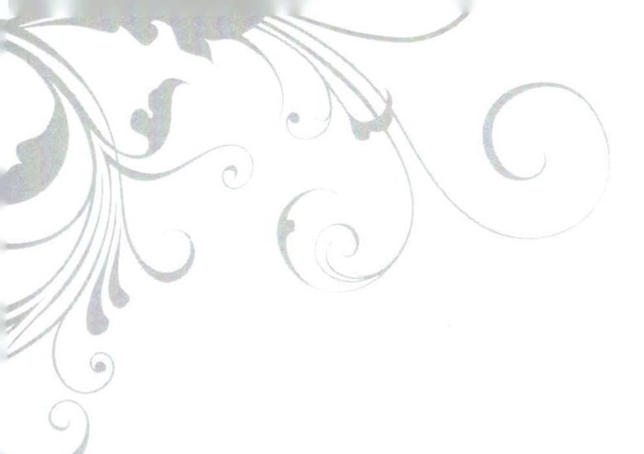

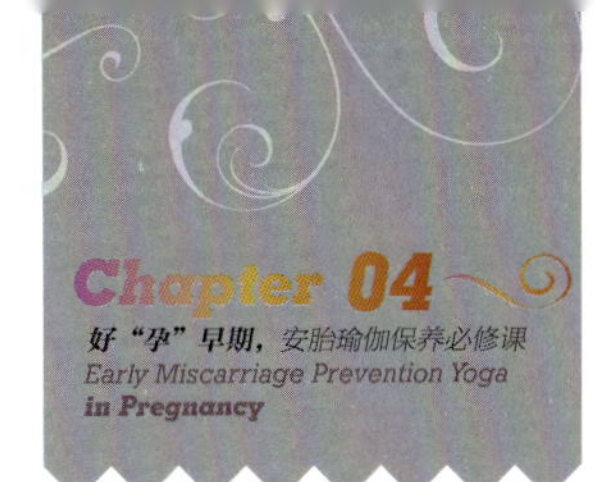

请跟我一起练

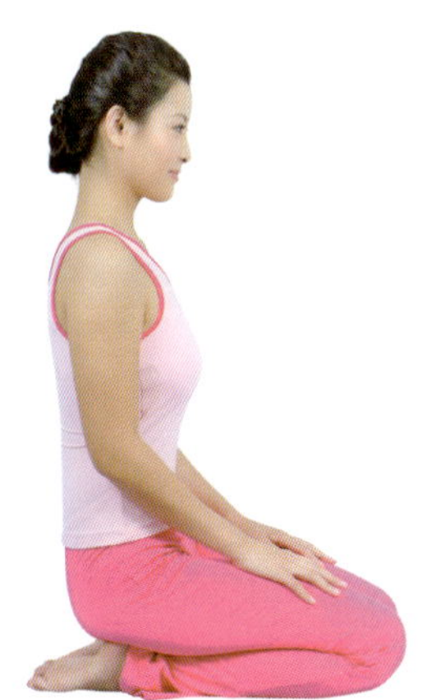

Step1: 以舒服的姿势跪坐，双手掌心朝下放于大腿上，目视前方。

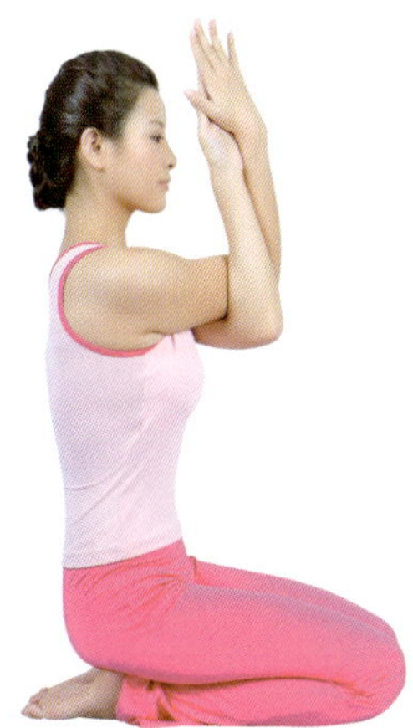

Step2: 左臂下右臂上，双臂交绕，双掌相对。

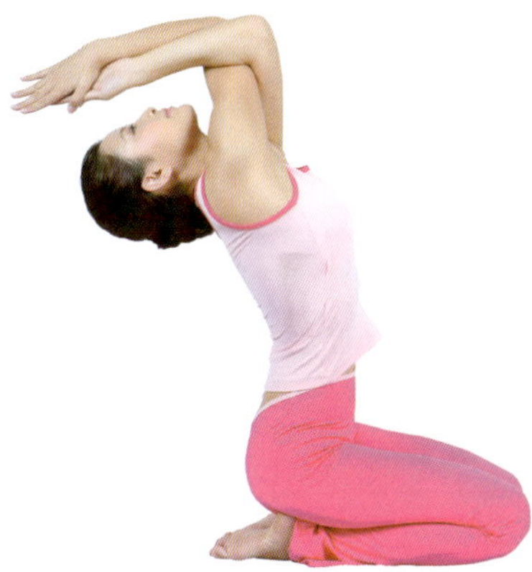

Step3: 吸气，双臂保持环绕状态，上半身向后方下压，头部后仰，保持数秒钟。

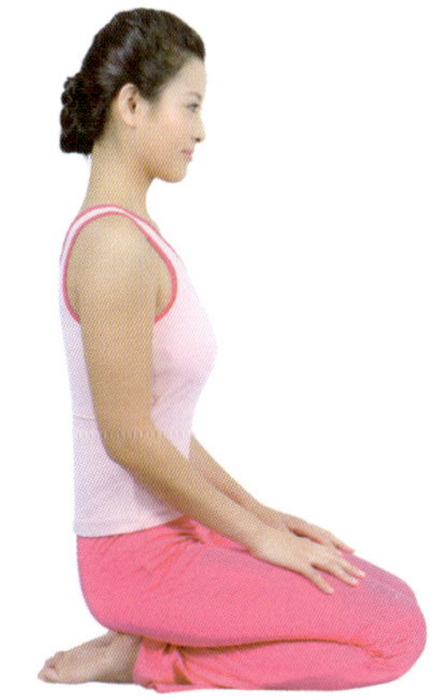

Step4: 呼气，上半身回正，身体还原至初始跪姿。

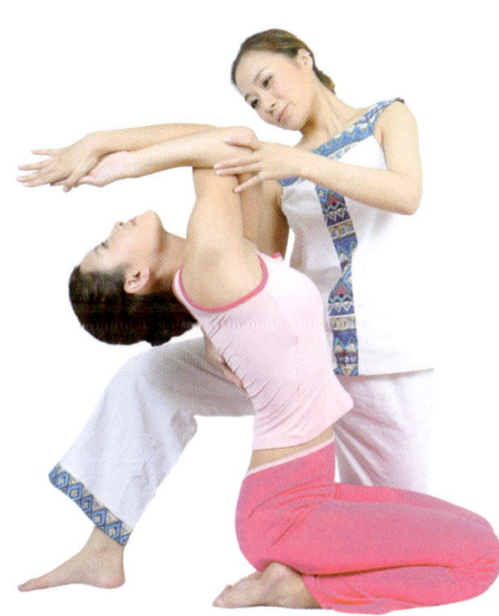

教练调整： 在完成最后动作时，可让教练在扶住您背部的同时握住您的双肘，以保证动作的准确性。

【好孕练习要诀】
如果肩关节僵硬，则尽量保持掌心相对即可。平衡力不佳者要注意后仰时身体的协调能力，以防无法收回身体。

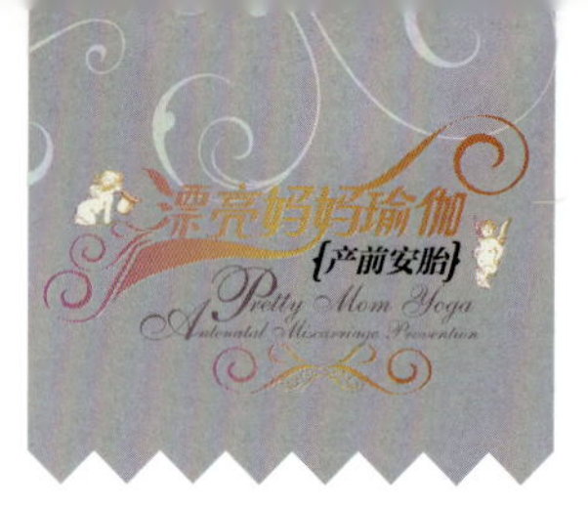

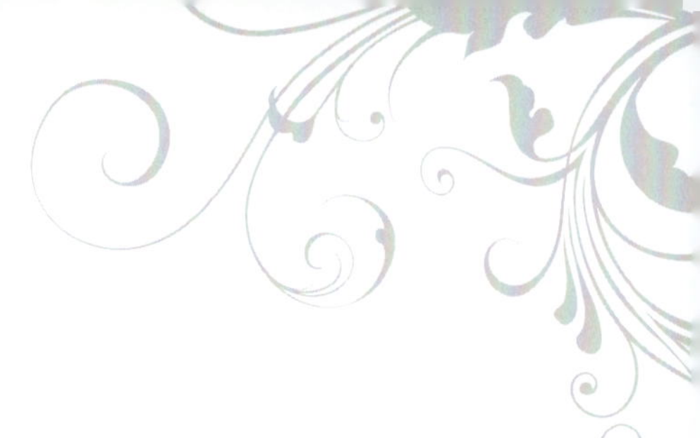

5. 解决食欲不振——简易脊柱扭转式

简易脊柱扭转式可以有效拉伸腹部的肌肉，按摩腹部器官，促进消化和排泄，帮助准妈妈消除孕早期食欲不振。

建议练习时间： 上午10点、下午3点或晚上9点
难度指数： ★★
呼吸方式： 腹式呼吸
修炼次数： 2次

功效：
在扭转的过程中增强脊柱的柔韧性，保持脊柱和附近肌肉群的弹性，帮助骨盆恢复原位。

功效：
舒缓轻微的背痛，预防驼背和腰部风湿痛等问题。

功效：
有效拉伸腹部的肌肉，按摩腹部器官，促进消化和排泄。

请跟我一起练

Step1: 长坐，双腿伸直并拢，腰背挺直，双手搭放在臀部两侧，目视前方。

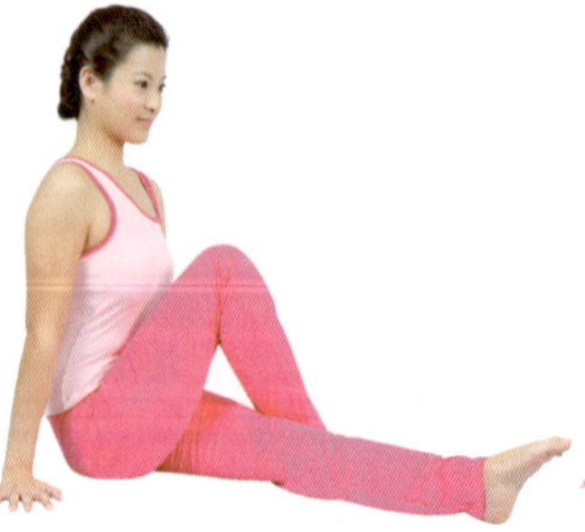

Step2: 右脚跨过左膝平放在地上，右脚掌贴地。

Step3: 吸气，左手贴放在右大腿外侧。呼气，身体向右后侧扭转，右肩向后打开，头转向右后侧。保持3次呼吸。身体回正，换另一边继续练习。

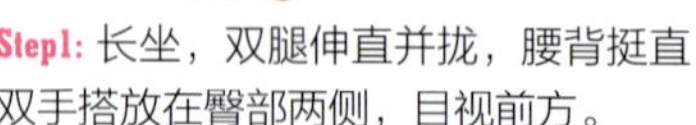

【好孕练习要诀】 在练习的过程中，重心放在手部和脚部。由脊椎的底端开始扭转时，注意腹部器官和肌肉的伸展，看看每次能否再多转一点。

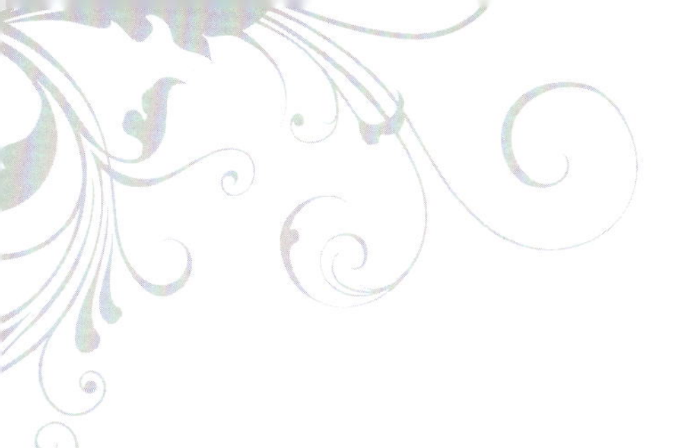

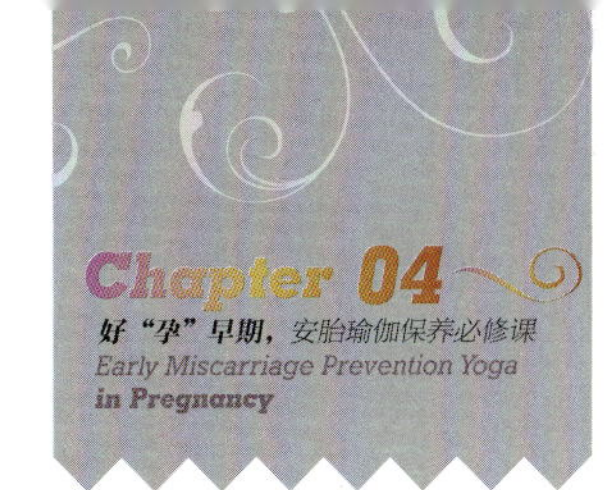

三、保胎瑜伽，更贴心、更放心、更舒心

Miscarriage Prevention **Yoga**

孕早期准妈妈要将整个身体调理好，特别是脊椎，为分娩做好准备。因为这个时期脊柱需要更为强健、更有弹性。这时期要注意选择适当的瑜伽体位，改善运动不足的现象。瑜伽动作从单边、局部开始伸展，再进展到全身。初期可以做一些前弯的动作，但站立和前屈的体位动作幅度稍小一些，腹部要绝对避免任何压力。

1．滋养生殖系统——仰卧束角式

仰卧束角式是一个放松的体式，在孕期和经期都可以经常练习。束角式坐姿是一个对人体非常有益的姿势。孕早期，准妈妈要经常休息，在休息时不妨多练习仰卧束角式，不仅能够放松，还能够滋养生殖系统。

建议练习时间：早上7点、中午1点或睡前
难度指数：★
呼吸方式：腹式呼吸
修炼次数：4次

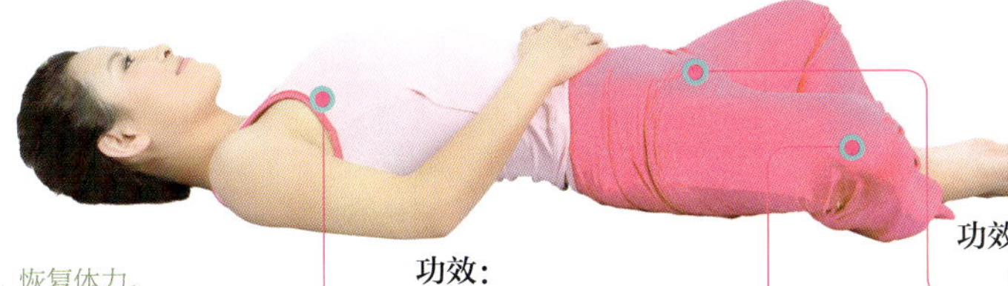

功效：放松身体，恢复体力。

功效：打开膝关节，平和情绪。

功效：滋养生殖系统。

Step1: 仰卧。弯曲膝盖，脚后跟靠近臀部，膝盖向上，两脚并拢。两手舒适置于下腹部。

Step2: 随着呼气，慢慢将两脚心相对，脚掌外侧立于地上。膝盖向两侧放下，靠近地面。腹股沟尽量打开。

【好孕练习要诀】如果膝盖离地太高而感不适，可以在膝盖下放置瑜伽砖支撑。如果腰椎悬空离地，也可以在腰背部垫上抱枕。

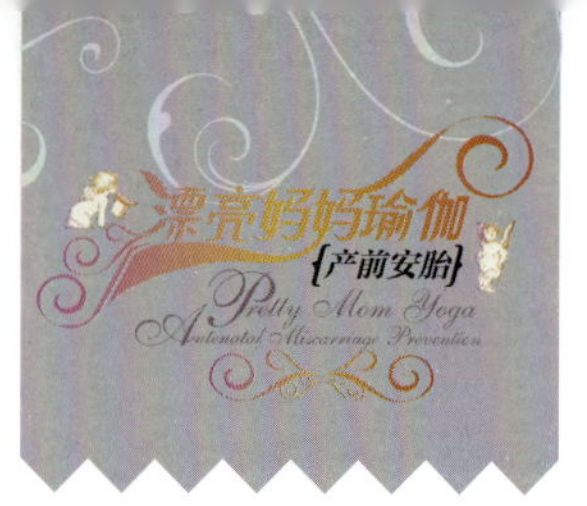

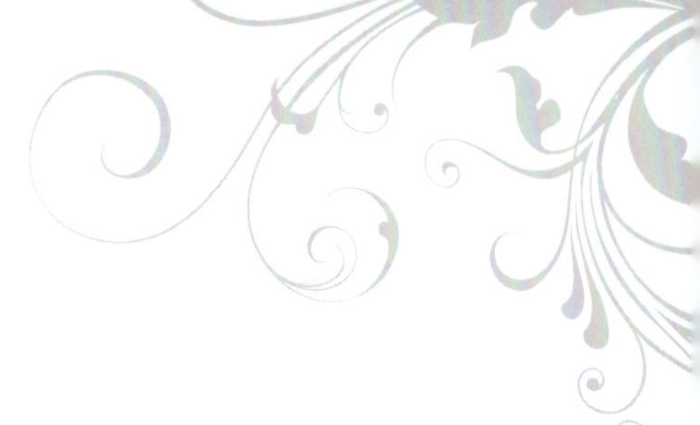

2．强化骨盆——蝴蝶式

蝴蝶式也称“束角式”。准妈妈在孕早期经常练习蝴蝶式，可以使髋关节和骨盆周围的肌肉变柔软，并强化骨盆，分娩时骨盆更容易打开，分娩也会更加顺利。孕期每天以束角式坐上十几分钟，将有助于减轻分娩时的疼痛。

建议练习时间： 早上7点、下午2点、晚上7点或睡前
难度指数： ★★
呼吸方式： 腹式呼吸
修炼次数： 5次

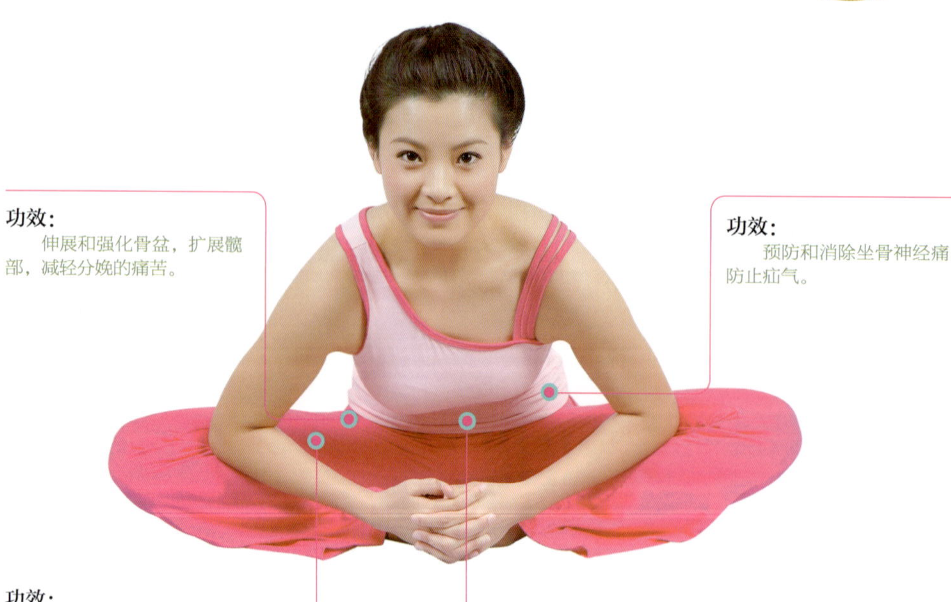

功效： 伸展和强化骨盆，扩展髋部，减轻分娩的痛苦。

功效： 预防和消除坐骨神经痛，防止疝气。

功效： 强健大腿内侧肌肉，避免小腿静脉曲张。

功效： 促进腹部血液循环，加强下背部、骨盆的血液流通。

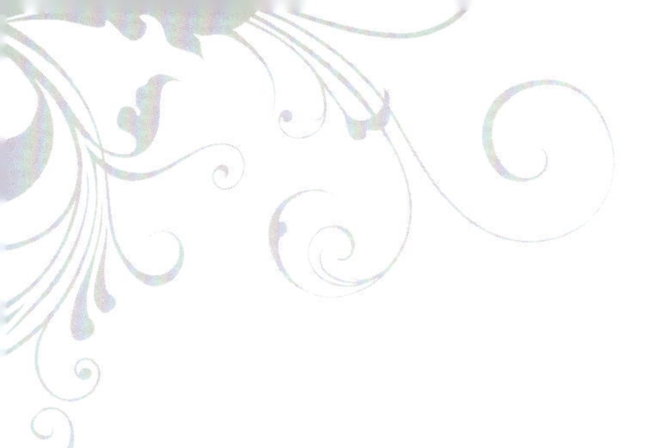

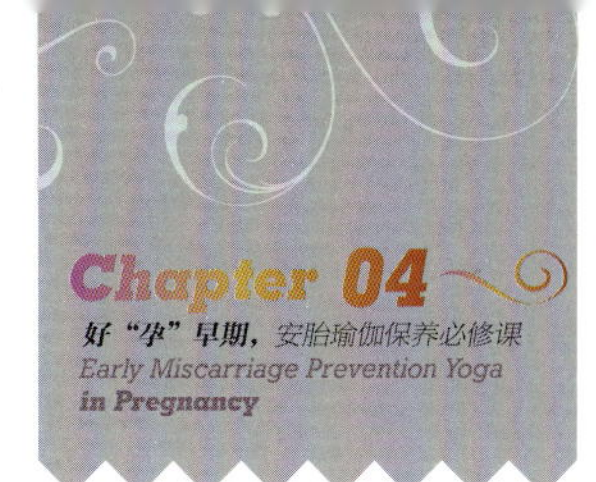

请跟我一起练

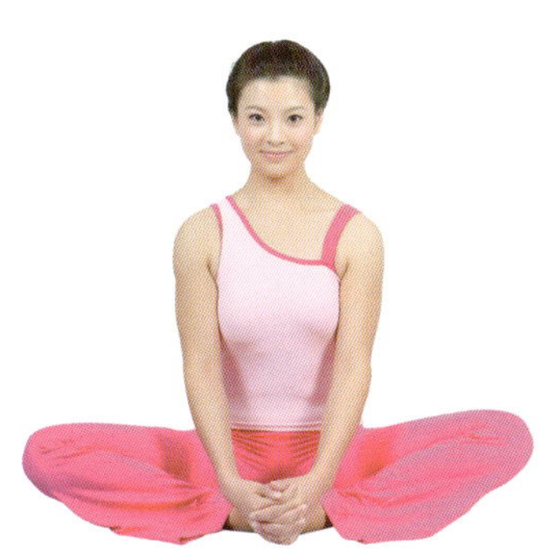

Step1: 坐立，上身挺直，两脚掌相对并合拢，双手抱着脚趾尖。逐步收合双脚跟，使其尽量靠近会阴部位，抬升胸部并放松肩膀，注意保持腰背挺直。

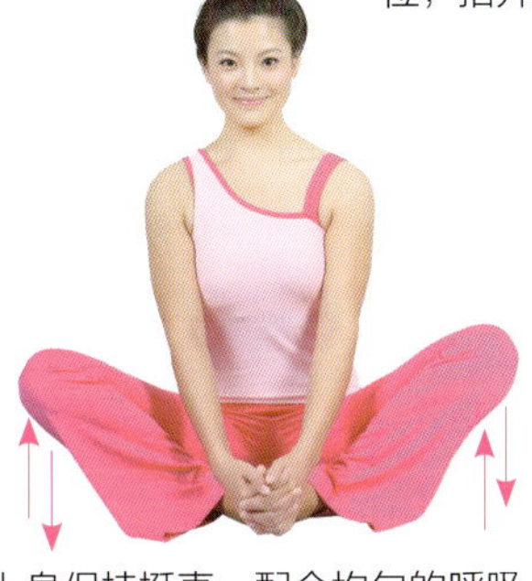

Step2: 上身保持挺直，配合均匀的呼吸，双膝如蝴蝶拍动翅膀一样向上、向下运动。向下运动时使双膝尽量靠近地面，感受大腿内侧韧带的伸展。

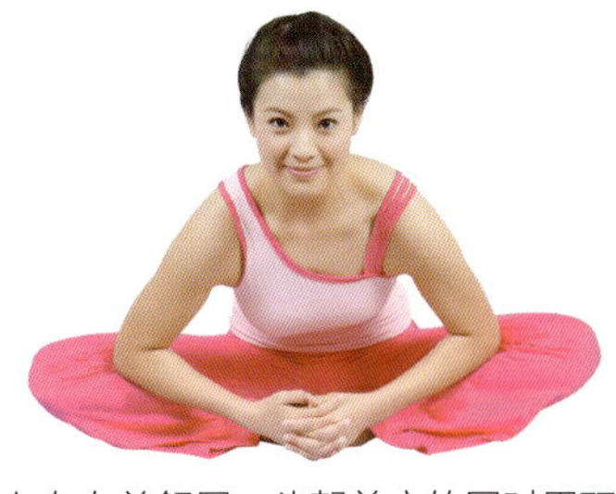

Step3: 上身向前舒展，头朝前方的同时用双肘向外、向下推按双膝。注意不要弯曲脊椎，保持数秒钟后吸气、还原。

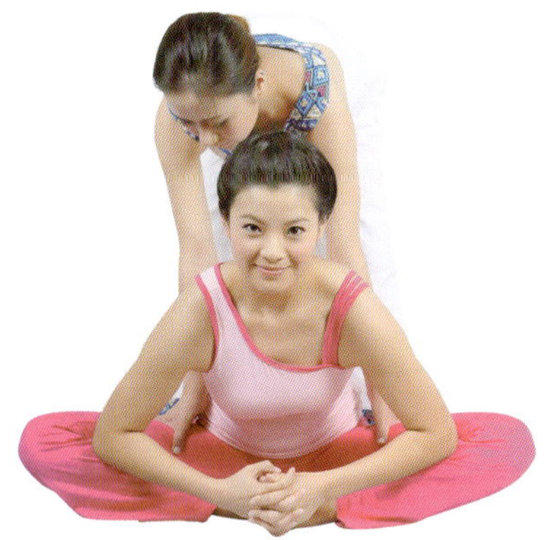

教练调整： 双手握双脚的同时必须保持膝盖贴地。如果难以做到，可以让教练从后面帮您压住靠人腿根方向的部位，帮助您双膝贴地。

【好孕练习要诀】 在练习的过程中，不要过于用力而让肌肉很快疲劳。循序渐进地练习，才能更好地伸展肌肉、强化骨盆。

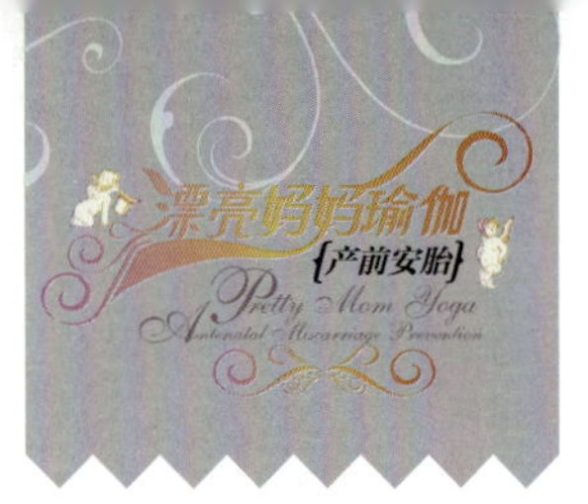

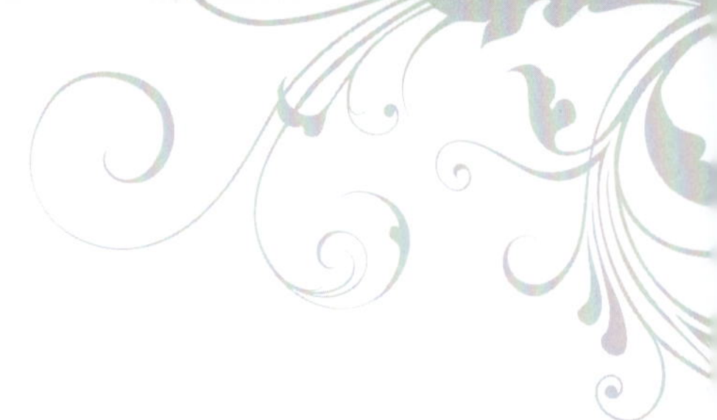

3．缓解肩颈酸痛——金刚坐牛面式

牛面式因为动作完成后酷似牛脸而得名。金刚坐牛面式使肩关节活动更为自如，背阔肌得到完全的伸展，从而有效地缓解双肩、颈部的酸痛。准妈妈大多数时间都是坐着，肩颈部常会觉得僵硬、酸痛，不妨在闲暇之余多多练习此式。产后练习此式，则能疏通胸腺，促进乳汁分泌，并有效防止乳房下垂。

建议练习时间： 早上7点、中午1点或下午5点
难度指数： ★★
呼吸方式： 腹式呼吸
修炼次数： 2次

功效：
预防失眠解除疲劳与压力。

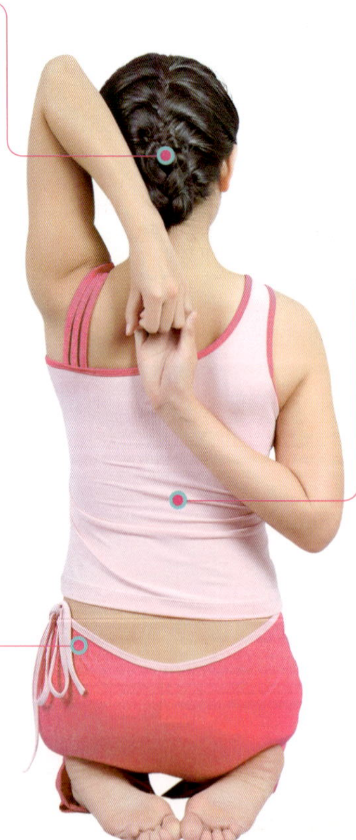

功效：
加强背部肌肉，灵活腕、肘、肩关节，矫正肩背的歪斜，使背部更为挺直。
胸部得到完全的伸展。

功效：
增强盆骨与膝关节的弹性。

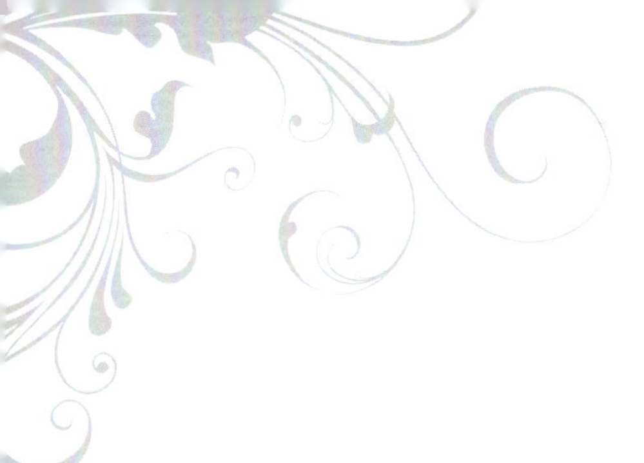

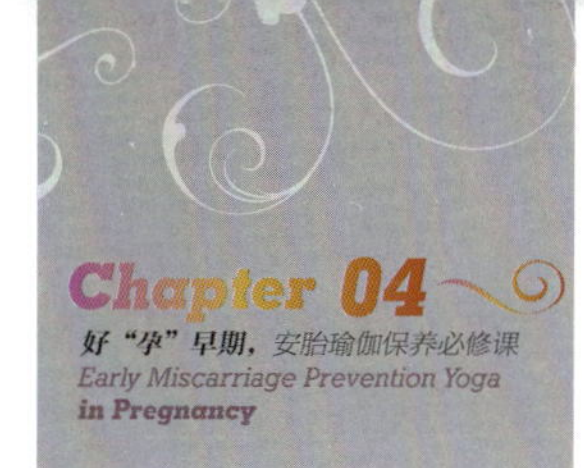

请跟我一起练

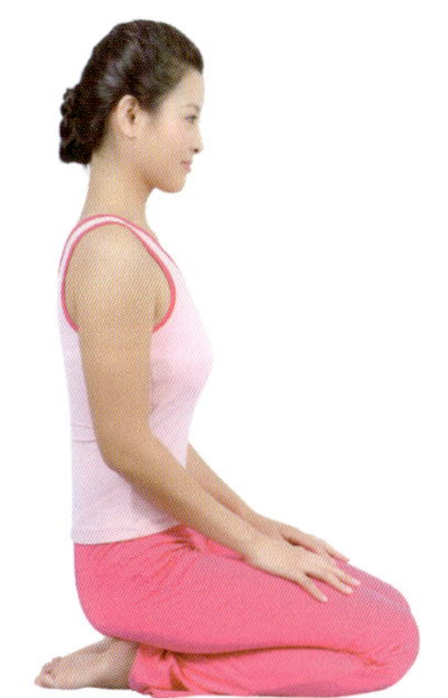

Step1: 金刚坐坐好，调整呼吸。

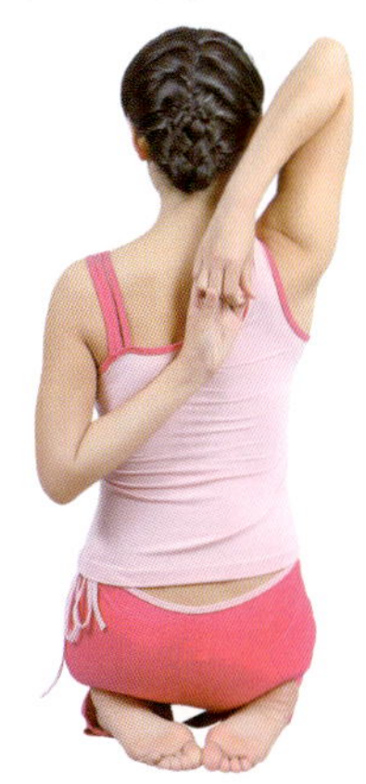

Step2: 吸气，右臂上伸，屈肘；呼气，左手扳右肘，尽量让右手放低到两个肩胛骨之间。左臂向背后屈起，两手手指相扣。挺直脊背，目光平视，保持20秒钟，自然地呼吸。

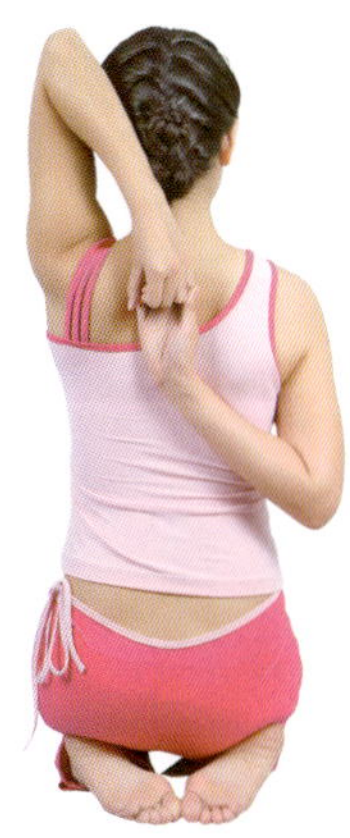

Step3: 松手甩动放松。换另一侧继续练习。左右各练习3次。

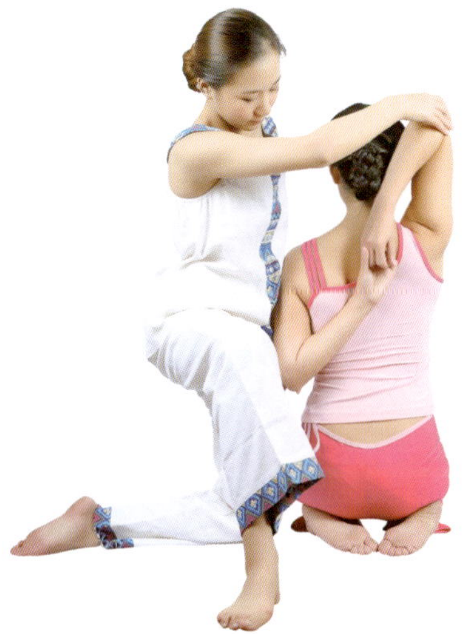

教练调整： 如果无法使双手在背后交握，请教练握住您的双肘，以保证其在同一个平面上。

【好孕练习要诀】 在练习时，保持空腹，把意识力集中在胸部。如果肩部僵硬，两手互相够不到，可以用抓住毛巾两头的方法来代替或做单边，即一手扶住弯曲手的手肘。

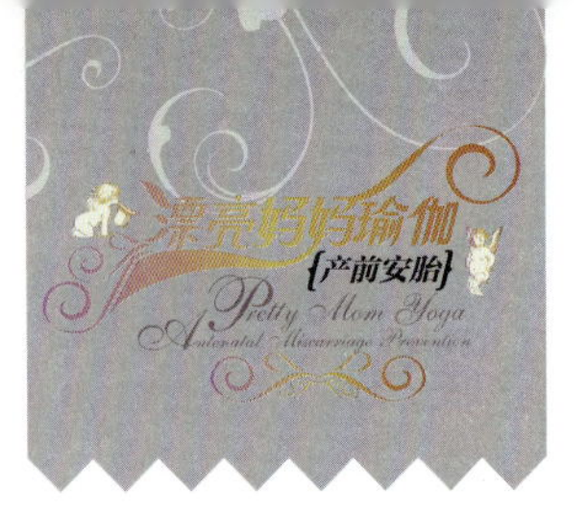

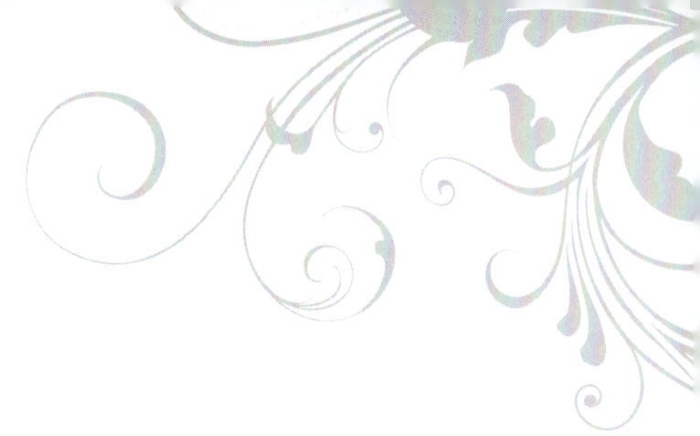

4. 扩展胸部——肩部伸展式

肩部伸展式是站立伸展的动作，它可以很好地打开胸腔并放松肩部，难度较低，非常适合孕早期的准妈妈练习。

建议练习时间：上午9点、下午3点或晚上7点
难度指数：★★
呼吸方式：腹式呼吸
修炼次数：3次

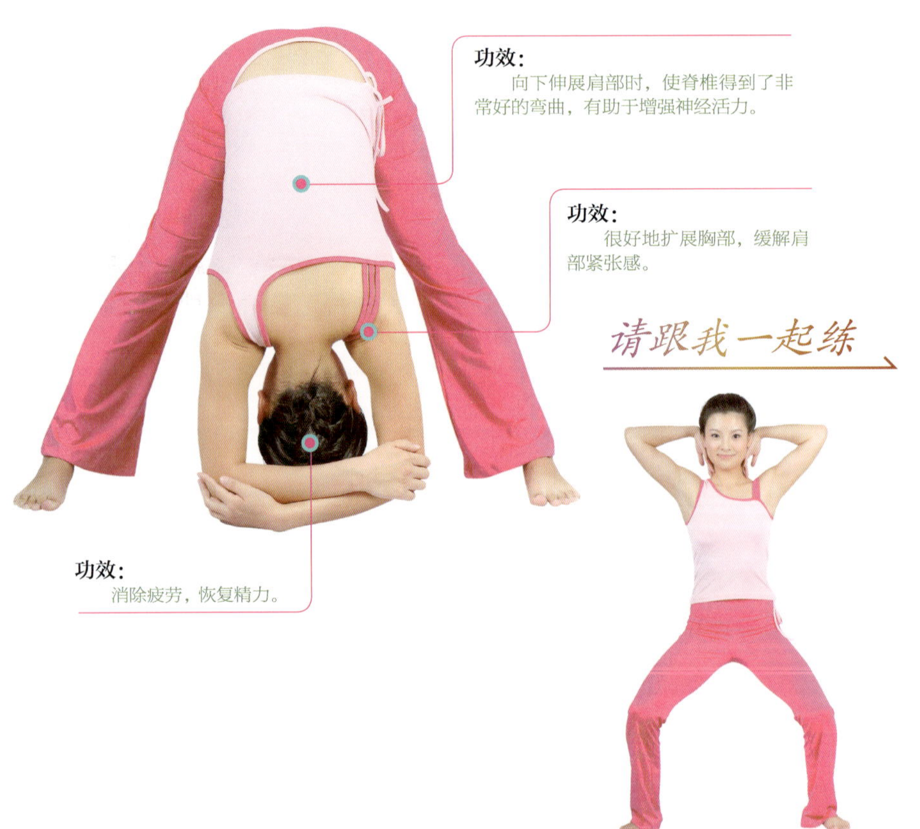

功效：
向下伸展肩部时，使脊椎得到了非常好的弯曲，有助于增强神经活力。

功效：
很好地扩展胸部，缓解肩部紧张感。

功效：
消除疲劳，恢复精力。

请跟我一起练

Step1: 稍微屈膝站立，双腿分开稍宽于肩。弯曲双肘，将双手贴近双耳，提升肘部。吸气，使两肘部尽量向胸前靠拢。呼气，将两肘部尽量向背后打开，重复几次。

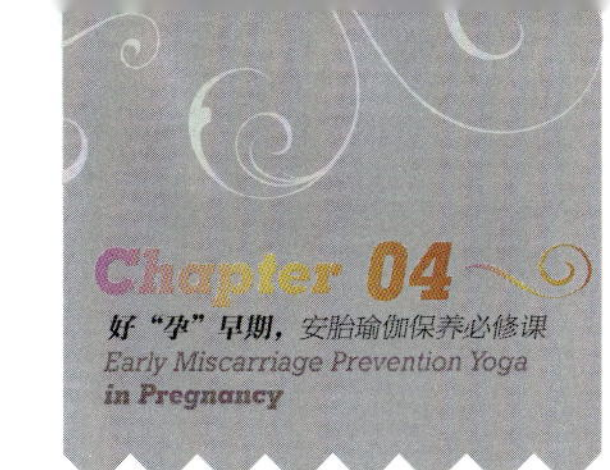

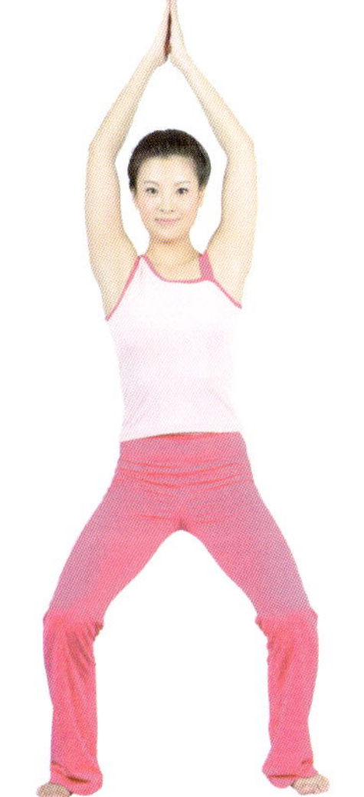

Step2: 下半身保持不动，双手合十放于头顶，向右推动肘部，再向左推动肘部，重复几次。

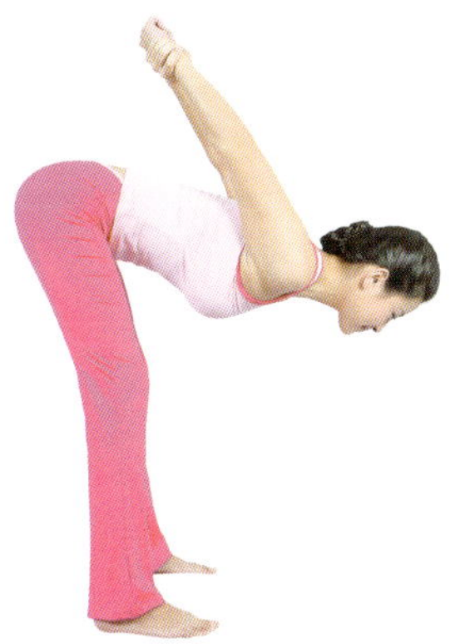

Step3: 一只手抓住另一只手的腕部，身体向前弯曲。注意保持屈膝和背部伸直。15秒钟后换另一只手做反方向的练习。

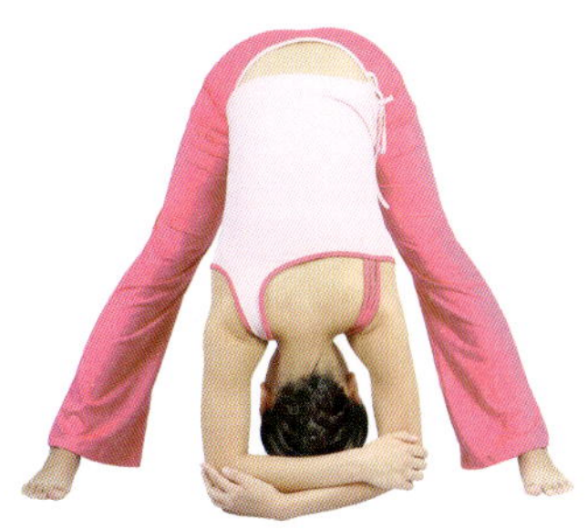

Step4: 双手环抱双肘，身体慢慢地向下伸展，保持深长的呼吸，直至手碰到地面。

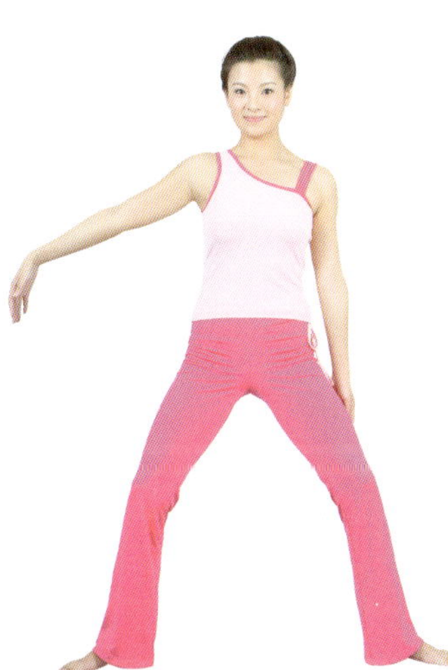

Step5: 还原至初始站姿，双臂在身体两侧轻轻地摆动，重复几次。

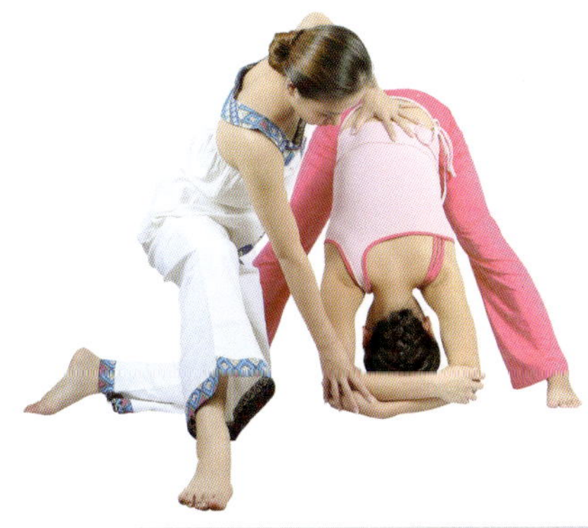

教练调整： 在做下压动作时，请教练一手扶住您的手肘处，一手扶腰，帮助您保持稳定及完成体式。

【好孕练习要诀】 准妈妈在做动作时，要在身体允许的范围内进行有限的伸展练习。在练习的过程中，稍微弯曲膝关节，可以避免伸展时背部拱起。

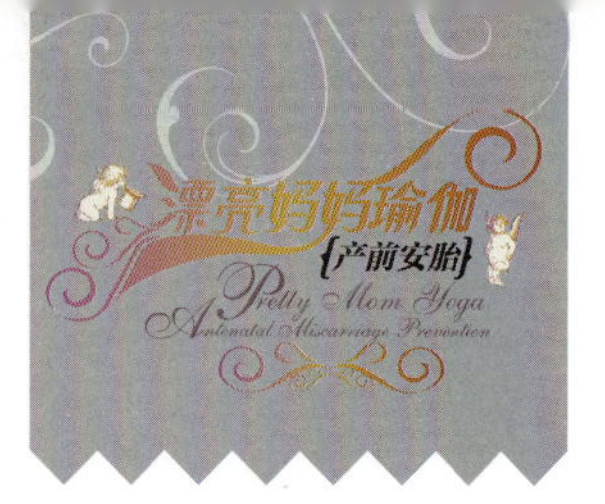

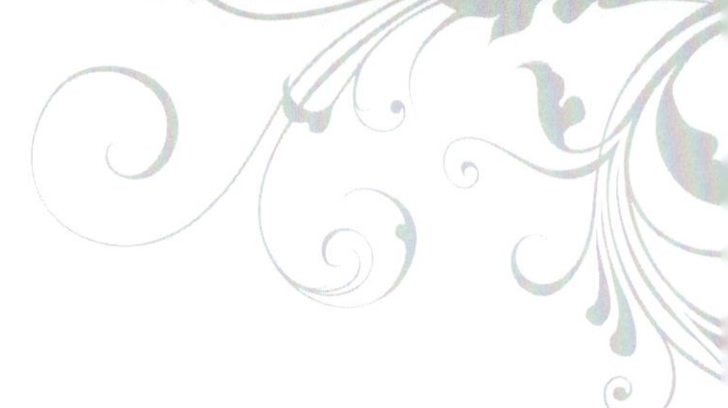

5．强健腹部肌肉——直角式

大多缺乏锻炼的女性腹部肌肉都很松弛。孕中期后，腹部肌肉往往没有足够的力量支撑渐渐长大的胎宝宝。明智的做法是在孕早期或之前就加强腹部肌肉的锻炼。直角式是一个人人都能完成的体式，对腹直肌肉群和肠脏非常有益，在妊娠的最初几个月很有帮助。

建议练习时间： 早上7点、下午2点或晚上8点
难度指数： ★★
呼吸方式： 腹式呼吸
修炼次数： 6次

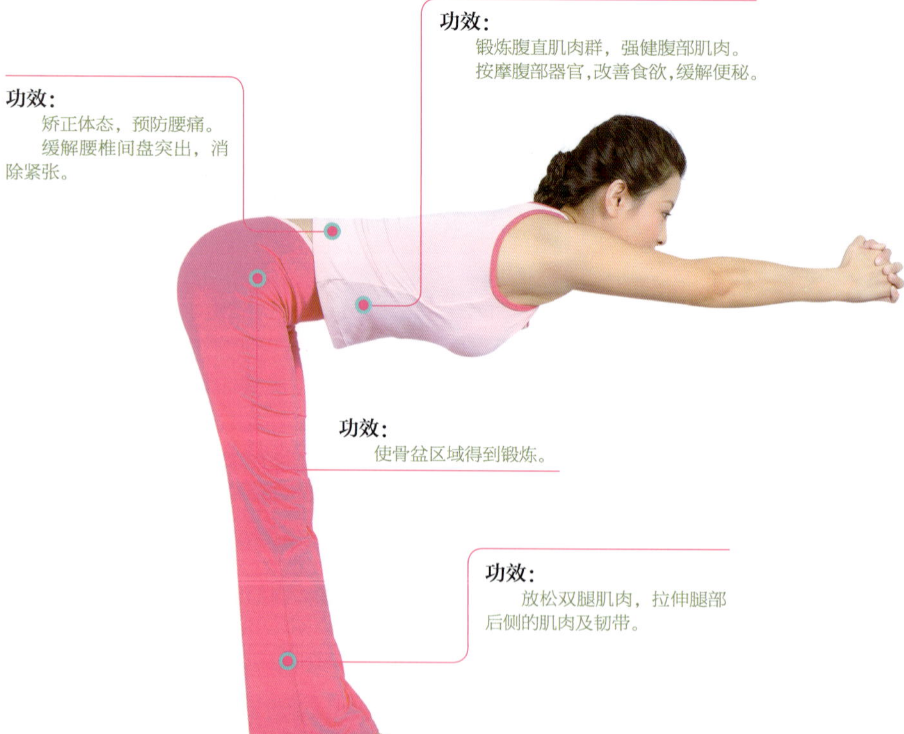

功效：
锻炼腹直肌肉群，强健腹部肌肉。
按摩腹部器官，改善食欲，缓解便秘。

功效：
矫正体态，预防腰痛。
缓解腰椎间盘突出，消除紧张。

功效：
使骨盆区域得到锻炼。

功效：
放松双腿肌肉，拉伸腿部后侧的肌肉及韧带。

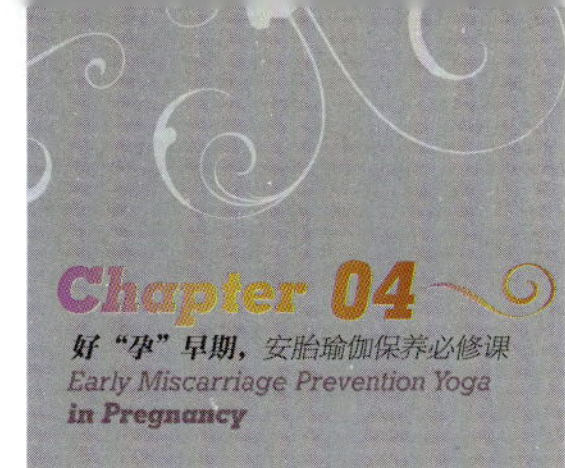

请跟我一起练

【好孕练习要诀】为了保持稳定，建议俯身时扶着椅子完成动作，避免跌倒。上半身向下倾斜时，背部不要弓起，腹部要收紧，双腿伸直，始终保持双臂肌肉的紧张感。柔韧性欠佳的准妈妈可以将双腿稍微打开。

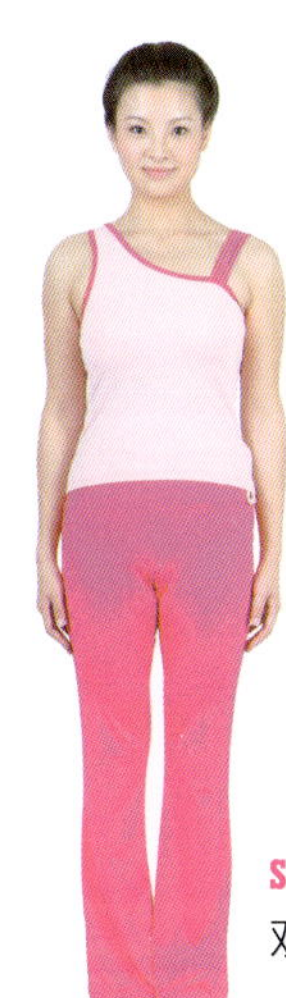

Step1: 站立。双腿伸直并拢，双臂自然垂于体侧。

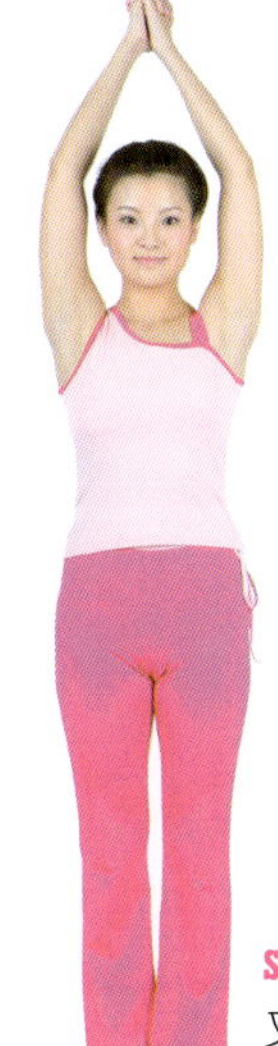

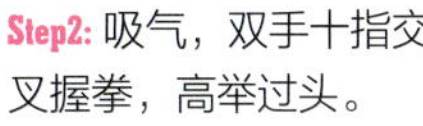

Step2: 吸气，双手十指交叉握拳，高举过头。

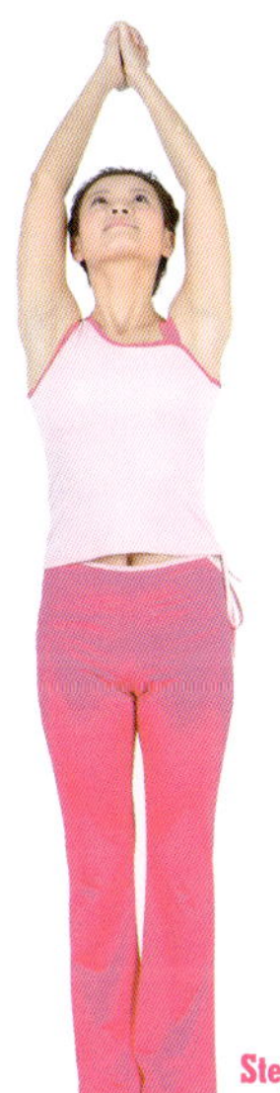

Step3: 抬头，眼睛向上看。

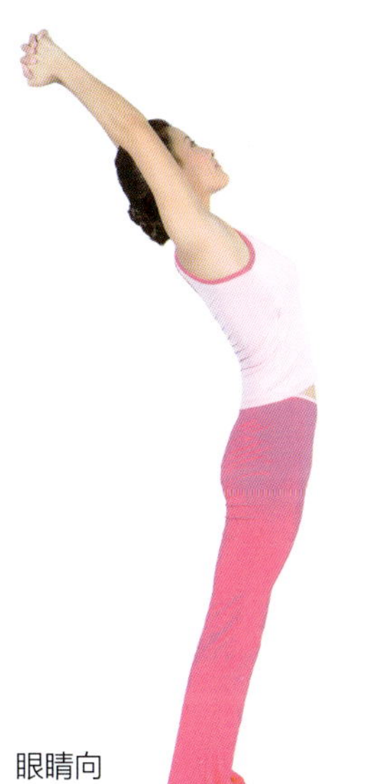

Step3（侧面）

Step4: 呼气，向前弯身，上半身与地面平行，保持3次呼吸。吸气，缓慢还原至初始站姿。呼气，放松。

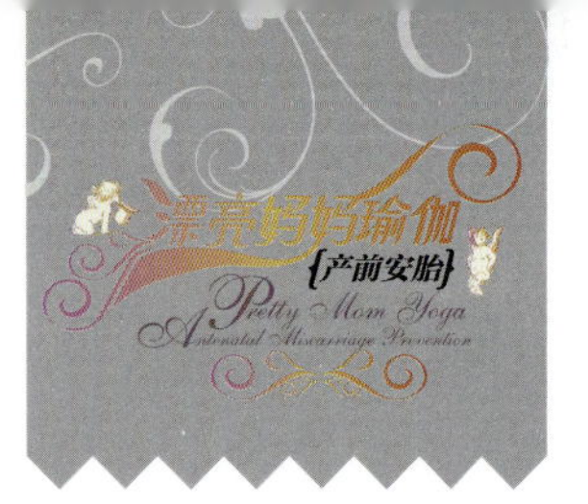

6. 加强背部肌肉——桌子式

桌子式是用双臂和双脚支撑身体，使上半身平行于地面、整个身子像张桌子的体式。这个体式能够充分伸展和加强背部肌肉，帮助准妈妈改善腰酸、背痛。

建议练习时间： 上午9点、下午2点或晚上7点
难度指数： ★★
呼吸方式： 腹式呼吸
修炼次数： 1次

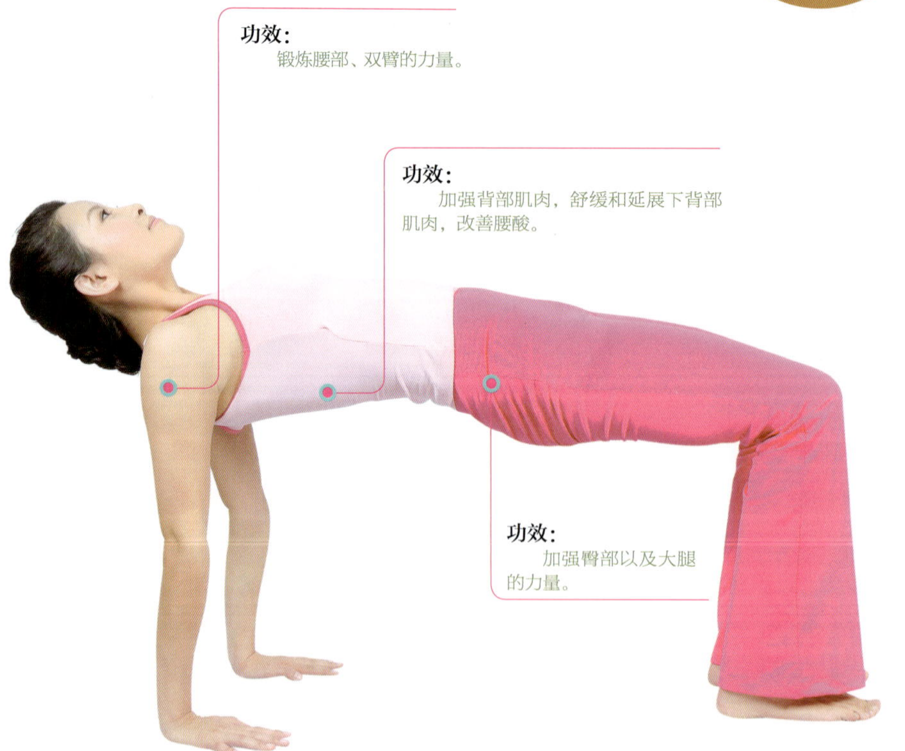

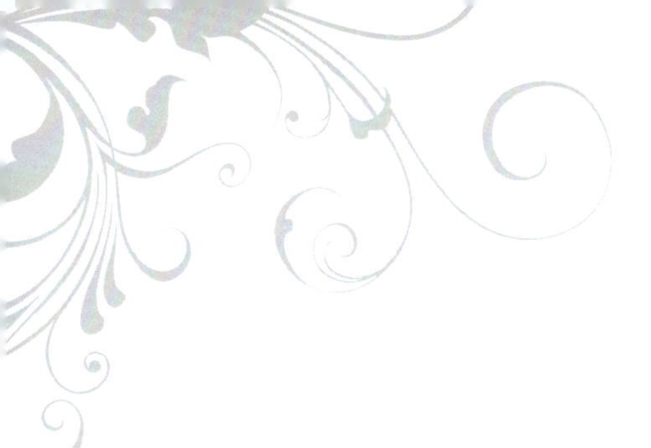

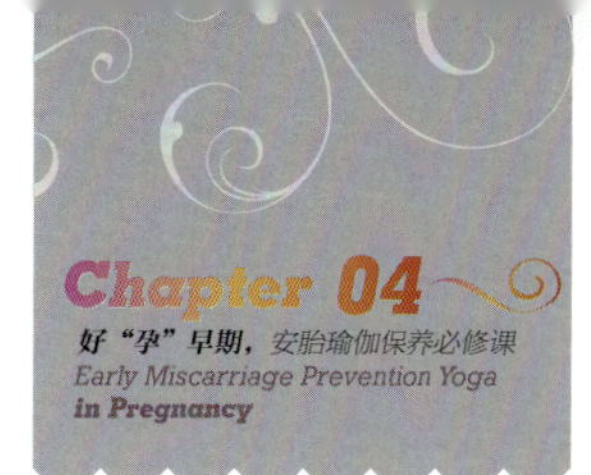

请跟我一起练

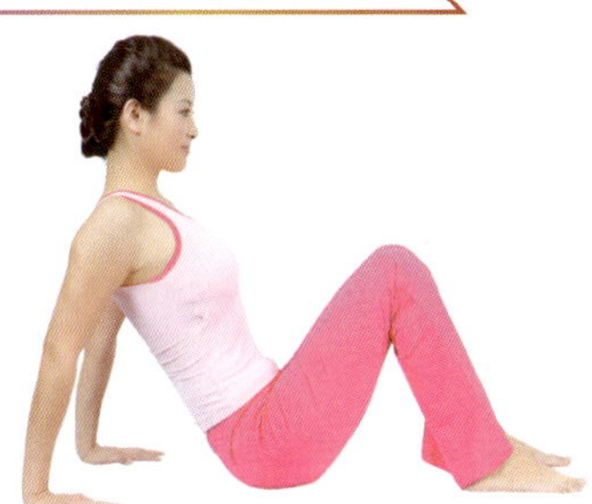

Step1: 坐在地板上，双腿弯曲，双脚打开与臀部同宽，双手放在臀部后方与肩同宽，背部挺直，眼睛直视前方。

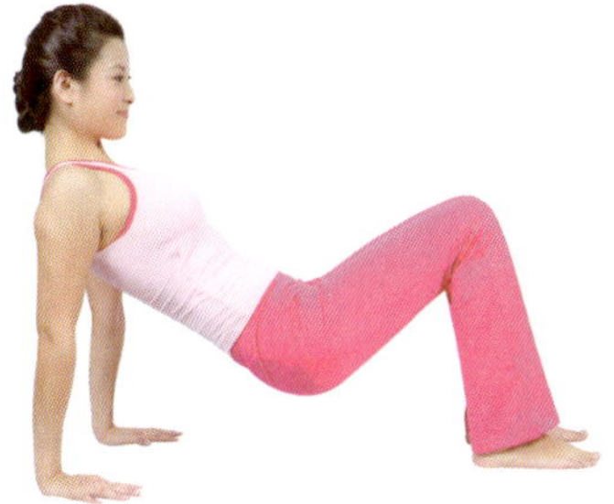

Step2: 吸气，保持双手撑地，臀部慢慢往上抬。

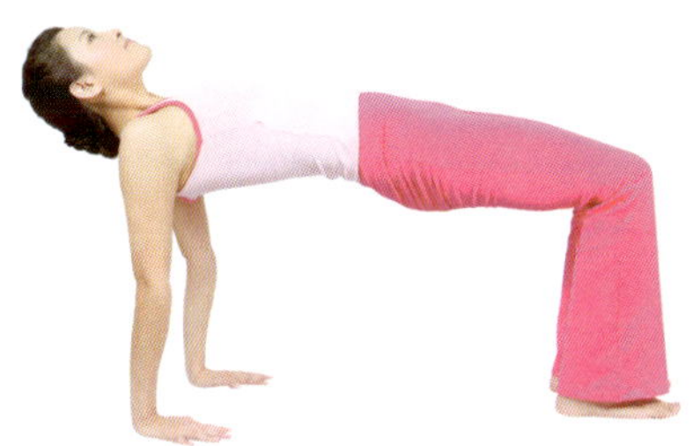

Step3: 臀部再往上抬高，上半身平行于地面，整个身子像张桌子。头往后仰，双脚踩地，双腿保持平行，保持自然呼吸，坚持10秒钟。

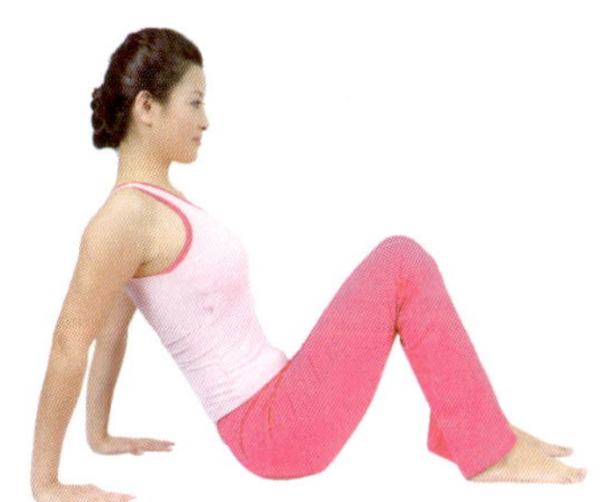

Step4: 吐气，臀部慢慢下降到地板上，头回正，回复至坐姿。

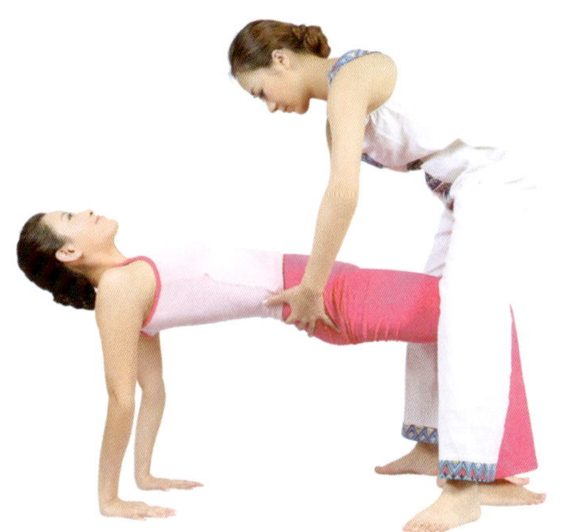

教练调整： 身体向上抬起时，请教练用双手扶住您的髋部，以帮助您保持身体的稳定。

【好孕练习要诀】 准妈妈不要过度延展，以感觉舒适为限度，并保持正常呼吸然后呼气，慢慢放下身体。如果手腕受过伤，避免做此动作。

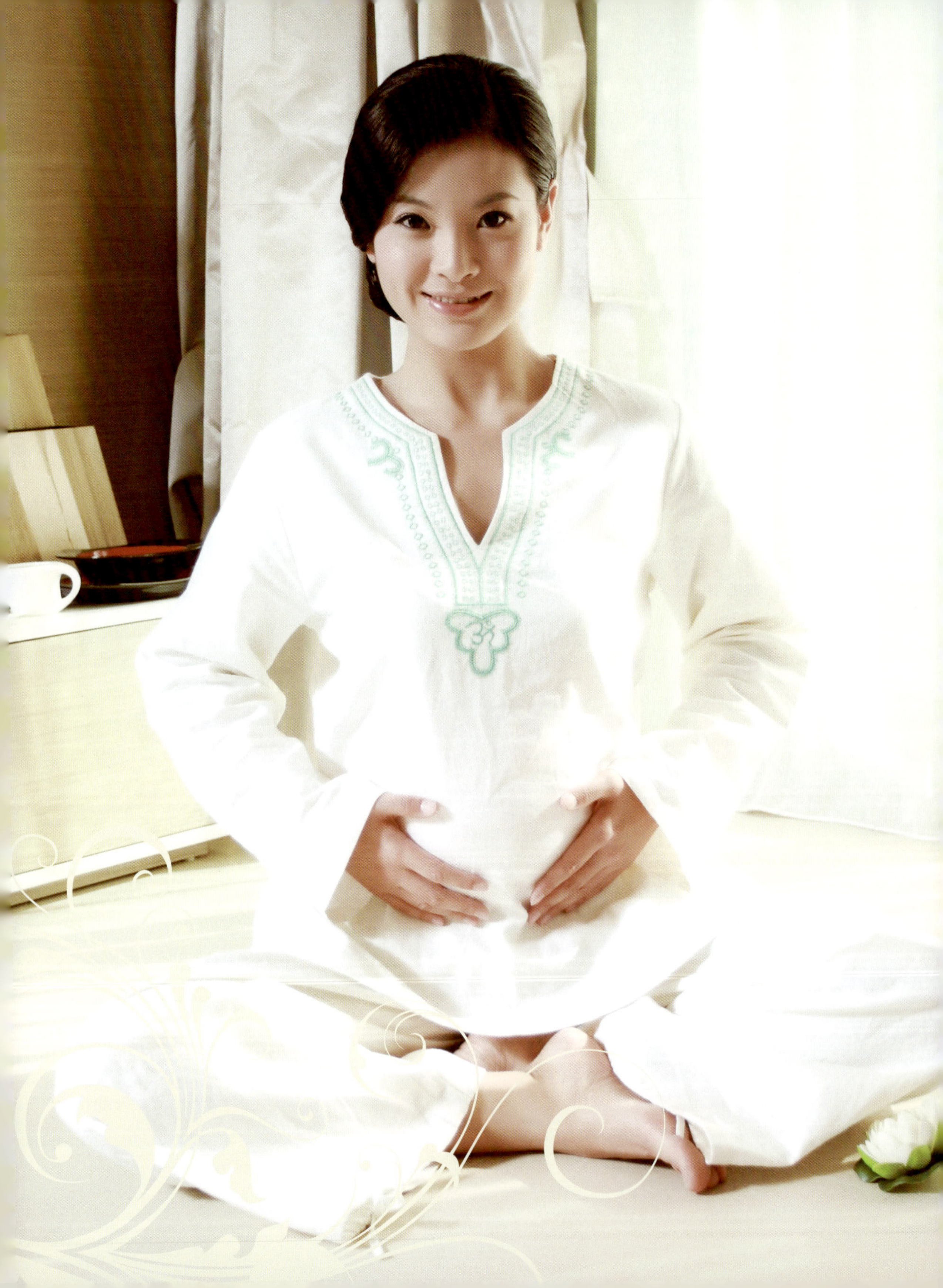

Chapter 05

好“孕”中期，准妈妈＆胎宝宝共同成长瑜伽课

Middle Fetus Care Yoga in Pregnancy

度过了最容易流产的孕早期，
孕中期准妈妈腹部已经明显地隆起，
有了十足的孕味。
孕中期是准妈妈运动的最佳时期。
在这个阶段，瑜伽继续帮助准妈妈克服各种不适，
让准妈妈心情愉悦；
帮助准妈妈获得更多的能量，
以快乐的心态陪伴胎宝宝的成长；
帮助准妈妈建立自信，
增添孕妇特有的美丽与神韵……

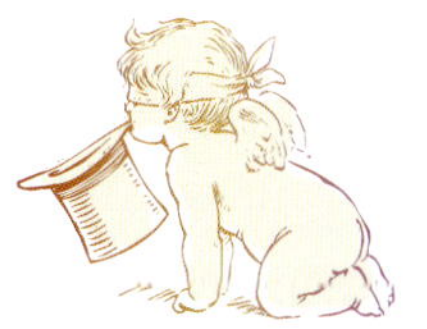

第二孕期（14～28周）

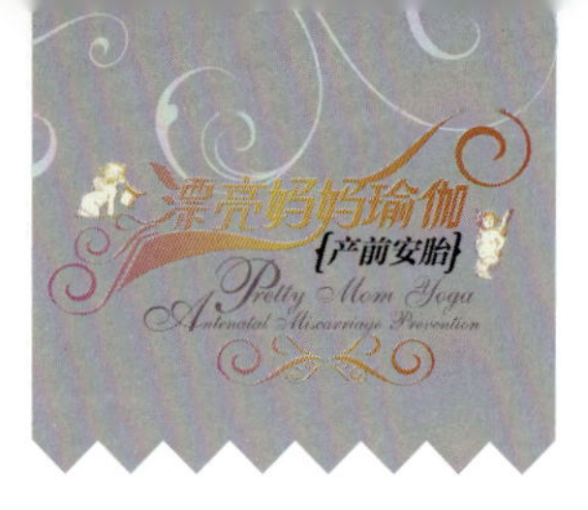

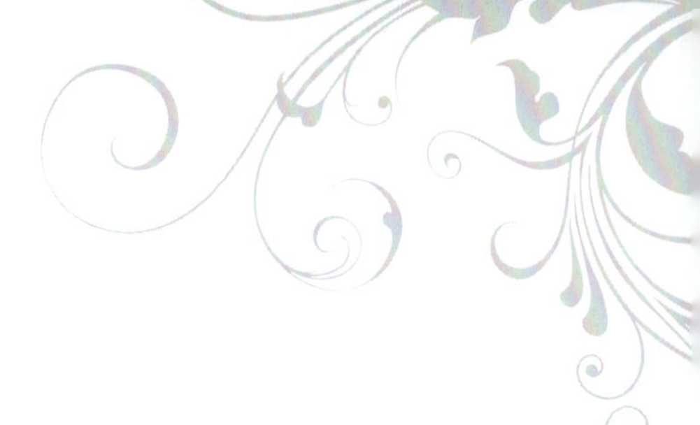

一、第二孕期，从适应自己的身体开始

The Second Stage of Pregnancy: Adapting Your Own Body

孕中期（14 ～ 28 周）一开始准妈妈就要调整自己以适应怀孕的状态。这个阶段准妈妈会经常感觉到胎宝宝的动静。为了胎宝宝的健康成长，准妈妈有责任给胎宝宝提供一个理想的环境，不论是外部的还是内部的。

1．胎宝宝心语

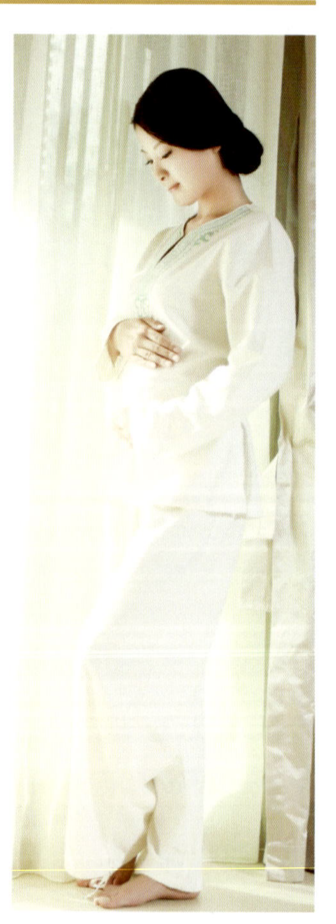

妈妈您的小腹在慢慢地隆起，那是因为我长大了。第 4 个月时我长到了 16 厘米长，体重约 80 克，是不是长大了很多？我的脸部具备了完整的形态，而且我的肌肉和骨骼也更加坚固了。第 14 周时，就可以明显地区分出我的性别了。要告诉妈妈的是，我开始对声音有反应了。妈妈可以放些悦耳、舒缓的音乐给我听。妈妈您要保持快乐，可不要和爸爸吵架哦。您和爸爸亲密、和谐的关系对我将来性格的形成有着重要的影响。

第 5 个月，我的身长 25 厘米左右，体重约 300 克。我的皮肤由透明的深红色变成了不太透明的红色，已经长出皮下脂肪了，头上还长出了少量头发。还有我的骨骼、牙齿、五官和四肢也开始成形了。我的味觉进一步发育，能尝出一些味道了。我的心脏的运动变得活跃起来。妈妈，您快叫爸爸用耳朵贴紧您隆起的腹部，这个时候已经能听到我的心跳了。妈妈，您要多补充钙，多吃一些有利于我的大脑发育的食物，我要做个漂亮、聪明、健壮的胎宝宝。妈妈，您要调节好自己的心态，尽量避免强烈的刺激，遇事不要慌张。这个时期我的感觉器官迅速发育，很敏感，对外界的感觉已经很丰富了，任何刺激都能长久地保留在我的脑海里。

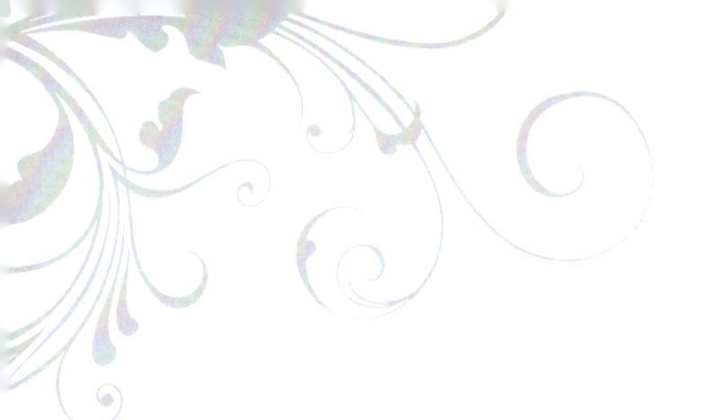

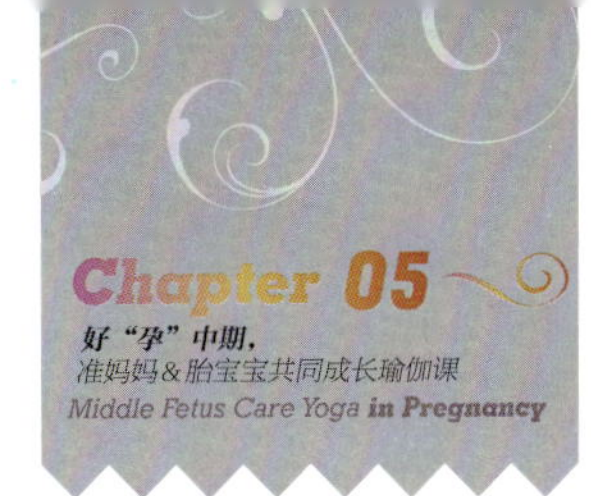

到了第 6 个月，我长到 30 厘米左右长，体重迅速增加至 700 克。我的形态接近新生儿了，皮肤出现皱纹，皮下脂肪开始沉积。我的消化器官很发达了，骨骼也完全长成了。妈妈，我还会皱眉、眯眼、打嗝，是不是很可爱啊？有时候我能吞咽羊水，再通过小便排在羊膜腔中。妈妈，您感觉怎么样？我现在需要更多的铁，因此您要检查一下自己是否贫血。我对声音更加敏感，妈妈可以放一些古典音乐给我听听。

到了第 7 个月，我的身长约 37 厘米，体重 1000 克左右。我的皮肤呈粉红色了，仍然有皱纹。如果我是女孩，那么阴唇已发育；如果是男孩，那么睾丸开始下垂。妈妈，我的视网膜层完全形成，我能够区分黑暗和光亮了。我已经长得很结实了，您能感觉得到吗？

妈妈，这四个月我在迅速地成长。您可以叫爸爸拍照，记录您身体的变化，而且等我将来长大了也可以看看不同阶段妈妈怀我的样子。您外出的时候最好让爸爸陪同，出去呼吸新鲜空气有助于我的成长。

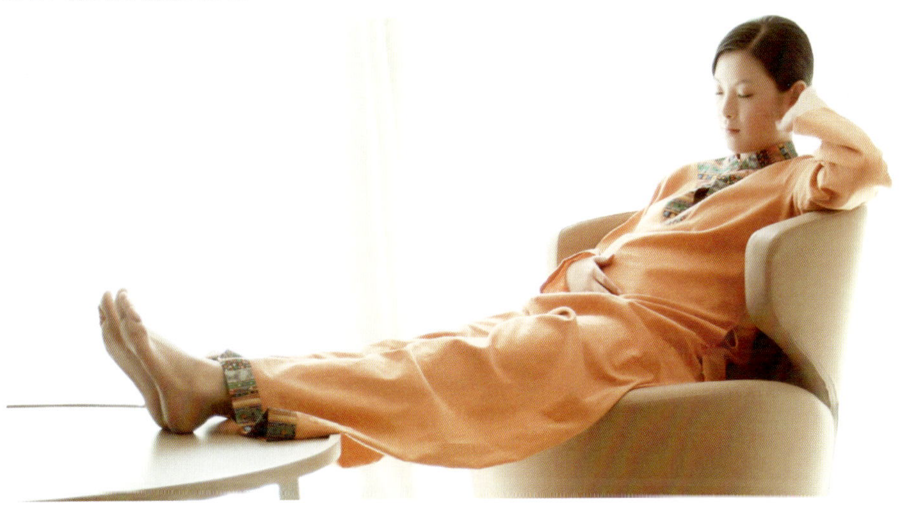

2．孕中期（14～28周）准妈妈的身心变化

准妈妈从第 4 个月开始进入适应妊娠的时期。这个月胎盘完全形成，随着子宫的变大，准妈妈的腹部已经开始显形，但肚子还不是太沉重，活动依旧很方便。准妈妈会明显地感觉到乳房增大，白带以及尿频现象依然存在。这个时期通常是准妈妈感到最愉悦和舒适的时期。

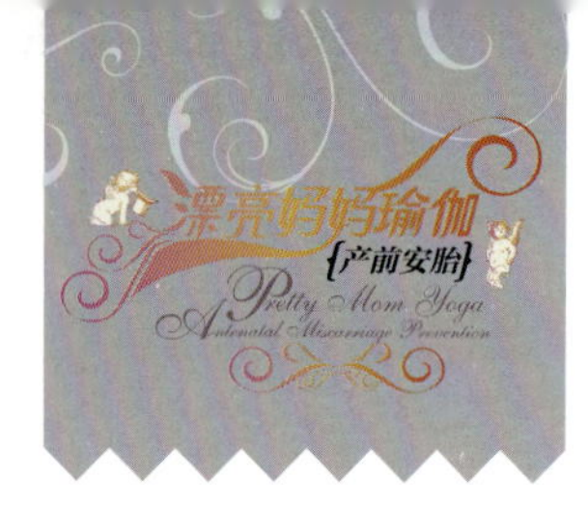

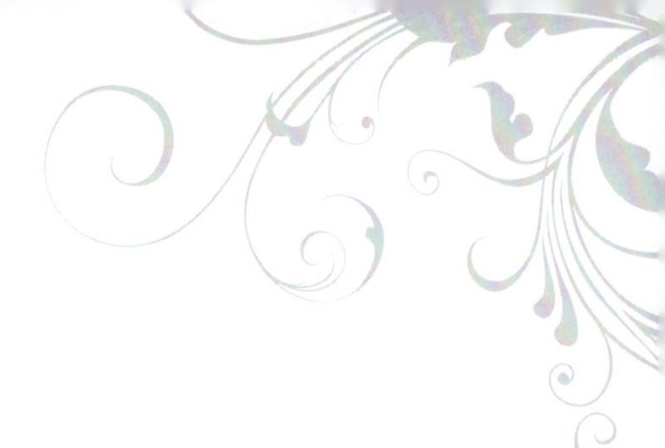

早孕反应已经没有了，激素的水平也达到了平衡，准妈妈的精神和身体状态都会更稳定。准妈妈会第一次感到有胎动，不必紧张。

到了第 5 个月，子宫的增大使准妈妈的下腹越发隆起，子宫底的高度与肚脐齐平。准妈妈的乳房、臀部增大且变得丰满，皮下脂肪增厚，体重因大量摄取食物而增加。准妈妈面部、乳晕、外阴部的色素继续沉积。这个月准妈妈能够更加清晰地感觉到胎动，但不要紧张。因为准妈妈过度紧张有可能导致胎儿早产。准妈妈一定要调整好自己的心态，平静、耐心地等待宝宝的降临。

到了第 6 个月，准妈妈的腹部明显增大，子宫底的高度约在耻骨联合上方 18 ~ 20 厘米处。由于子宫压迫下腔静脉，使盆腔及下肢血管内的血液淤积，很可能造成准妈妈下肢水肿，也可能引起静脉曲张。这个阶段准妈妈几乎将自己的全部情感和精力都投入在胎宝宝身上。但为了丈夫不产生被疏远、被忽视的感觉，准妈妈也要关注另一半。

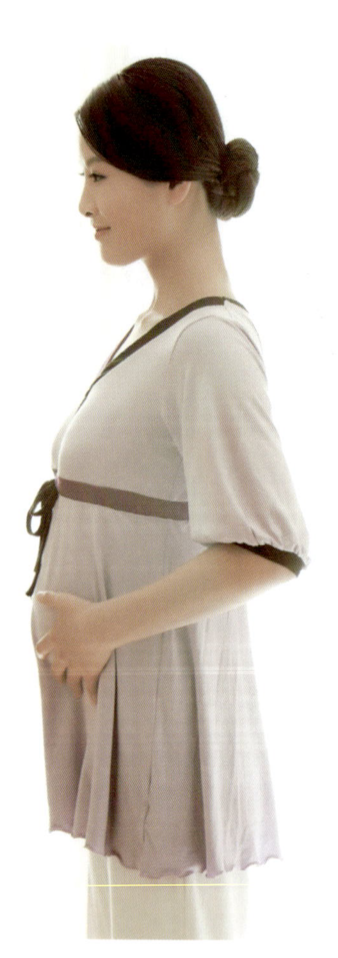

到了第 7 个月，子宫增大使子宫底的高度可以达到肚脐上方三横指的位置，从耻骨联合上缘测量其高度（宫高）为 21 ~ 24 厘米，胎动频繁。这个月大约有 70% 的准妈妈腹部、臀部、大腿、乳房皮肤会出现妊娠纹。有些准妈妈因子宫增大，直肠、肛门受压而长痔疮；有些准妈妈因便秘形成痔疮，排便太用力或排便时间过久，会导致肛门周围的静脉充血、肿胀而形成痔疮。准妈妈不用过于紧张，这种现象在分娩后会自然消失。

孕中期，在丈夫、家人和朋友的过度呵护下，准妈妈对别人的依赖心理会增强。虽然距离分娩还有一段时间，但一些准妈妈已经开始感到焦虑和恐惧。经常无缘无故烦躁不安，并且乱发脾气。心情抑郁，时常没精打采。

孕中期可能出现的问题有：尿频、便秘、静脉曲张、咽喉疼痛、口渴、鼻孔堵塞、呼吸急促、出现妊娠斑等。

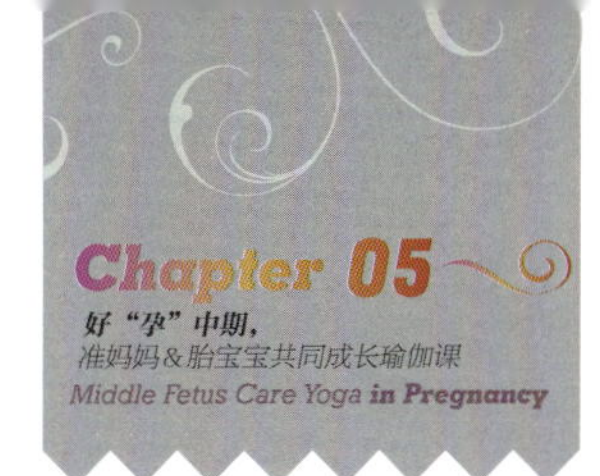

静脉曲张

血液流量加大而导致血管的压力增加，加上激素分泌使血管内壁松弛，加大了血液向上回流至心脏的难度。不断增加的子宫重量增加了骨盆血管的压力，便秘也会阻碍骨盆的血液循环。这些因素使得血液在下半身淤积，造成腿部、外阴或直肠出现静脉曲张，引起疼痛、瘙痒等反应。直肠上的静脉曲张被称为痔疮。外阴的症状在孕期结束后会逐渐消失，而腿部的症状还会持续。因此，准妈妈要多摄取膳食纤维。避免久站或久坐，坐着时不要双腿交叉，应把腿抬高。

口渴

由于血液供应增加，心脏相应增大了工作强度，体内需要更多的水分。准妈妈要经常补充水分，缓解口渴。

背痛

由于子宫重量不断增加，造成下背部紧张，常常导致背痛。准妈妈可以通过练习瑜伽动作来缓解背痛。四肢着地的姿势，如猫式、猫伸展式，以及下蹲、前弯腰和轻柔的扭转等，对孕妇都有帮助。此外，准妈妈要穿高度适中的鞋子。在休息和睡觉时，可以侧卧，并用垫子垫着上面的那条腿；仰卧的话则要抬高背部和头部，以有助于血液的流动；还可以屈膝平躺，放松腰部。

黑色素

雌激素与黄体酮会刺激皮肤色素组织产生更多的黑色素，可能导致乳头变黑，出现一条穿过肚脐的竖直线（即黑线）。准妈妈脸上的雀斑和痣的颜色会加深、皮肤表层变得更暗。要做足皮肤保湿的功课，切勿在紫外线下曝晒。

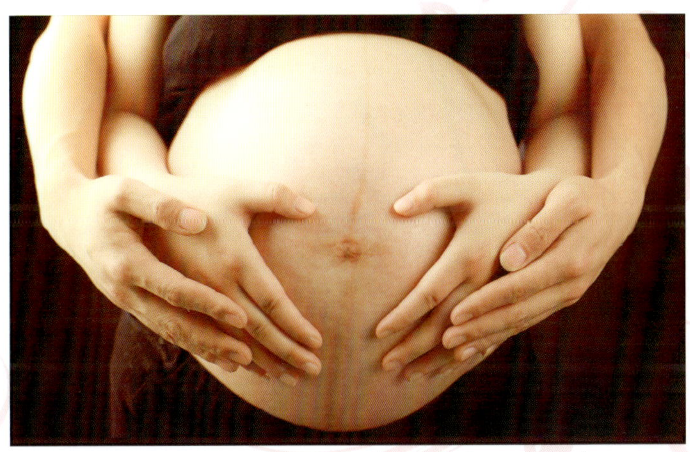

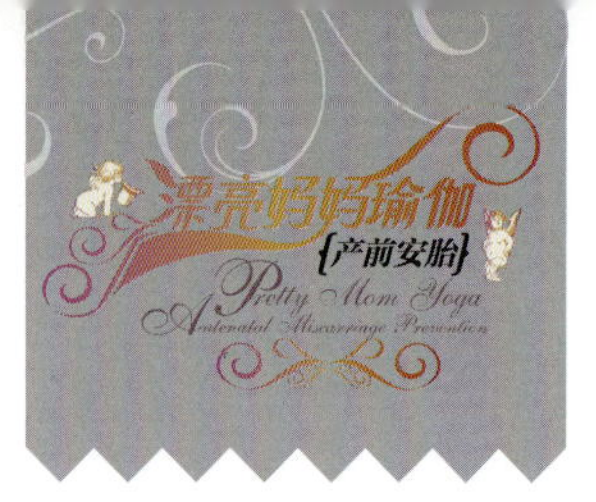

二、赶走孕期致命烦恼，舒适与美丽同行

Driving Away the Pregnant Troubles

孕中期胎盘已经形成，不用再担心流产，孕吐等妊娠反应也慢慢消失，但是腰酸腿疼、水肿、静脉曲张等问题接踵而来。准妈妈要在保证充分休息的基础上，定期做一些练习，且避免长时间地站立或坐着，以减轻或消除不适。

1．解决妊娠抽筋——拐杖式

孕早期腿部容易抽筋的准妈妈很适合练习拐杖式。孕中期后，胎宝宝迅速发育，会从母体吸收更多的钙。如果准妈妈摄取的钙不足，会导致腿部抽筋，因此这个姿势同样适合孕中期和孕晚期的准妈妈。

建议练习时间： 上午8点、下午3点或晚上7点
难度指数： ★
呼吸方式： 腹式呼吸
修炼次数： 1～3次

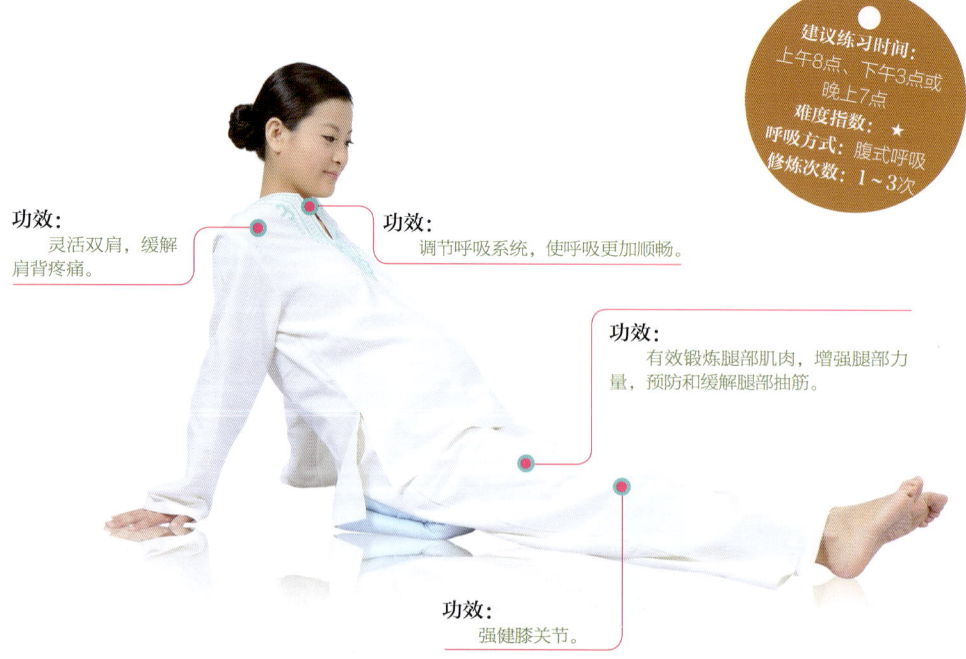

功效： 灵活双肩，缓解肩背疼痛。

功效： 调节呼吸系统，使呼吸更加顺畅。

功效： 有效锻炼腿部肌肉，增强腿部力量，预防和缓解腿部抽筋。

功效： 强健膝关节。

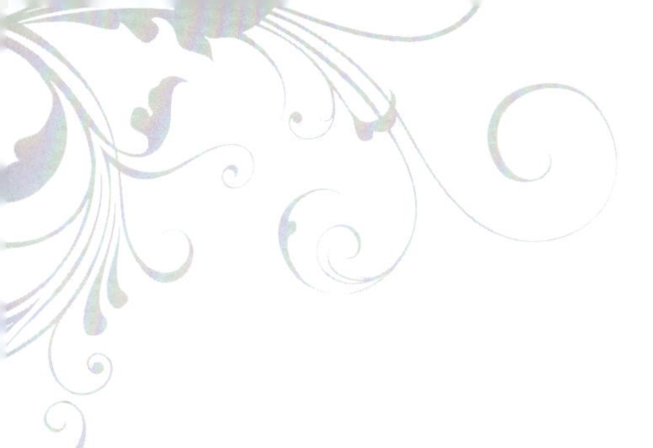

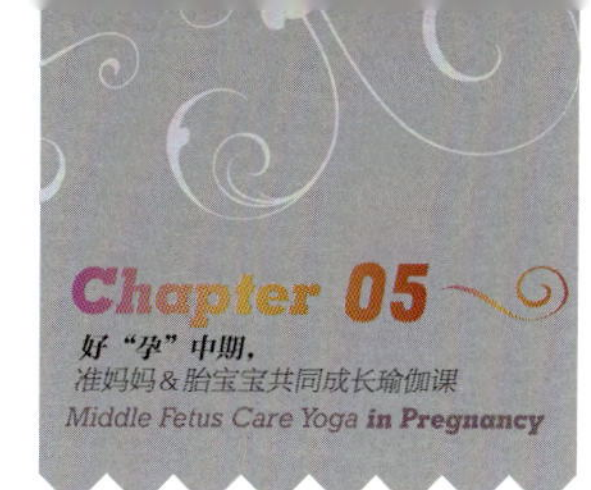

请跟我一起练

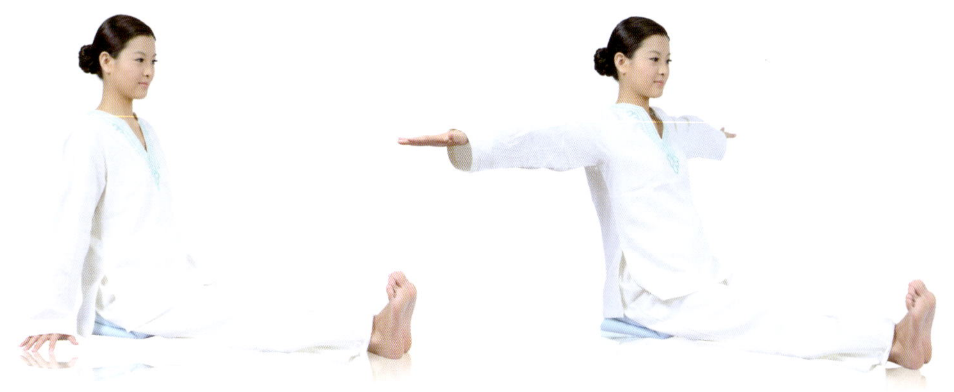

Step1: 长坐，膝盖尽量下压并拉伸脚跟，使双脚向上跷起。

Step2: 手臂向两侧打开，双手用力伸直，挺胸，放松肩部肌肉。

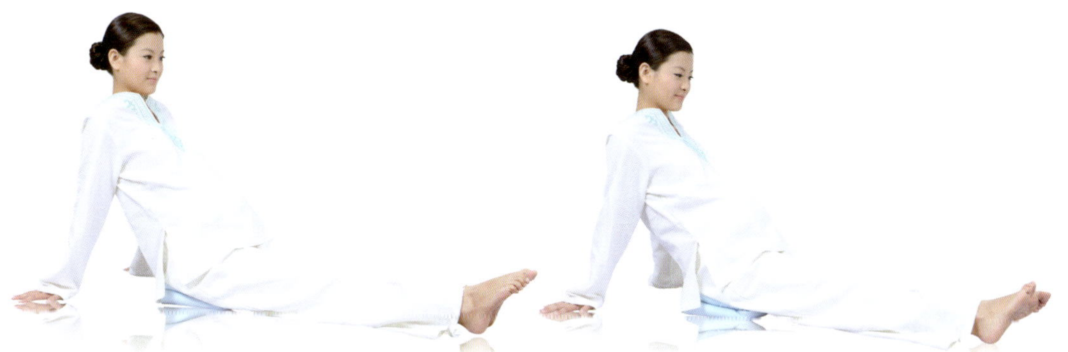

Step3: 双手在身后支撑，双腿伸直，保持深长的腹式呼吸。

Step4: 左右摇晃双腿进行放松。

【好孕练习要诀】如果在地板上练习，最好垫上一个防滑的软垫，以减少久坐对尾骨的伤害。另外，如果准妈妈患有脚踝松软症或者脚踝刚刚扭伤，就不要练习这个体式。

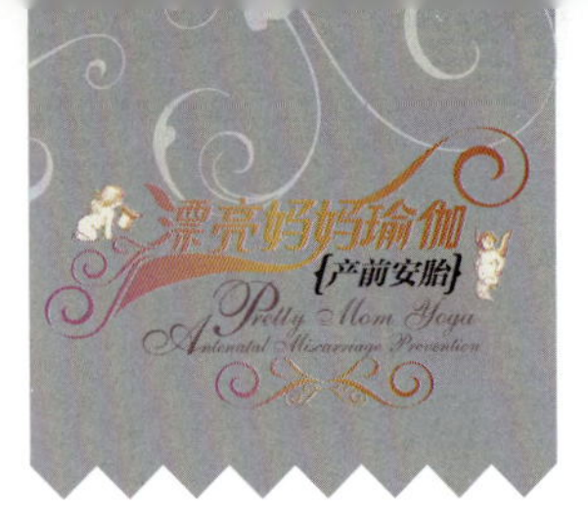

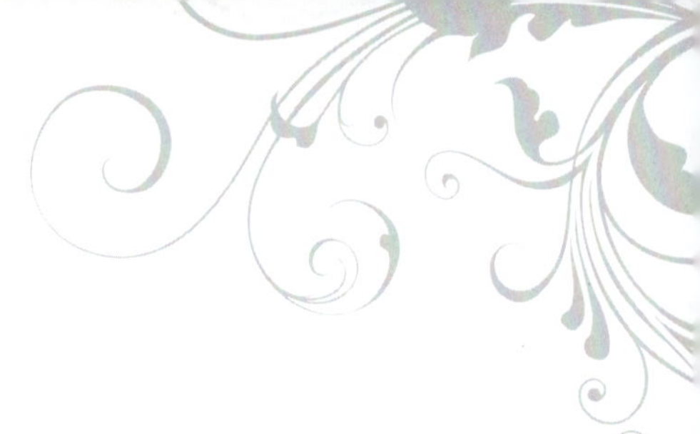

2. 改善尿频——直立式

直立式意味着自我身心合一，给身体带来平衡，让身体与心智和呼吸相互协调。这个姿势保持的时间越长，身体感觉越平静。

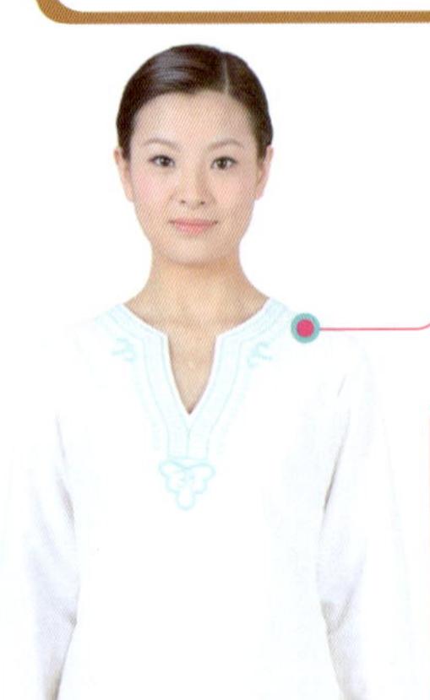

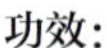

功效：

保持孕期体态稳定，矫正不良姿势。

功效：

强健双腿，有效地改善孕期腰酸腿疼、尿频等症状。

建议练习时间： 随时
难度指数： ★
呼吸方式： 腹式呼吸
修炼次数： 8次

请跟我一起练

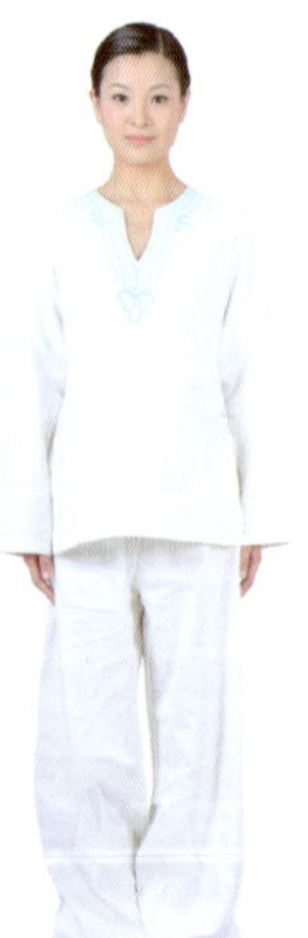

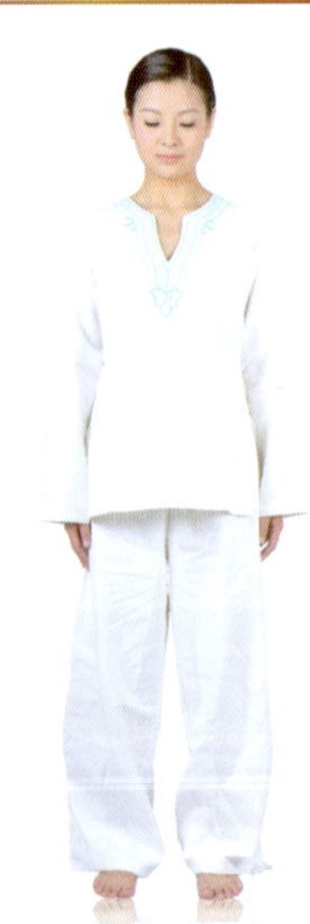

Step1: 基本站姿。

Step2: 双脚平行分开站立，身体重量平分在两脚上。

Step3: 闭眼，双膝放松。舌头平放在口腔底部，不要抵住上腭。正常呼吸，保持1分钟，然后睁开双眼。

【好孕练习要诀】 在练习的过程中，要保持平稳的呼吸，感受不舒适和压力都释放出来的畅快。

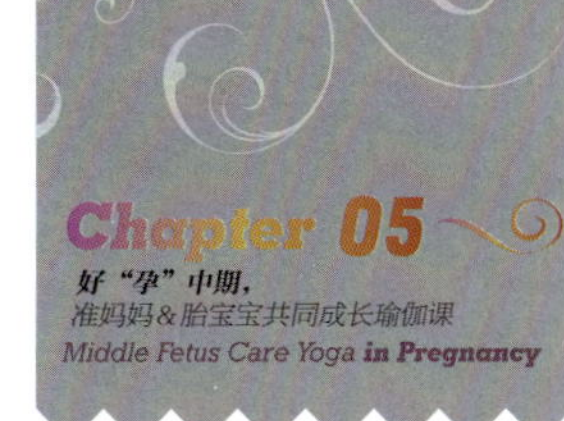

3. 消除便秘——步步莲花式（靠墙）

练习步步莲花式时，想象双腿正在蹬自行车，头和身体其他部分平躺在地面上。便秘多发于妊娠的中后期，练习步步莲花式能预防和消除便秘。整个孕期都可做这个体式，有利于减轻分娩时的痛苦，促进分娩顺利进行。产后练习，则能及早去除子宫淤血。不过双腿抬起的幅度可以根据准妈妈自身的情况而定，特别是腹部隆起后练习要更加小心。

建议练习时间：早上7点或晚上9点
难度指数：★★
呼吸方式：腹式呼吸
修炼次数：3～5次

功效：
温和地按摩腹部器官，预防和消除便秘。
强壮腹肌、背部和腰骶椎。

功效：
强化大腿肌肉，增强血液循环，强壮双膝。

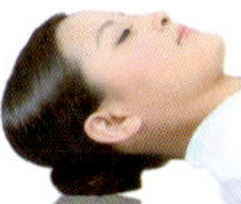

功效：
有利于分娩，对产后身材恢复也有帮助，尤其是对纠正产后子宫移位有很好的效果。
增强体质，预防感冒。

请跟我一起练

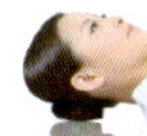

Step1: 仰卧，双手自然放身体两侧，掌心贴地。

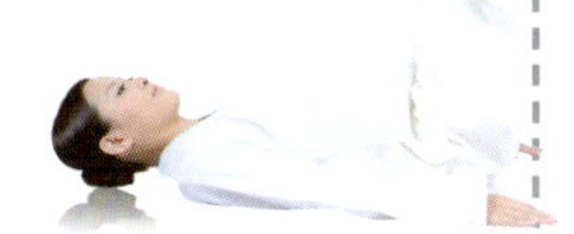

Step2: 吸气，双腿竖直上举，至与地面垂直。

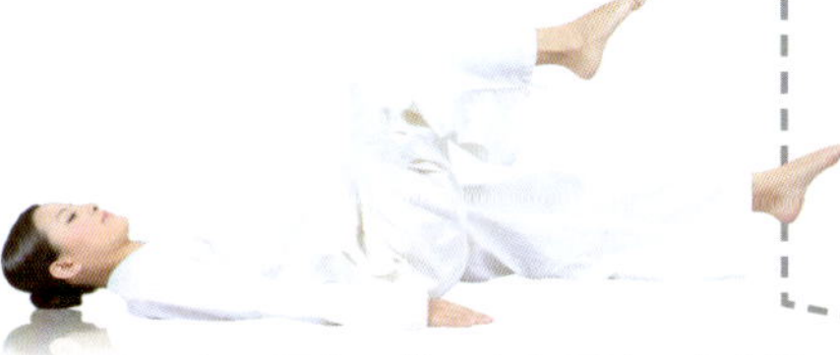

Step3: 呼气，左腿绷直下落。右腿屈膝，大小腿呈直角状，大腿向胸口方向弯曲靠拢。

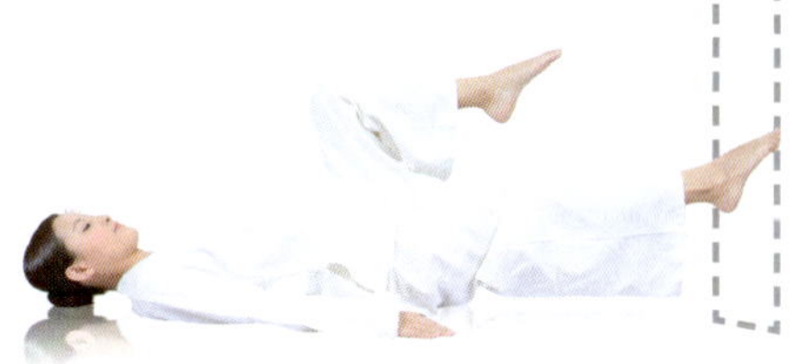

Step4: 吸气，双腿交换动作，右腿向斜上方伸直，左腿屈膝向胸口方向弯曲。自然呼吸，双腿轮替，如蹬自行车；呼气，双腿慢慢落地，伸直并拢，身体仰卧休息。

【好孕练习要诀】 在练习的过程中，注意不要挤压腹部。做完后，放松身体，直到呼吸恢复正常为止。

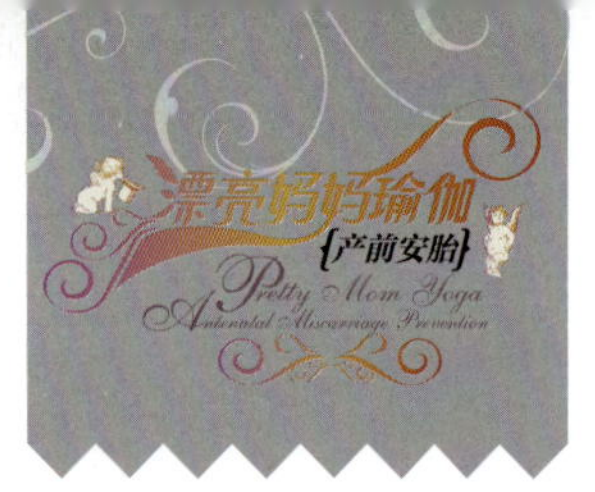

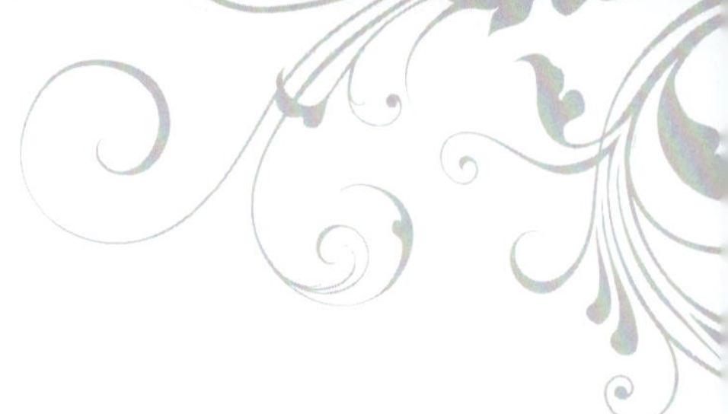

4．赶跑手臂水肿——拉弓式

坐姿练习对臀部的关节活动非常有益，能使臀部放松，而柔软的臀部会使分娩更加轻松。拉弓式通过拉伸和放松手臂，能有效地改善手臂水肿的症状。

建议练习时间： 早上7点、下午4点或晚上9点
难度指数： ★★
呼吸方式： 腹式呼吸
修炼次数： 2次

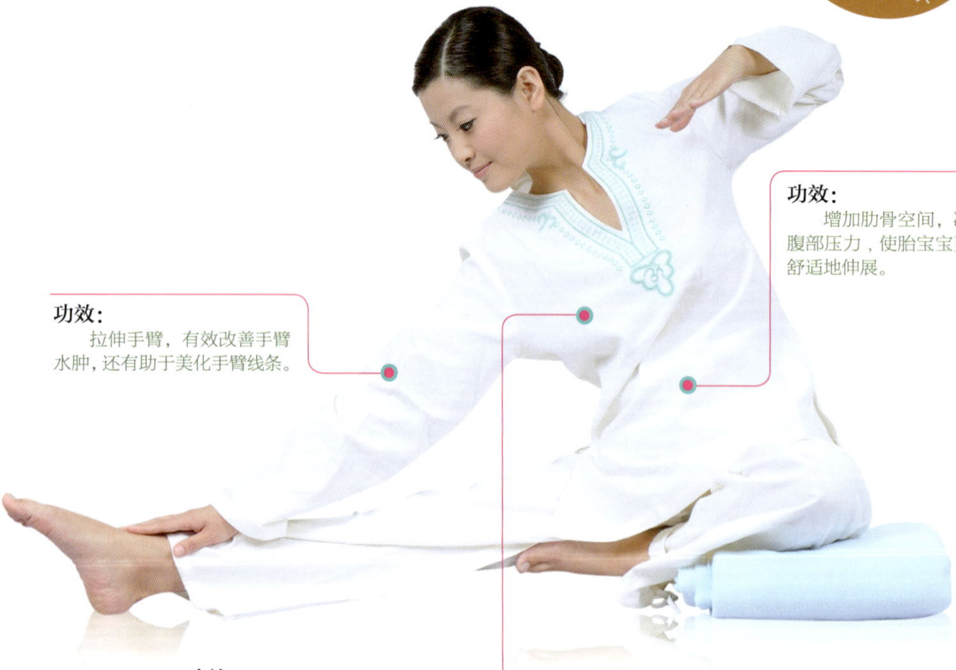

功效：
增加肋骨空间，减轻腹部压力，使胎宝宝更加舒适地伸展。

功效：
拉伸手臂，有效改善手臂水肿，还有助于美化手臂线条。

功效：
强健胸部肌肉，使其更好地支撑准妈妈丰满的双乳，预防胸部下垂。

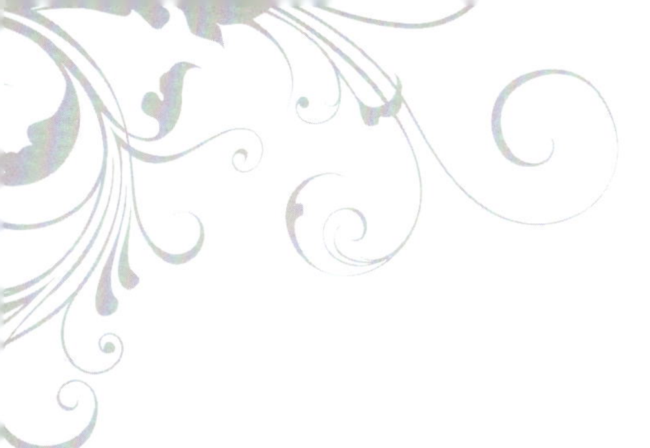

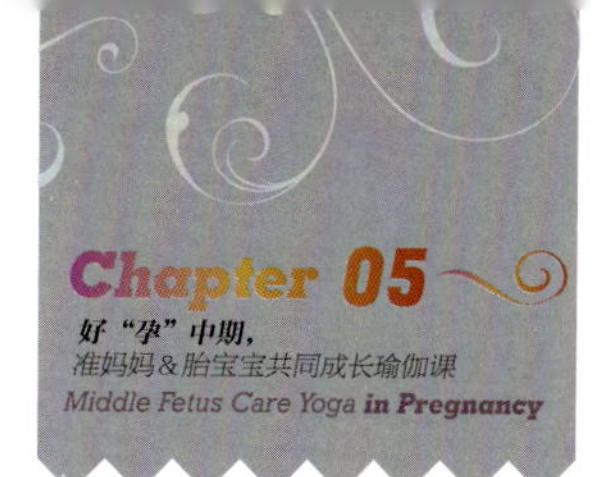

请跟我一起练

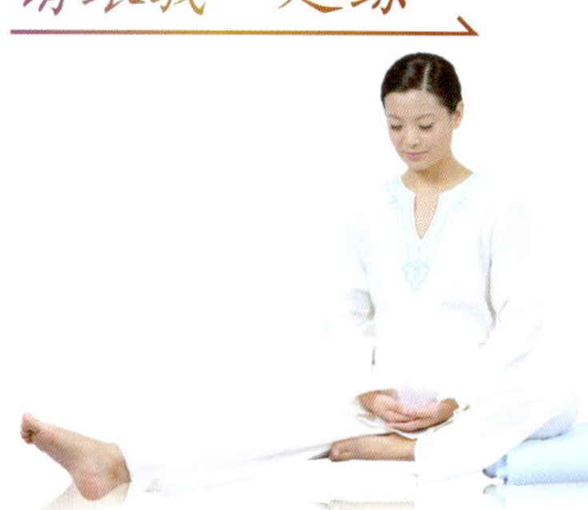

Step1: 坐在地板上，双腿分开。伸展右腿，弯曲左膝盖，并放在叠好的薄毯上，左脚放在靠近腹股沟的位置，左脚脚掌抵住右大腿内侧。双手相叠，自然放于腹部。保持平稳的呼吸，腰背挺直。

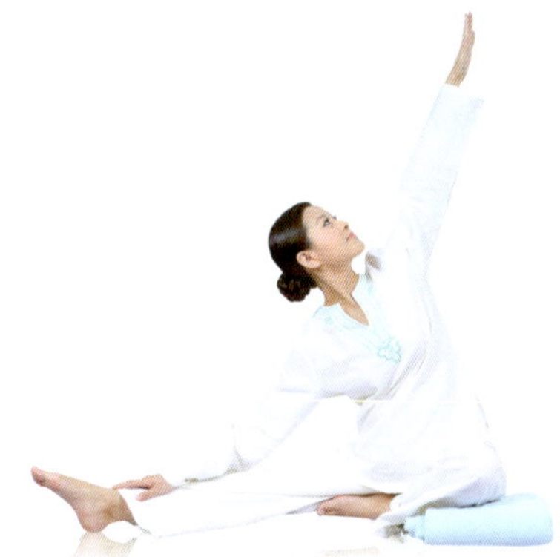

Step2: 呼气，右手放在右小腿上，同时向后转动左肩并向上伸展左臂，眼睛看左手指尖的方向。

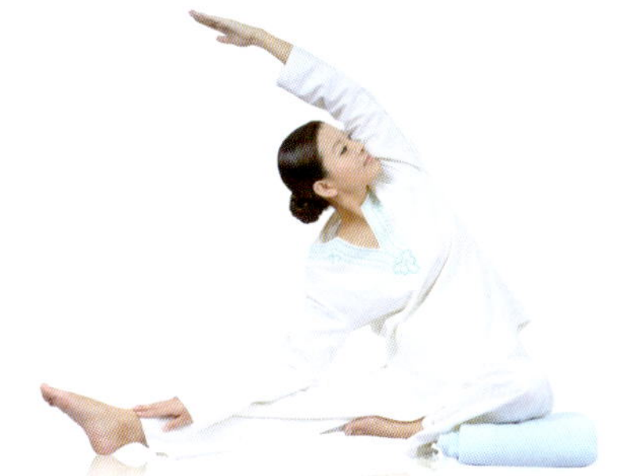

Step3: 呼气，身体向右弯曲。吸气，身体向外转动，伸展左臂。

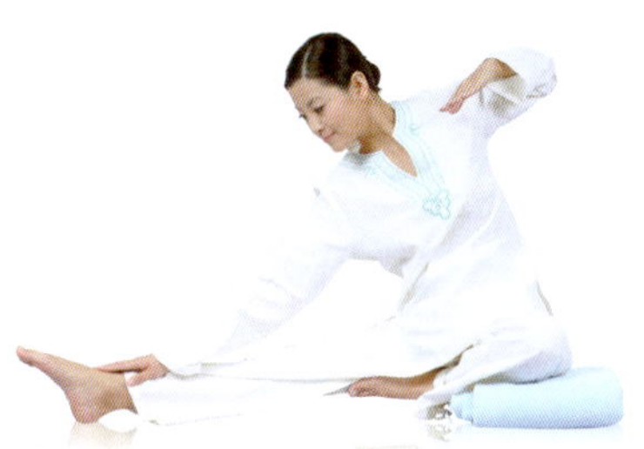

Step4: 弯曲左肘并向后伸展，使左肘和右臂呈一条直线，眼睛看右腿方向。保持深长的呼吸，伸展右脚跟的同时下压左膝盖。

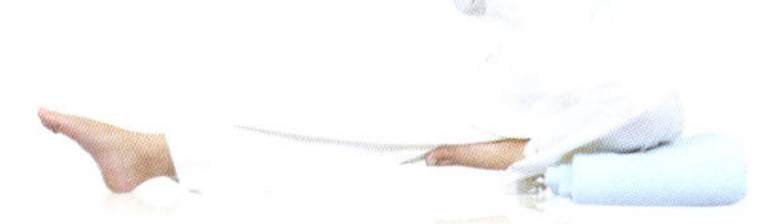

Step5: 吸气，身体回正。呼气，向上伸展左臂，弯曲左肘使双手手指在背后相握，做进一步的伸展。然后还原到原始坐姿，继续做反方向的练习。

【好孕练习要诀】 在练习的过程中，可以用一个柔软的垫子垫在弯曲的膝盖下方，帮助准妈妈更好地伸展。如果伸展的手臂抓不到同侧的大脚趾，可以用手背抵住大腿内侧，以感觉舒适为宜。

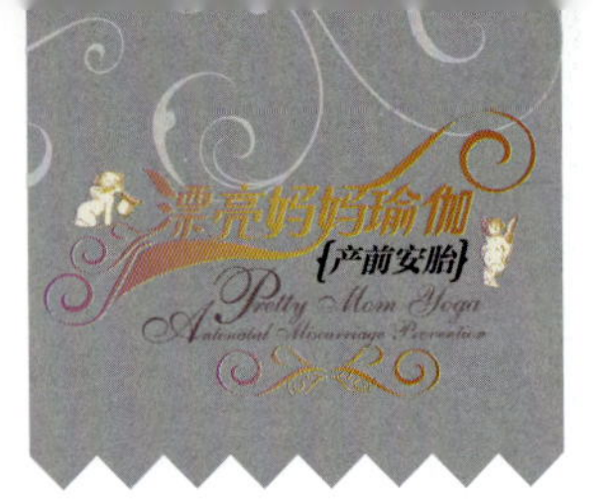

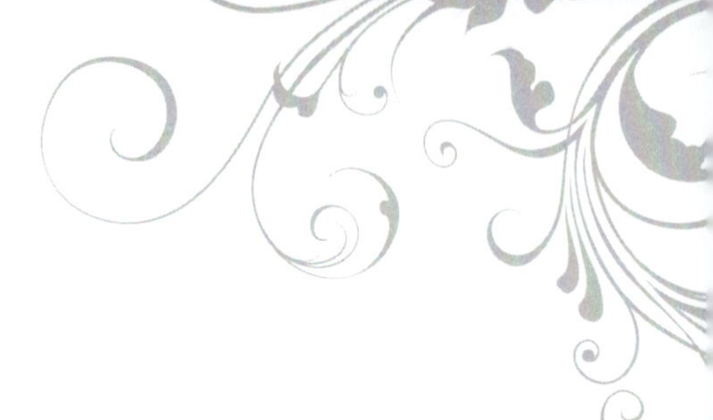

5．缓解腿部水肿——简易战士式

练习简易战士式时，需要用辅助椅。这个体式由战士二式、战士一式这两个经典的瑜伽体式组合而成，对孕妇双腿、背部和腹部都有很好的锻炼效果。

建议练习时间： 上午9点、下午2点或晚上9点
难度指数： ★★
呼吸方式： 腹式呼吸
修炼次数： 3次

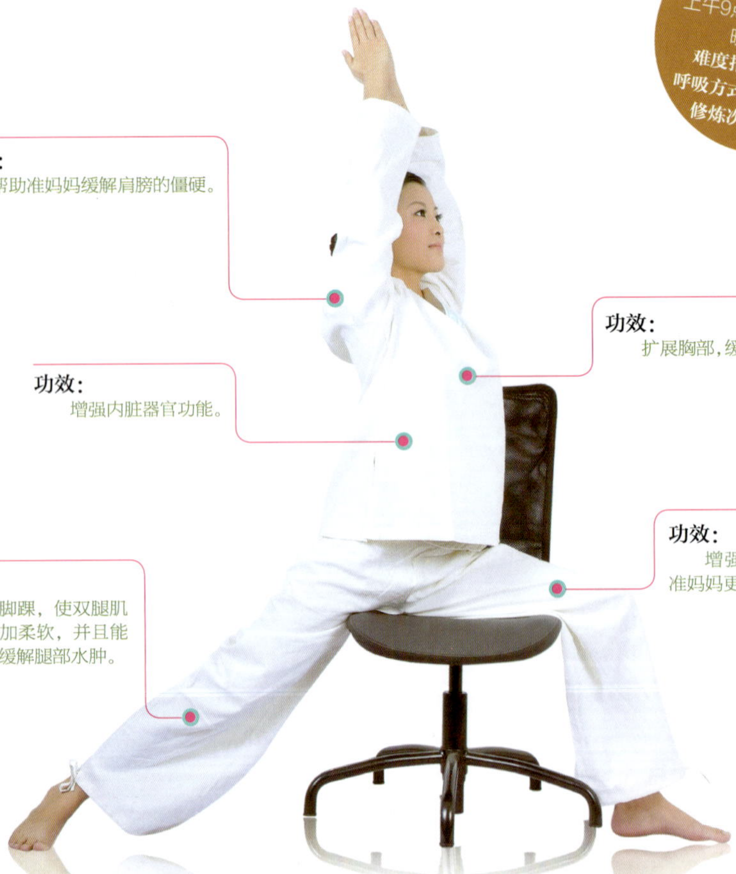

功效：
帮助准妈妈缓解肩膀的僵硬。

功效：
扩展胸部，缓解乳房胀痛。

功效：
增强内脏器官功能。

功效：
增强双腿的力量，使准妈妈更好地支撑腹部。

功效：
强健脚踝，使双腿肌肉变得更加柔软，并且能够有效地缓解腿部水肿。

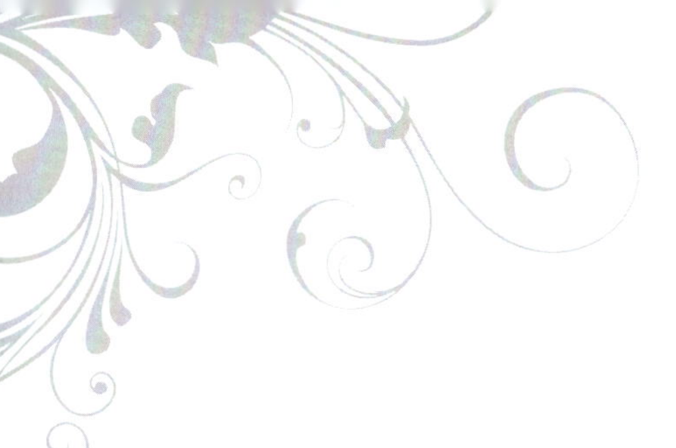

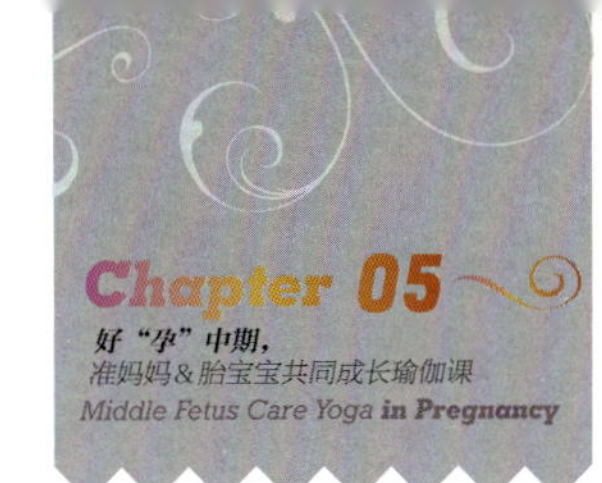

请跟我一起练

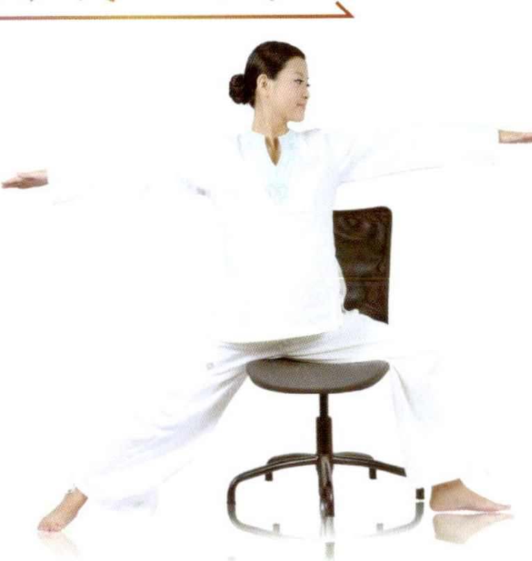

Step1: 小心地坐在椅子上，双腿尽量打开。向左转动身体的同时伸展右腿，双臂打开呈一条直线，眼睛向左手方向看，保持3次完整的呼吸。

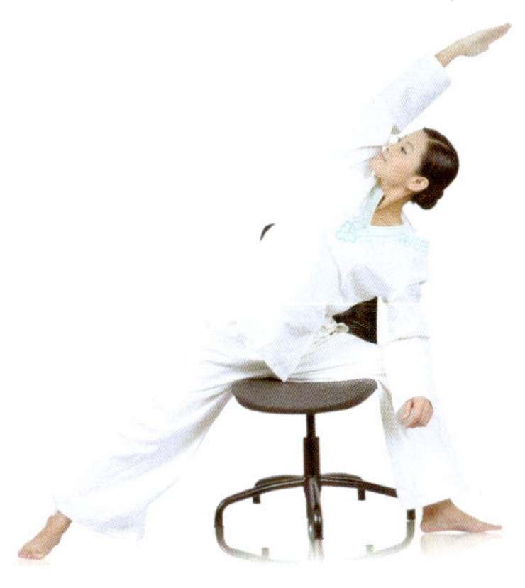

Step2: 将左手自然地放于左大腿上，向上伸展右臂，使右臂与右腿呈一条直线。伸展手臂时转动上身，呼吸时伸展肋骨。

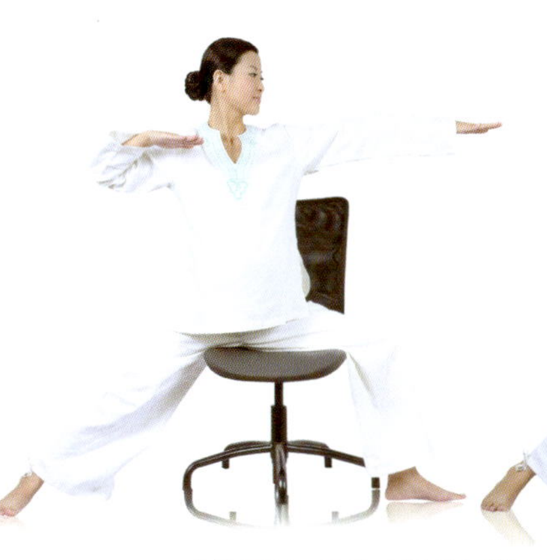

Step3: 身体回正，弯曲右肘的同时伸展左臂，使其在一条直线上，向外伸展左臂，眼睛向左手方向看，保持3次完整的呼吸。

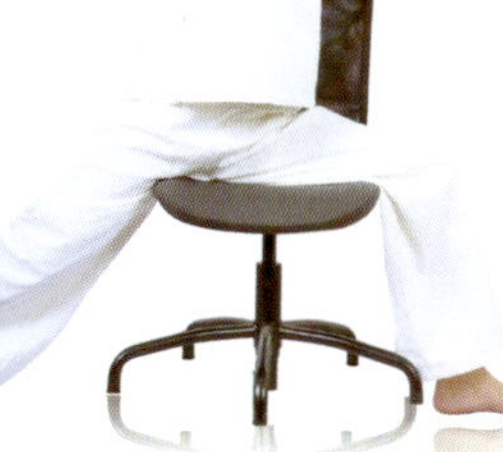

Step4: 双臂向上伸展，双手合十，保持肘部伸直。呼气，将意识集中在脚跟后侧。

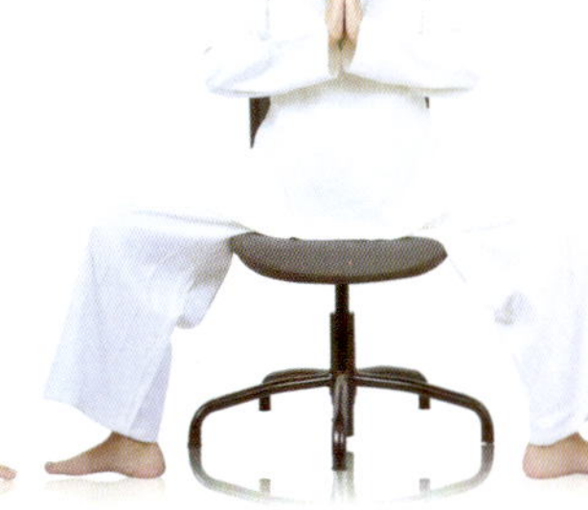

Step5: 身体回正。双手在胸前合十，保持平稳的呼吸。反方向继续练习。

【好孕练习要诀】 在练习的过程中，使用结实的椅子来支撑身体，这不仅能方便准妈妈练习，还能减轻骨盆韧带的疲劳。必要时，将椅子贴近墙壁，增强稳定性。

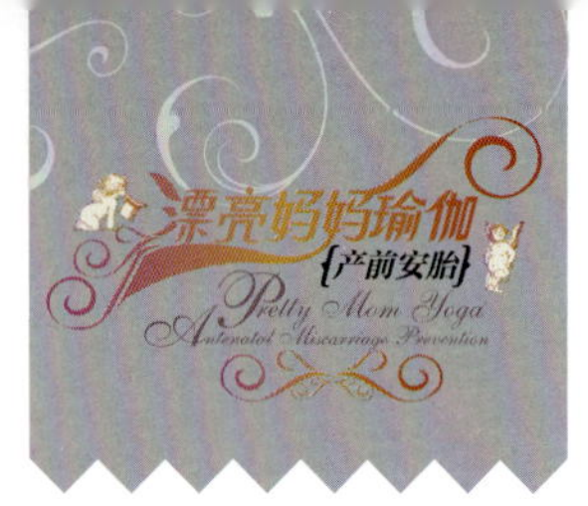

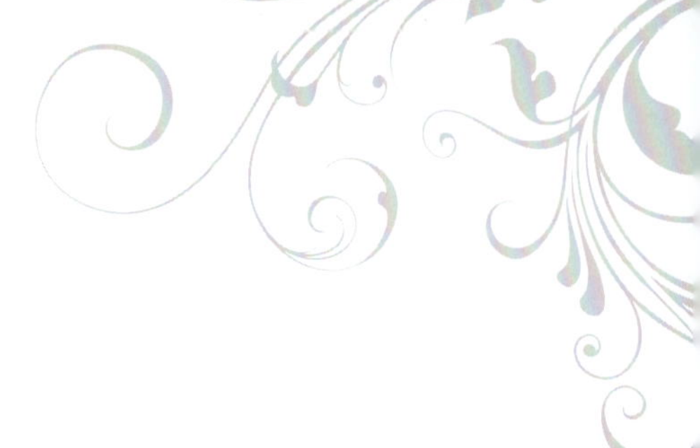

6．防止眩晕——树式

树式是用一只腿维持身体平衡的姿势。孕中期后，有些准妈妈会出现头痛、晕眩和眼花的症状。经常练习树式，可以抵制晕眩、平衡身心。

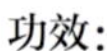

建议练习时间： 早上7点或晚上7点
难度指数： ★★
呼吸方式： 腹式呼吸
修炼次数： 3～4次

功效：
培养专注力，平静情绪。

功效：
增强身体的平衡力，预防和缓解孕期眩晕。

功效：
调整身体线条，防止胸部下垂。

功效：
放松髋部，补养和加强腿部、背部的肌肉。

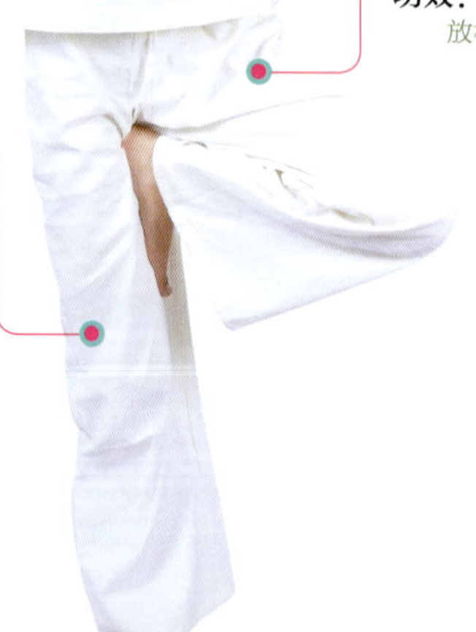

功效：
改善体态，锻炼小脑，增强稳定性。

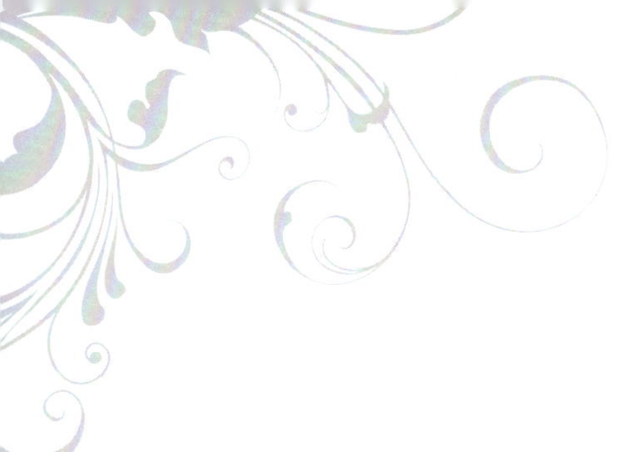

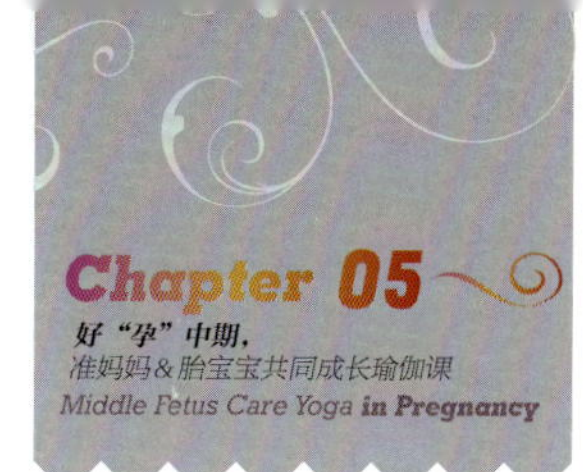

请跟我一起练

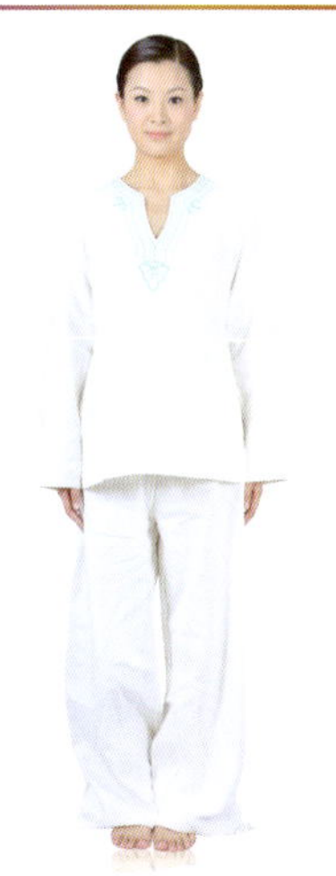

Step1: 站立，双脚并拢，腰背挺直，双手自然垂于体侧，目视前方。

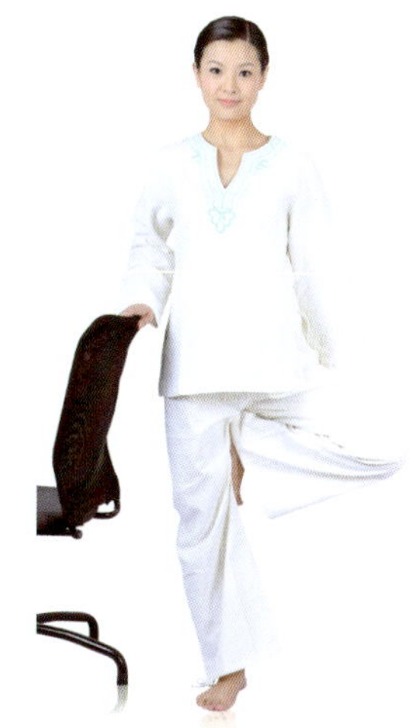

Step2: 屈左膝，用左手把左脚抬起，左脚掌贴紧右大腿内侧，左脚跟靠近会阴。

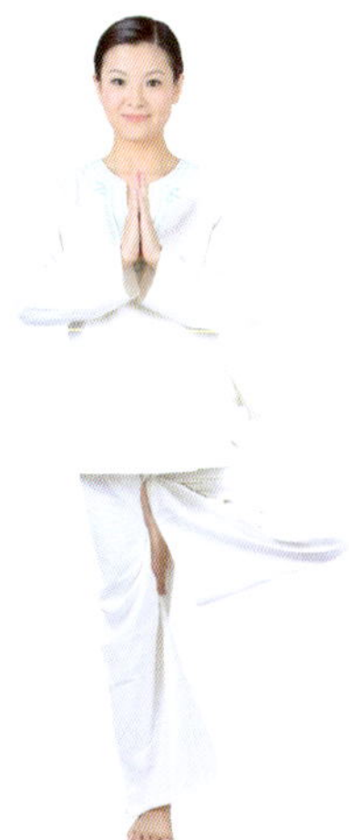

Step3: 双手回到初始位置，双手合十，大拇指相扣。

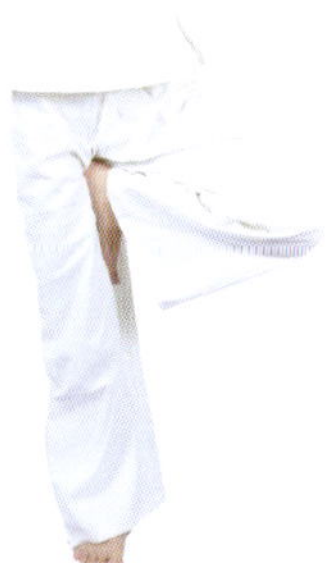

Step4: 吸气，双臂高举过头顶，向上方延伸。保持单脚站立的姿势5～10秒钟，呼气还原，换另一边练习。

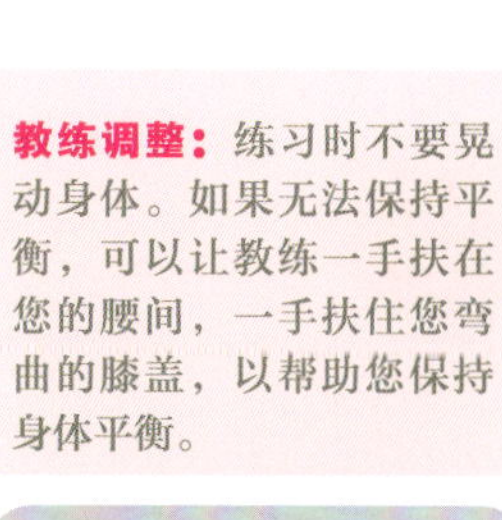

教练调整： 练习时不要晃动身体。如果无法保持平衡，可以让教练一手扶在您的腰间，一手扶住您弯曲的膝盖，以帮助您保持身体平衡。

【好孕练习要诀】 准妈妈在做树式时，如很难保持平衡，可以扶着椅子或靠着墙壁作为支撑进行练习。

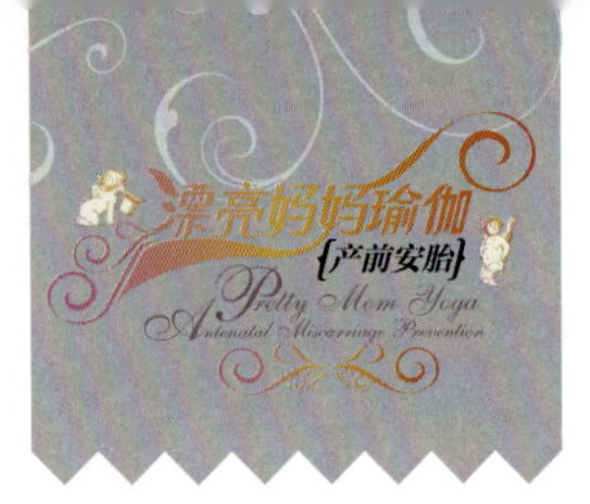

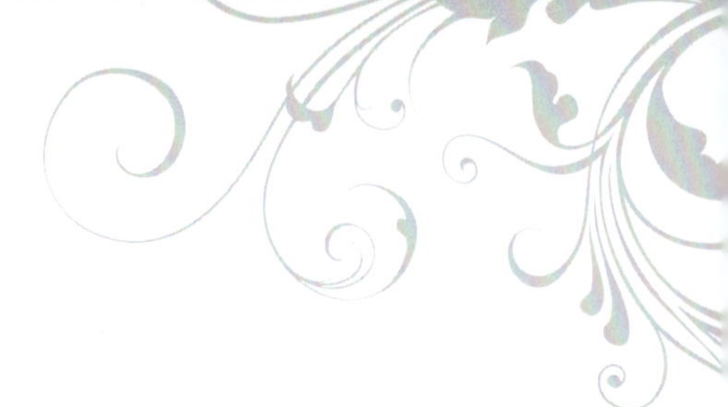

7．淡化妊娠纹——阿帕那式

阿帕那式虽然简单，却是腿部和臀部参与运动的姿势，可以有效锻炼身体的协调能力，做起来非常舒适。此式非常适合孕早期、孕中期两个阶段练习。

建议练习时间：早上7点、中午2点或睡前
难度指数：★
呼吸方式：腹式呼吸
修炼次数：6次

功效：
收紧腹部肌肉，淡化妊娠纹。
快速排出体内的毒素，按摩腹部器官，促进胃部消化和吸收。

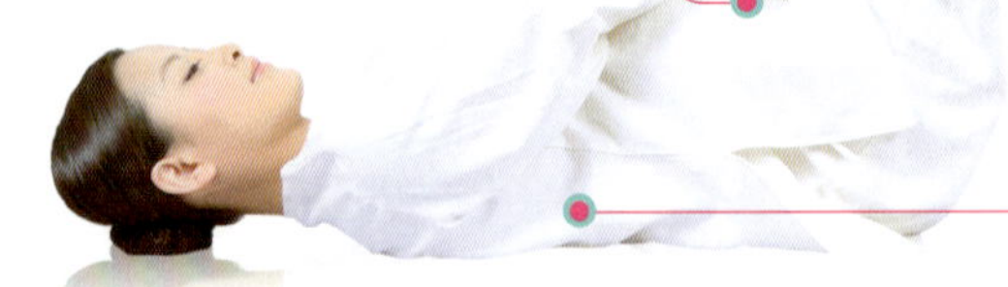

功效：
缓解背部疼痛，缓解静脉曲张。

请跟我一起练

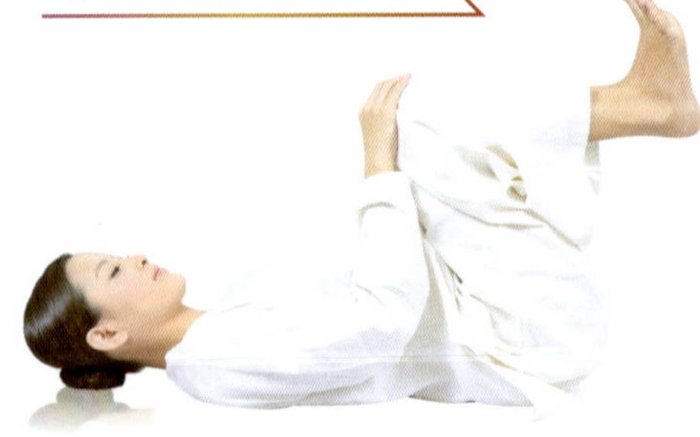

Step1: 仰卧，将膝盖弯曲至胸前，双脚并拢，双手一直放在两膝上。

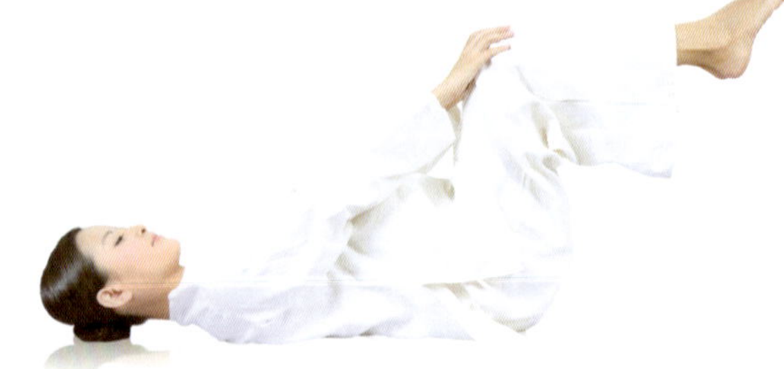

Step2: 吸气，手肘伸直，缓慢推动膝部与身体分离。呼气，双膝收回至胸前，重复10～20次。

【好孕练习要诀】在练习时，臀部要一直贴紧地面。如果觉得下背部疼痛，在抱住膝盖向胸前靠拢时，将背部紧贴在地面，这样有助于减轻疼痛。腹部过于隆起的准妈妈要小心，不要压迫到腹部。

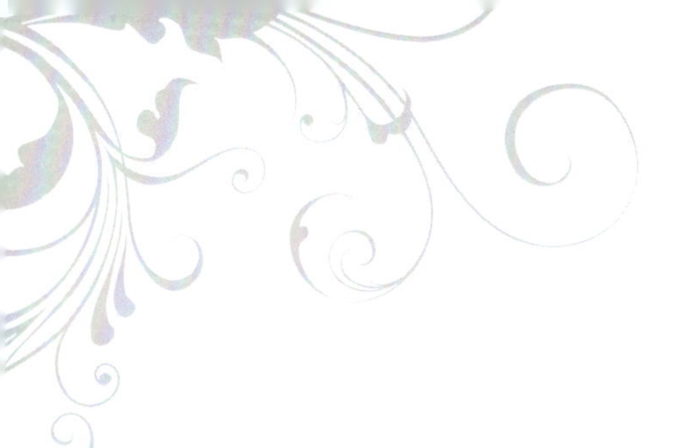

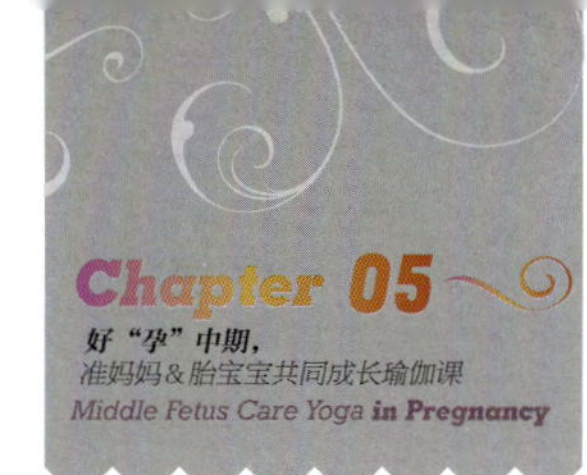

8. 消除副乳——坐山式

坐山式的功效包括了瑜伽坐姿的大多数功效。在这个体式中，双臂伸展过头，手指相扣，腹部器官被向内拉伸，胸部得到完全扩展，能够有效地消除副乳。

建议练习时间：早上7点、中午1点或下午4点
难度指数：★
呼吸方式：腹式呼吸
修炼次数：4次

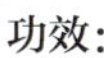

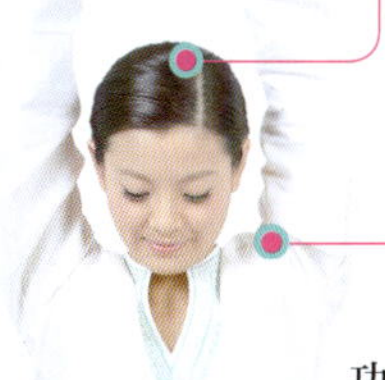

功效：有助于养护神经，稳定情绪。

功效：舒活肩关节，消除双肩僵硬。

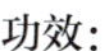

功效：完全扩展胸部，使胸部肌肉得到加强，保健乳房，消除副乳。

功效：缓解背痛，改正不良姿势，使更多氧气进入体内。

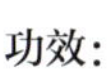

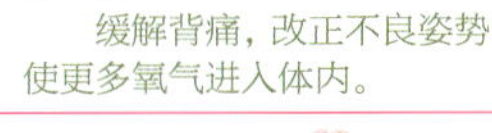

功效：产后练习此体式，帮助治疗月经不调、子宫移位等病症。

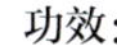

请跟我一起练

Step1: 采用舒适的坐姿坐好，上身挺直。

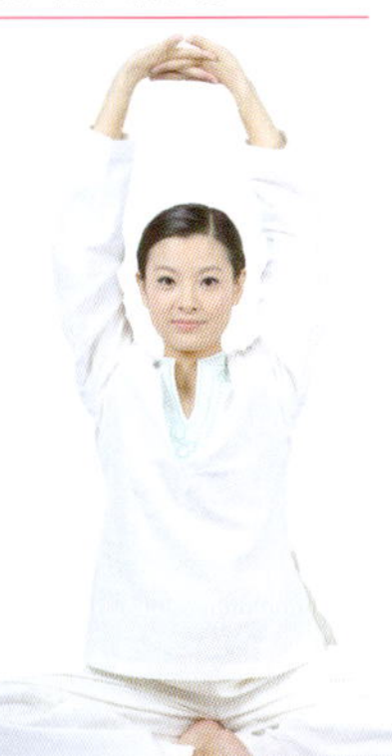

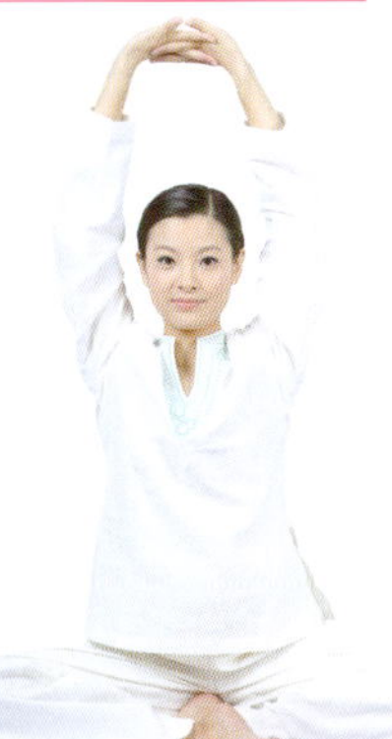

Step2: 十指相交，掌心翻转向上，双手伸展举过头顶，保持腰背挺直。

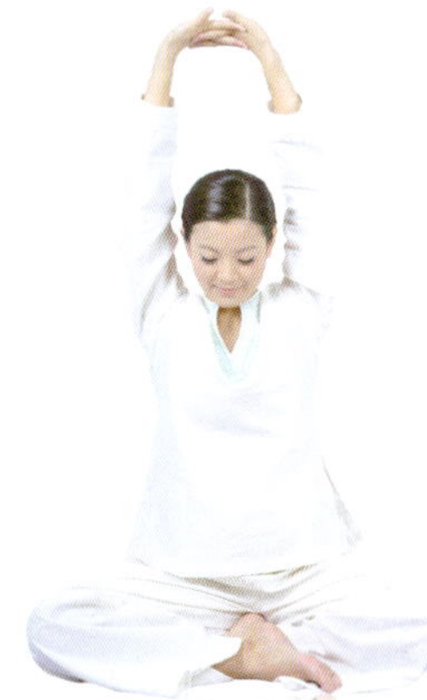

Step3: 下巴抵在胸骨上，两臂尽量向高处伸展，深长而平稳地呼吸。保持30秒钟，然后还原至初始坐姿，掉换交叉的双腿和相扣的双手继续练习。

【好孕练习要诀】盘坐时如果髋部不适，可以借助瑜伽砖进行练习。在练习的过程中，要始终保持腰背挺直。

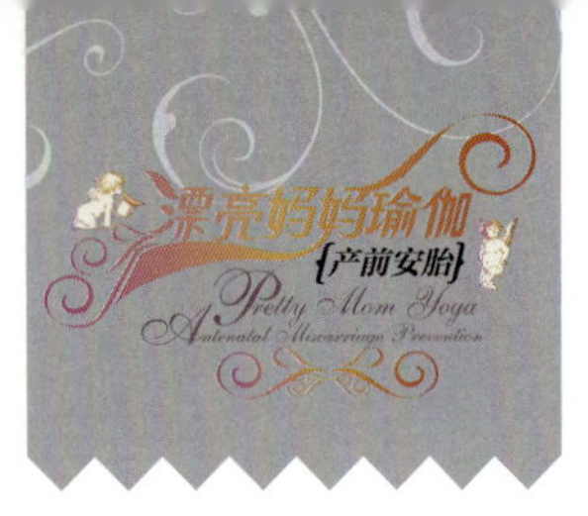

9. 缓解孕期失眠——月亮式变体

月亮式变体是一个相对轻松的姿势，能够帮助您安定情绪、放松身体，也可作为冥想练习前的准备姿势。准妈妈在睡前练习月亮式变体，可以消除内心的焦虑与不安，有助于尽快入睡，提高睡眠质量。

建议练习时间：早上7点、上午11点或睡前
难度指数：★
呼吸方式：腹式呼吸
修炼次数：3~5次

功效：
增强骨盆肌，放松坐骨神经，调节肾上腺的功能。
对骨盆发育不全的妇女有利，消除性功能失调。

功效：
有助于消除便秘，强化消化系统，治疗坐骨神经痛。

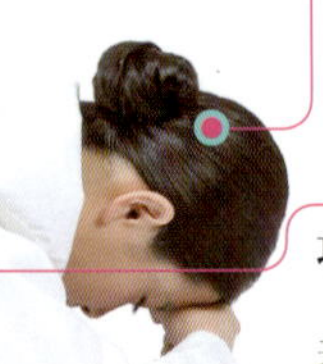

功效：
很好地平复情绪，安定神经。

功效：
放松肩、髋和膝等关节。

请跟我一起练

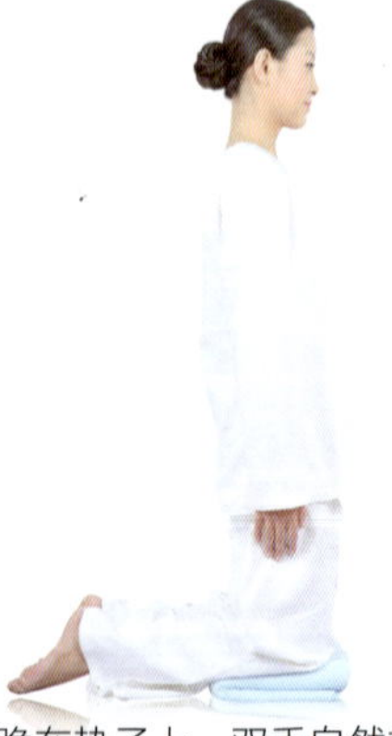

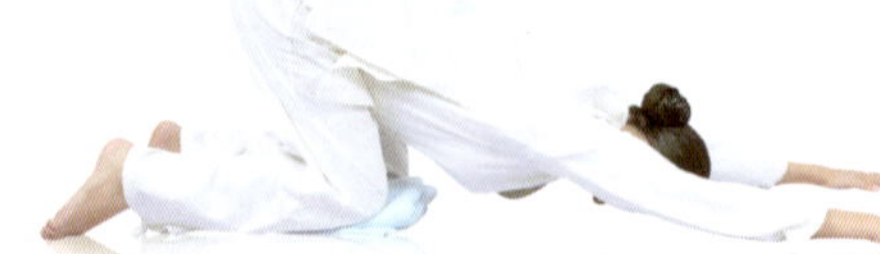

Step2: 吸气，延伸身体。呼气，同时身体慢慢向前倾，直至额头着地，手臂前伸与肩同宽，双腿舒适地分开，肩膀向地面自然下垂。放松，保持轻柔的呼吸。

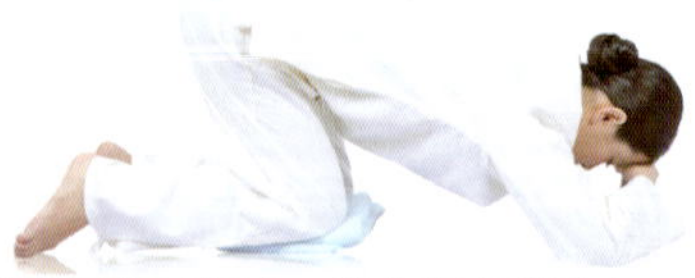

Step1: 跪在垫子上，双手自然放于体侧，腰背挺直，大腿与地面垂直。

Step3: 双手握拳叠起来，额头靠在拳头上，保持自然的呼吸，15秒钟后还原至初始姿势。

【好孕练习要诀】在练习时，双膝可以更大地打开，给隆起的腹部提供更大的空间。注意把意念放在脐轮、海底轮或者呼吸上。

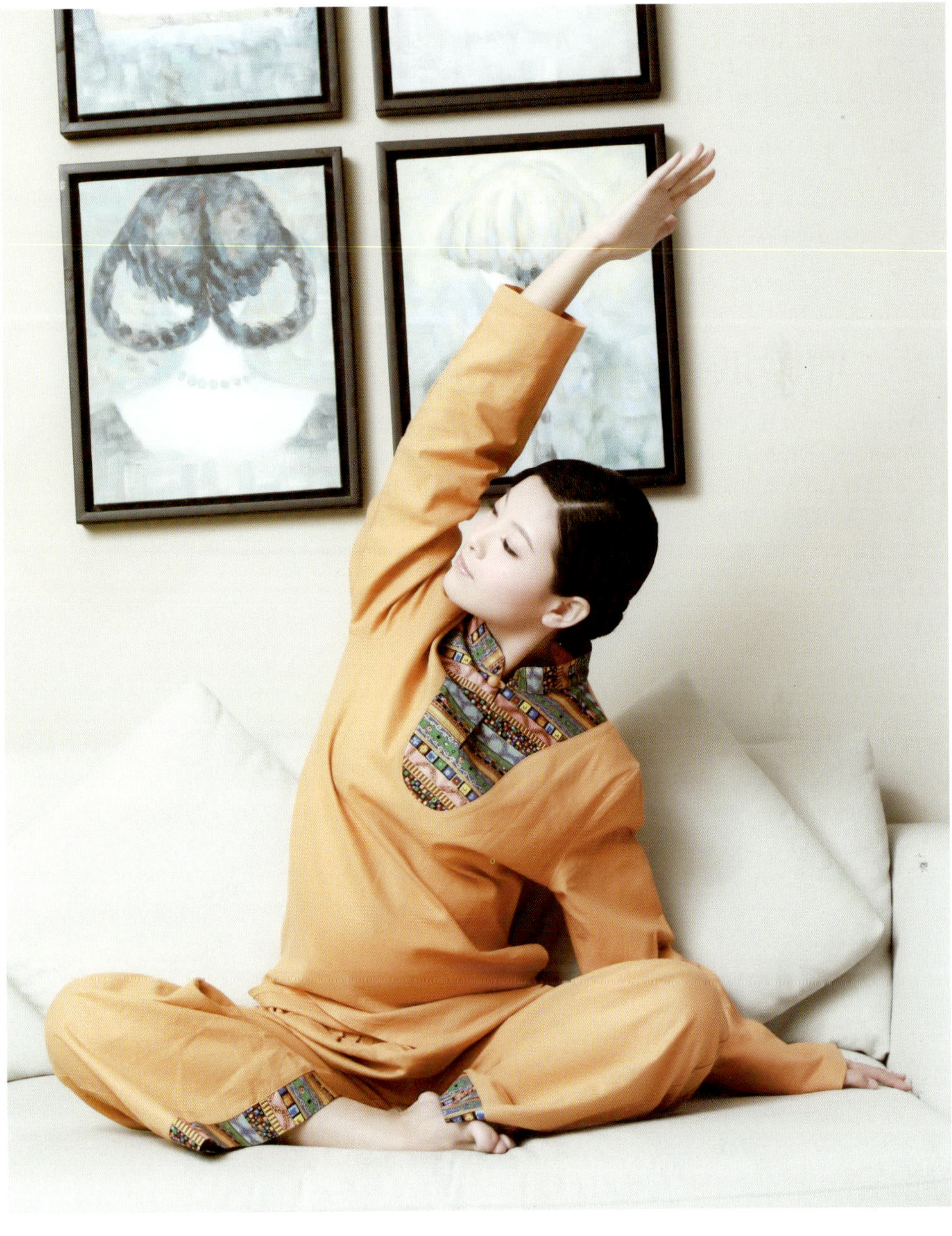

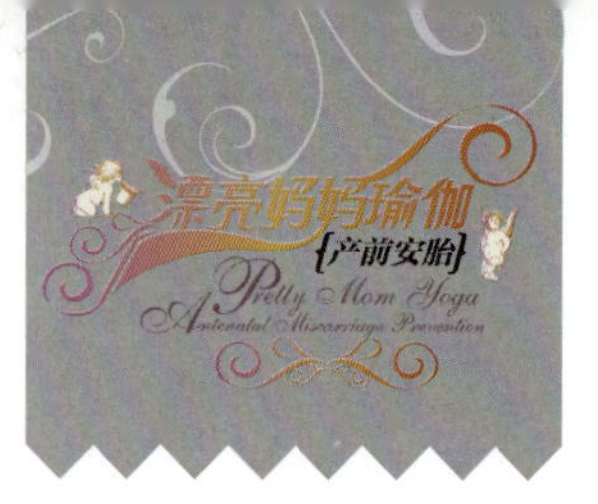

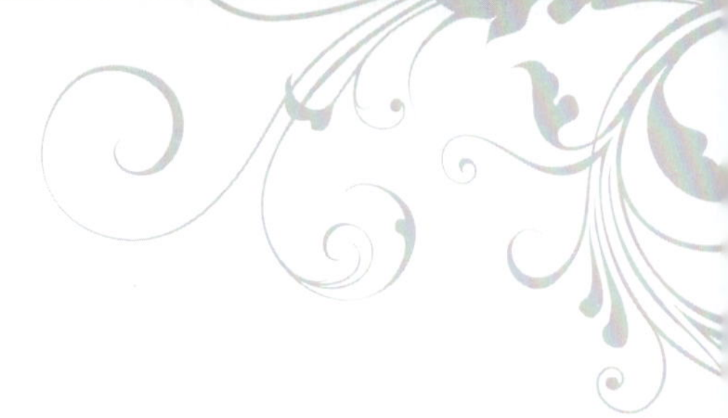

三、健康密令，“孕”味十足好心情

Yoga Bringing the Pregnant Health and Good Feelings

通过瑜伽练习，准妈妈可以与胎宝宝一起运动，建立最亲密的联系。这个阶段，瑜伽还可以帮助准妈妈获取更多的能量，以乐观、愉悦的心态伴随胎宝宝的成长。这个时期准妈妈可以做一些矫正脊椎、背部伸展、增加腿部力量的动作，促进血液循环。

1．增强抵抗力——战士二式

战士二式体现了战士强有力的冲劲，强调注意力、力量和勇气，能够增强准妈妈的抵抗力。趁胎宝宝在子宫里睡得安稳，准妈妈可以做像战士二式这样大开大合的体式，但最好是借助椅子练习，并且动作要缓慢、轻柔、小心，为生产做好准备。

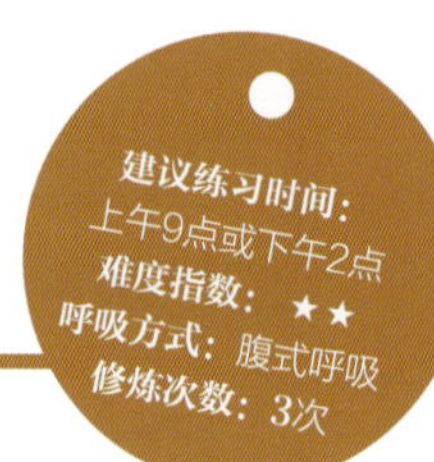

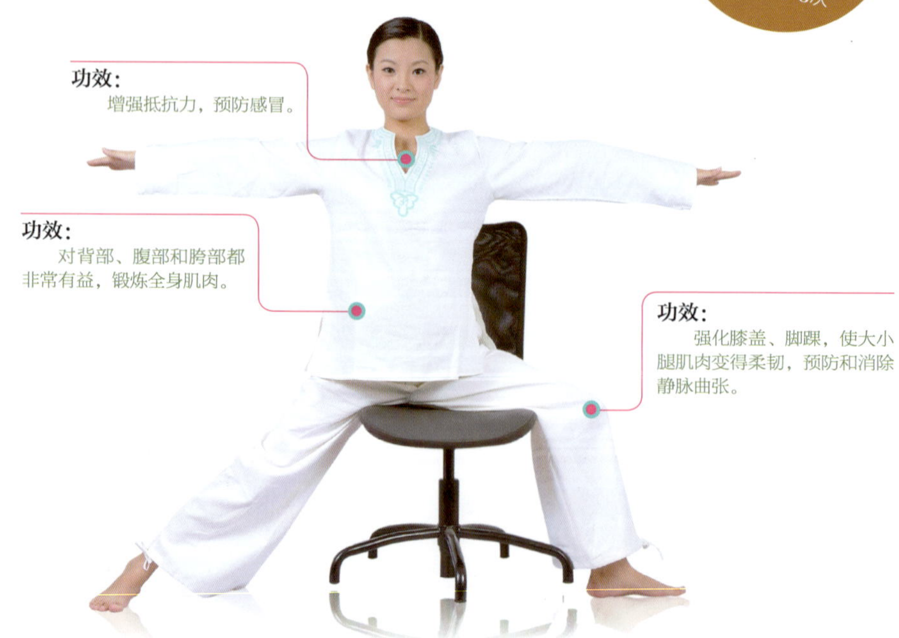

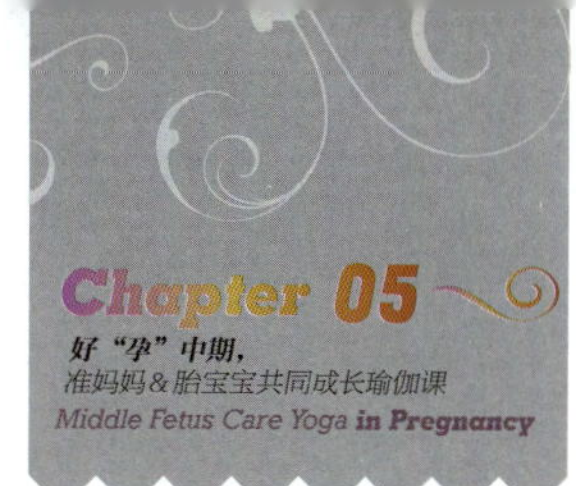

请跟我一起练

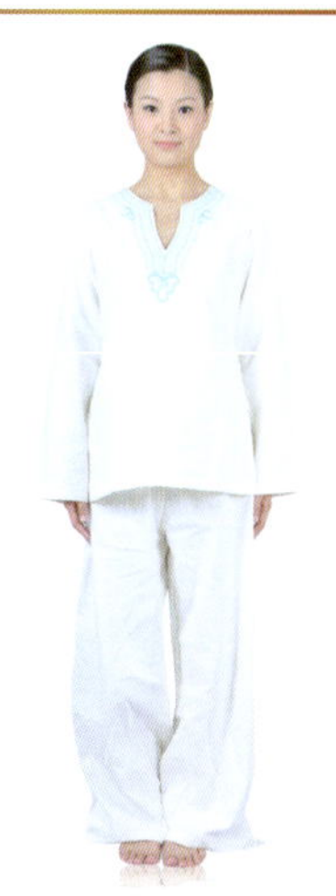

Step1: 基本站姿，双腿伸直并拢，双臂自然垂于体侧。

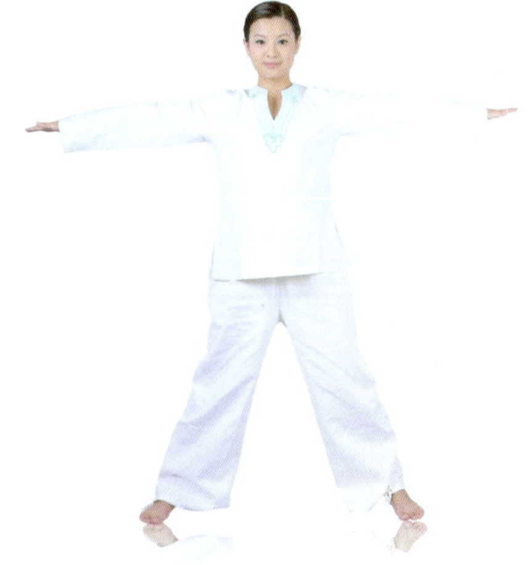

Step2: 吸气，双腿左右尽量分开，双臂向两侧打开呈一条直线。

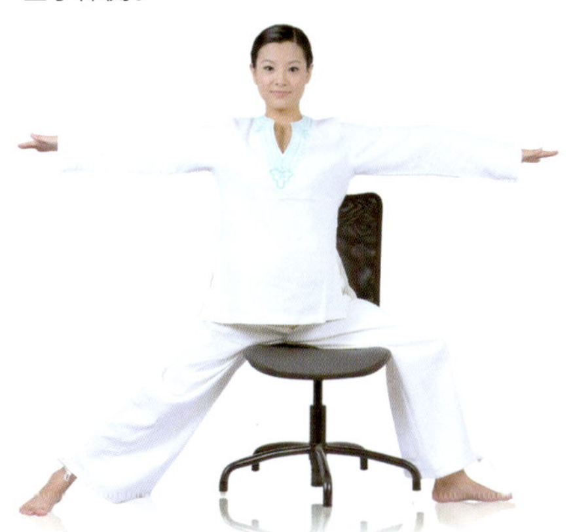

Step3: 呼气，左脚向左侧转90°，使左小腿与地面垂直，左大腿与左小腿垂直，右腿伸直，将双臂向左右侧无限延伸。

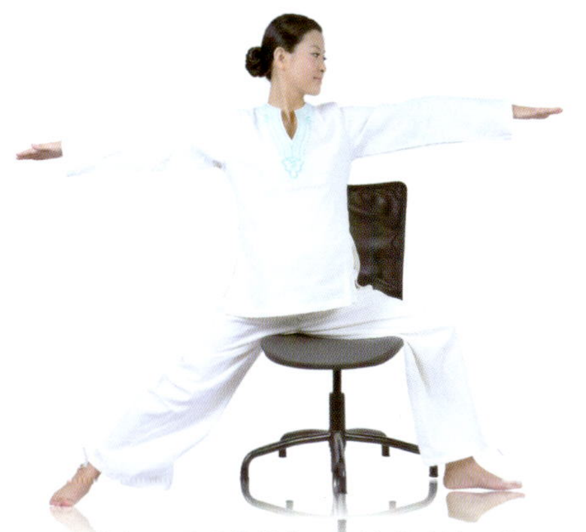

Step4: 脸朝左，眼看左前方，保持数秒钟。然后双臂自然下垂，掌心轻贴大腿两侧，身体还原至初始姿势，换另一侧重复练习。

【好孕练习要诀】随着胎宝宝的发育，准妈妈可以借助辅助椅练习战士二式，以便保持身体的平稳和达到更好的功效。

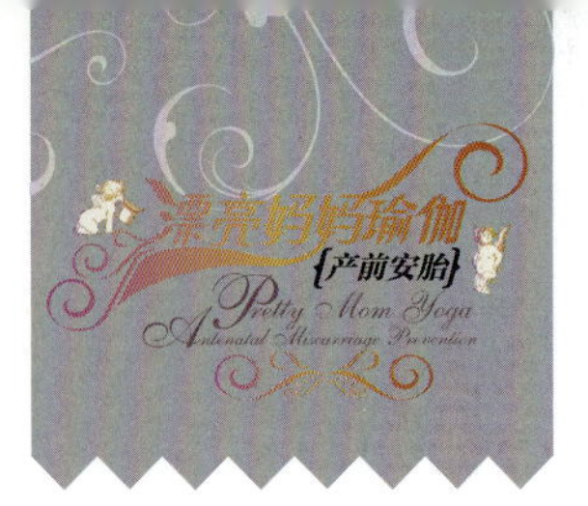

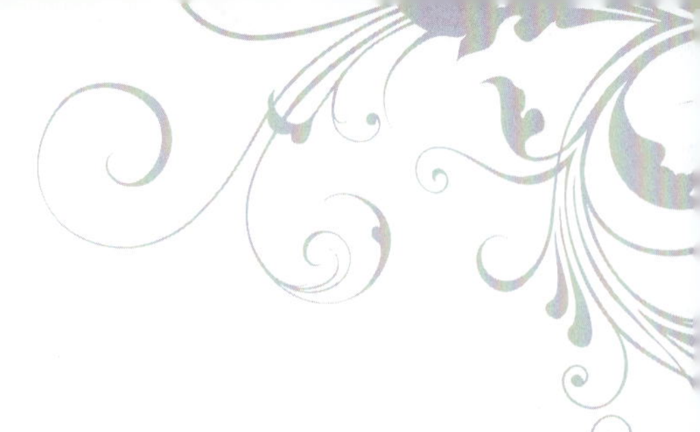

2. 放松胯部——摇篮式

摇篮式是保持束角式的坐姿，分别向左、向右摇摆的体式，能使胯部的肌肉放松、变柔软，从而减轻分娩的痛苦。

建议练习时间： 上午8点、下午4点或晚上9点
难度指数： ★★
呼吸方式： 腹式呼吸
修炼次数： 4次

功效：
舒展髋部、骨盆肌肉。
放松胯部，促进血液循环。

功效：
缓解腿部肌肉的紧张和僵硬感。

请跟我一起练

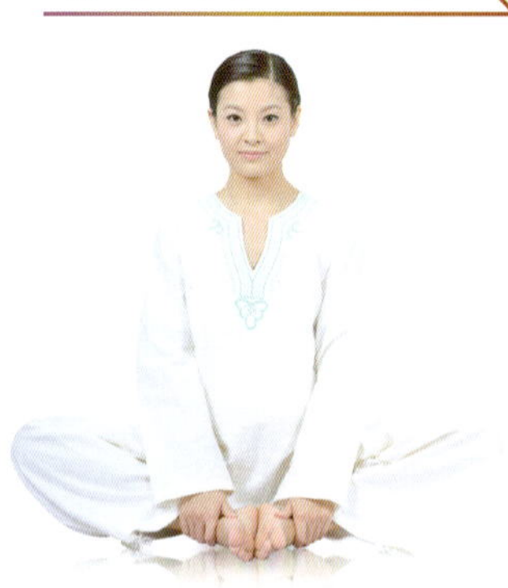

Step1: 屈膝盘坐，脚掌相对，双手抓住脚踝。

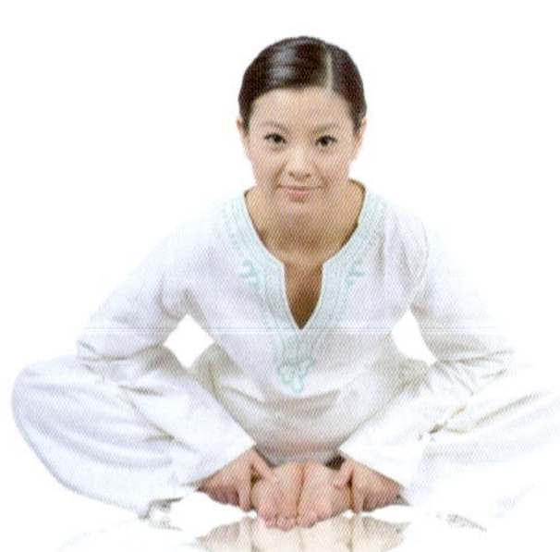

Step2: 身体稍微前倾，双手肘分别压住大腿内侧。

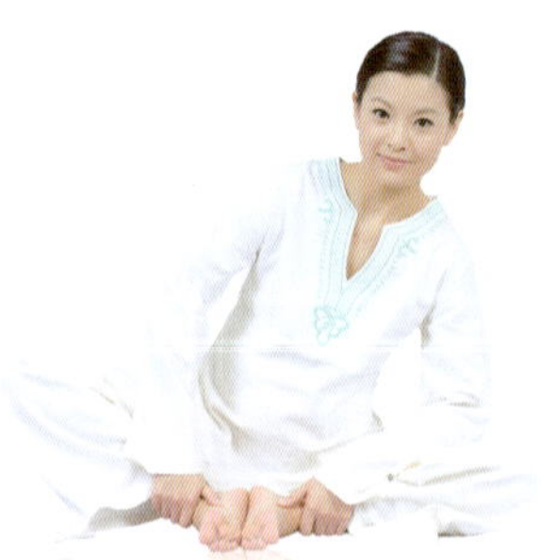

Step3: 向左摇摆，注意保持稳定。

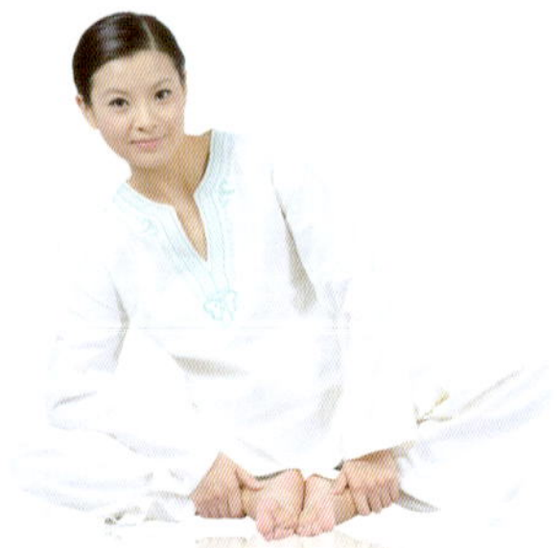

Step4: 向右摇摆，重复动作6～8次后还原至坐姿，放松。

【好孕练习要诀】 准妈妈可以坐在垫子上练习，动作幅度要小。

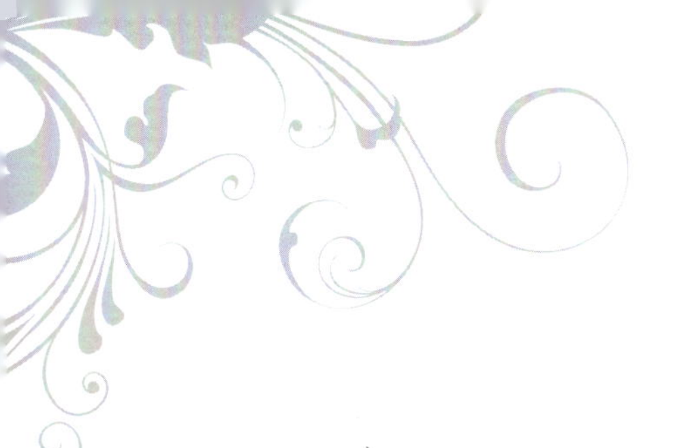

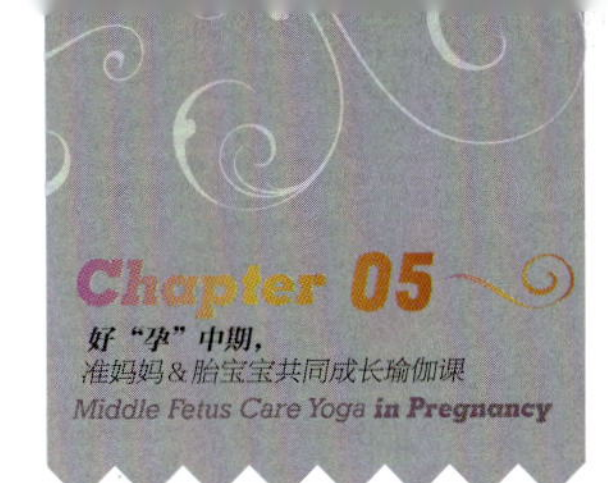

3. 舒展骨盆——猫式

猫式是模仿猫伸懒腰时的姿势。练习猫式是一种温和、有效的热身方式，配合柔和、缓慢的呼吸，能够很好地伸展背部和腹部肌肉、舒展骨盆，还能放松肩颈和脊椎，让身体舒适、精神放松、心情愉悦。

建议练习时间：上午9~10点
难度指数：★★
呼吸方式：腹式呼吸
修炼次数：3~4次

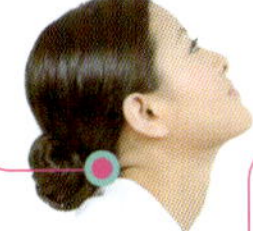

功效： 放松肩颈，让身心处于放松、精神处于愉悦的状态，缓解压力。

功效： 舒展骨盆，保养卵巢，帮助子宫回复正常位置。

功效： 拉伸背肌和脊柱，消除背部僵硬和疲劳，使脊柱更富有弹性。

功效： 按摩腹部脏器，收紧腰腹肌肉，激发腰腹部力量，加速脂肪的代谢和燃烧。

功效： 加强双臂双腿承重力，柔化四肢线条。

功效： 补养和强化神经系统，改善全身血液循环，改善消化系统。

请跟我一起练

Step1: 身体呈四脚板凳状跪立在叠好的薄毯上，双手和双膝着地，脚背贴地。双臂、双大腿分开一肩宽，且与地面垂直。

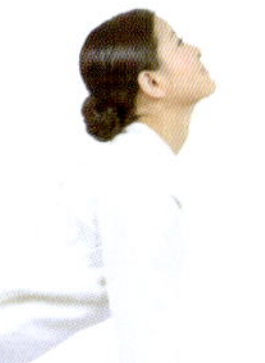

Step2: 吸气，抬头、提臀、塌腰，双眼尽量向上看。

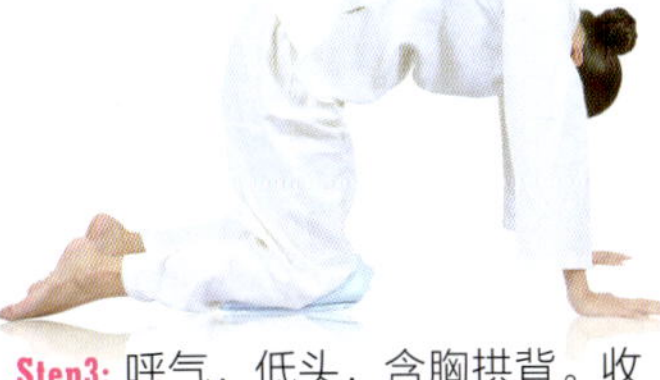

Step3: 呼气，低头，含胸拱背。收紧腹部肌肉，用下巴触碰锁骨，臀部尽量向下沉，大腿始终垂直于地面。重复5~10次练习后，休息放松，身体还原。

【好孕练习要诀】 脖子要尽量抬高，但不是过分向后弯曲颈部。腹部尽量向下沉，但当身体感觉疼痛时就立刻停止。动作要配合呼吸，并充分感受后腰的伸展和压缩。

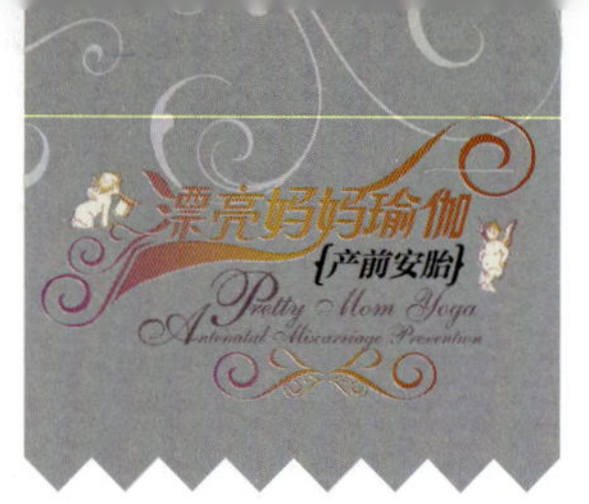

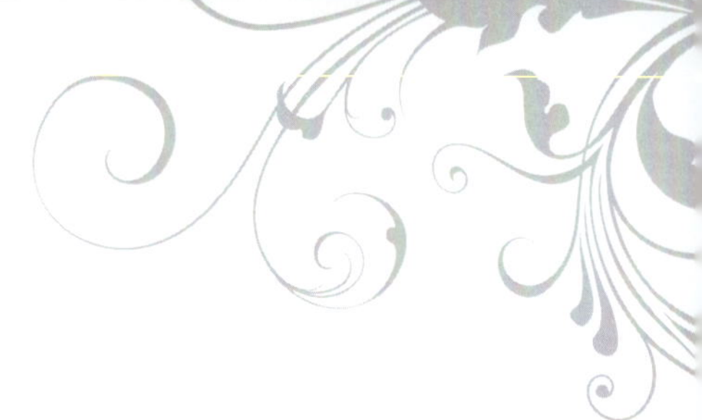

4. 强健耻骨——简易跪坐伸展式

简易跪坐伸展式是一种有利于分娩的体式，也是很好的放松方法。跪坐伸展对伸展骨盆肌肉、下背部及臀部肌肉的帮助极大。

建议练习时间：上午9～10点、下午4点或晚上8点
难度指数：★★
呼吸方式：腹式呼吸
修炼次数：2次

功效：
提高身体的平衡性和对全身肌肉的控制能力。

功效：
伸展下背部、骨盆以及臀部肌肉。

功效：
活动髋部肌肉，增加盆腔围度。

功效：
预防坐骨神经痛。

功效：
加强耻骨肌肉。

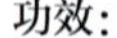

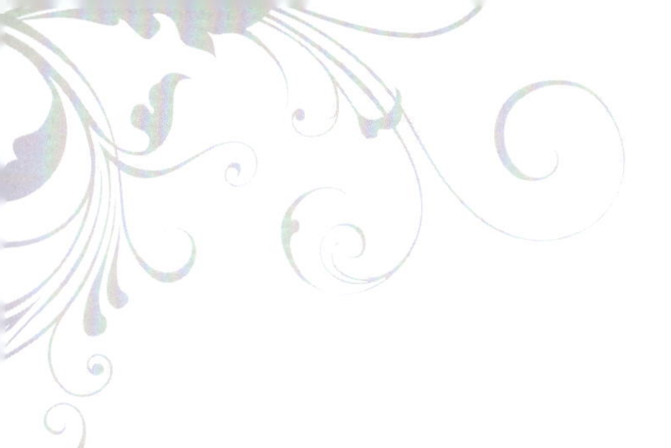

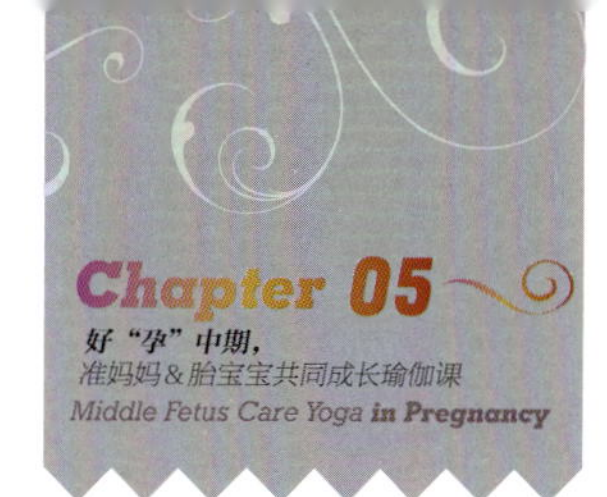

请跟我一起练

【好孕练习要诀】在练习时，双膝不要开得过宽，否则不利于分娩。手臂要伸直，以保持脊柱正直。

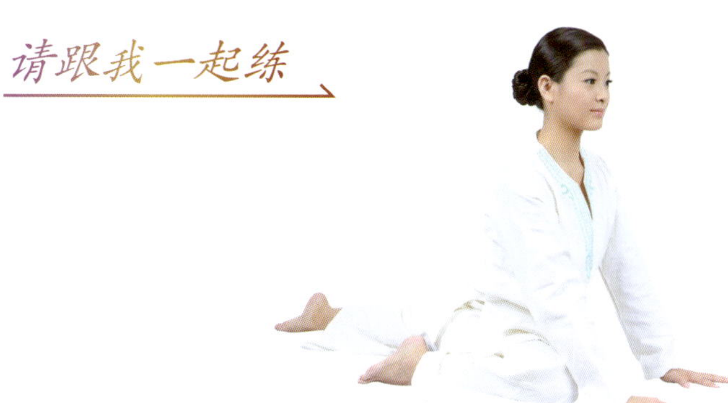

Step1: 跪坐，双手放于身前，左腿向后伸直，脚尖向后，让臀部放落，保持深长的呼吸后放松。

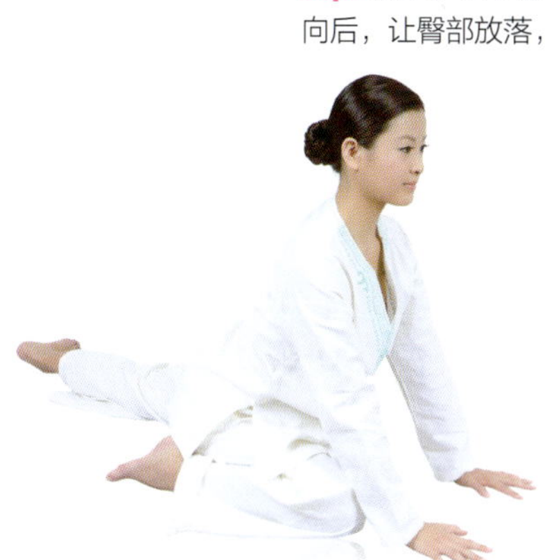

Step2: 左脚朝外转动，保持头、颈、脊柱在一条直线上。保持4次深长的呼吸，还原，反方向继续练习。

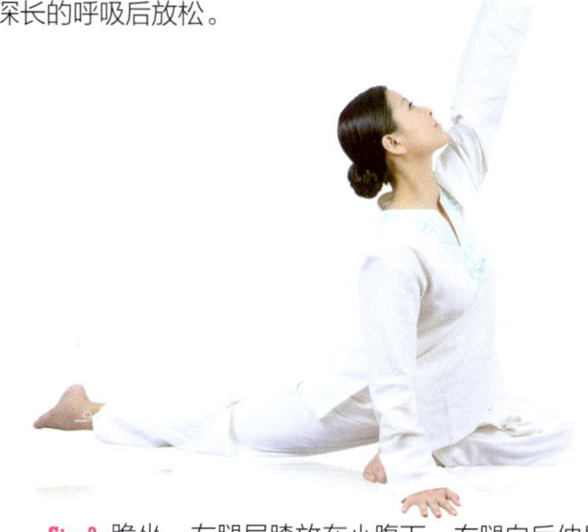

Step3: 跪坐，左腿屈膝放在小腹下，右腿向后伸展，左手抬起，右手伸直撑于体前的地板上，感受从右脚趾到左手指的伸展。保持4次深长的呼吸，还原，反方向继续练习。

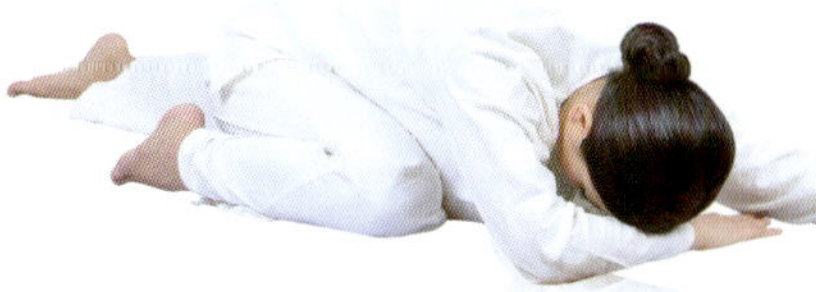

Step4: 像猫式一样坐在脚后跟上，俯身，伸直左手臂，弯曲右手臂，前额放在右手臂上。保持4次深长的呼吸，呼气时伸展脊柱，然后换另一侧继续练习。

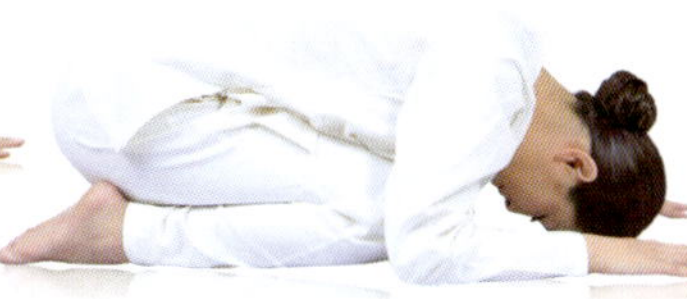

Step5: 以猫式放松，双膝以舒适的角度打开，双手臂屈肘，额头触地，保持深长的呼吸。

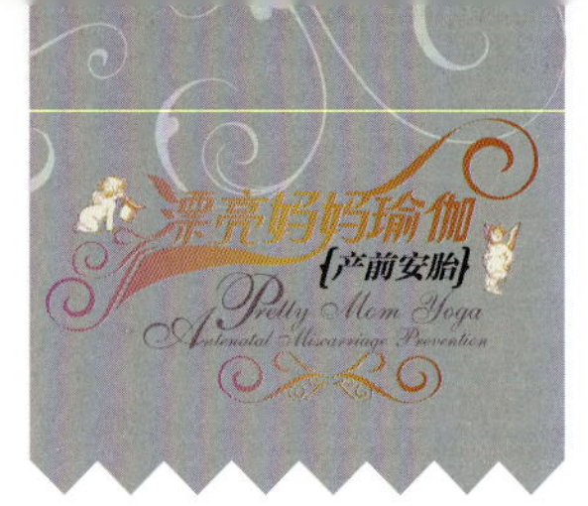

5．柔化产道——盆底肌伸展运动

在练习盆底肌伸展运动时，集中意识，通过呼吸控制盆底肌，从而增强其弹性，使阴道转化为分娩通道并且在产后能更快地恢复。每天花几分钟练习盆底肌伸展，不仅能够放松身体，还能柔化产道。

建议练习时间： 早上7点、上午9点、下午3点或睡前
难度指数： ★
呼吸方式： 腹式呼吸
修炼次数： 6次

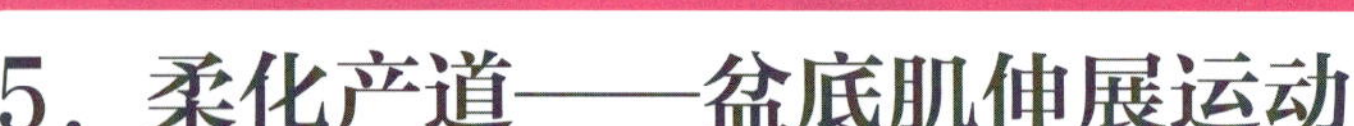

功效： 预防痔疮。

功效： 强化骨盆底，强健生殖系统，柔化产道。

功效： 减轻焦虑，舒缓情绪。

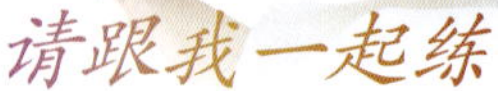

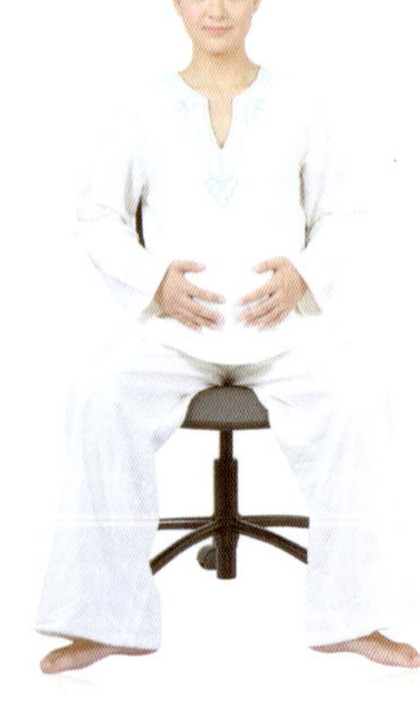

【好孕练习要诀】 如果手臂出现水肿，可以将叠好的毛巾垫在肘关节下面进行练习。

Step1: 坐在椅子上，屈膝。确保脊柱在最舒适的位置上支撑身体，双手自然地放于下腹部，将意识集中在骨盆底肌肉上，收紧然后放松，然后再收紧，反复数次。吸气，利用下背部和腹部肌肉的力量尽可能地收紧盆底肌。呼气，缓慢地放松盆底肌，并延长呼气的时间。

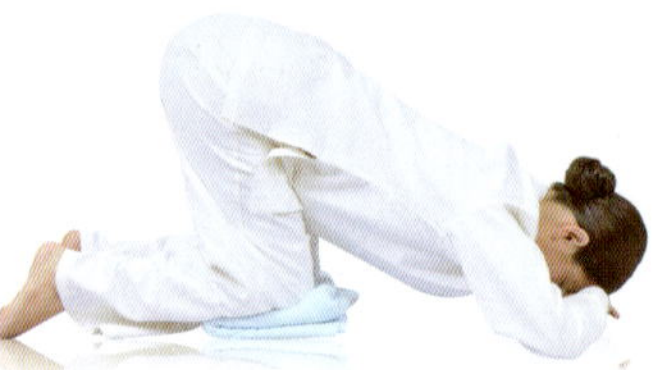

Step2: 以猫式跪坐于叠好的薄毯上，双膝稍稍分开。向前倾斜肘部并将额头放于双手手背上。吸气，收紧括约肌。呼气，完全放松，重复3次。然后将意识集中在尿道部位。平稳地呼吸时，快速地收紧并放松这个部位。最后，将意识集中在阴道两侧的肌肉上，尽量向内收紧。保持深长的呼吸，慢慢放松所有的骨盆肌肉，重复练习数次。

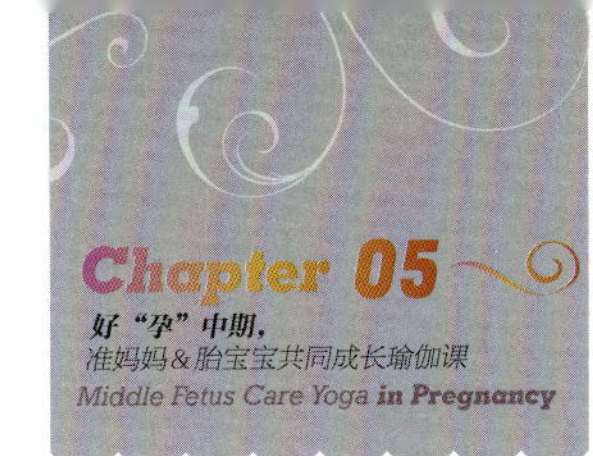

6. 矫正胎位——简易蛇击式

胎位不正容易导致难产。简易蛇击式能够帮助纠正胎位，辅助胎儿将臀部纠正为顺产式的头位。

建议练习时间：早上7点、上午10点或晚上7点
难度指数：★★
呼吸方式：腹式呼吸
修炼次数：4次

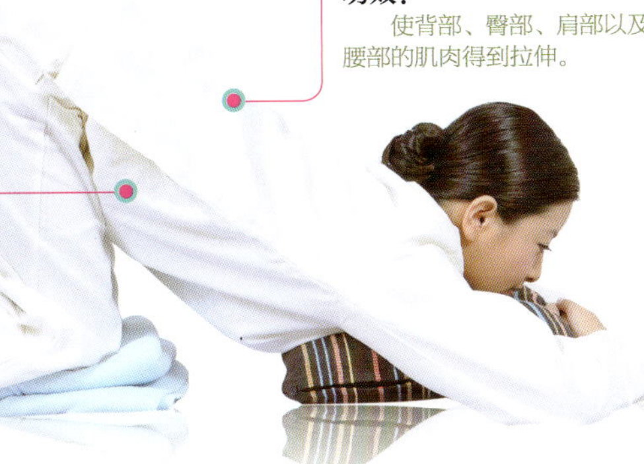

功效：

特别适用于胎位不正。强壮四肢，增强其力量。

功效：

使背部、臀部、肩部以及腰部的肌肉得到拉伸。

请跟我一起练

【好孕练习要诀】准妈妈要量力而行，不要过分注重动作的标准性。最好在第8个月时练习该体式。

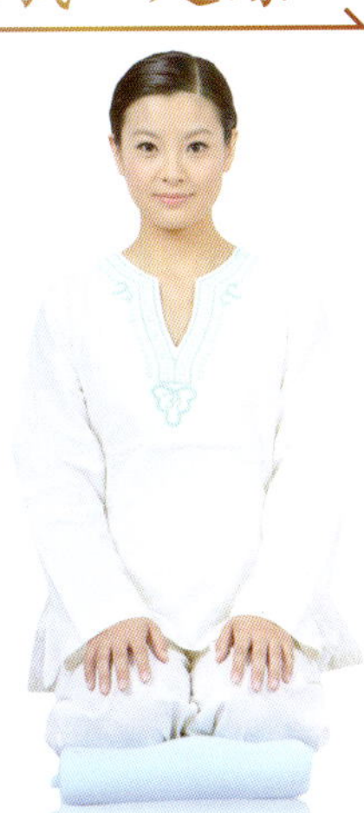

Step1: 跪坐于叠好的薄毯上，腰背挺直，双手放于膝盖上方。

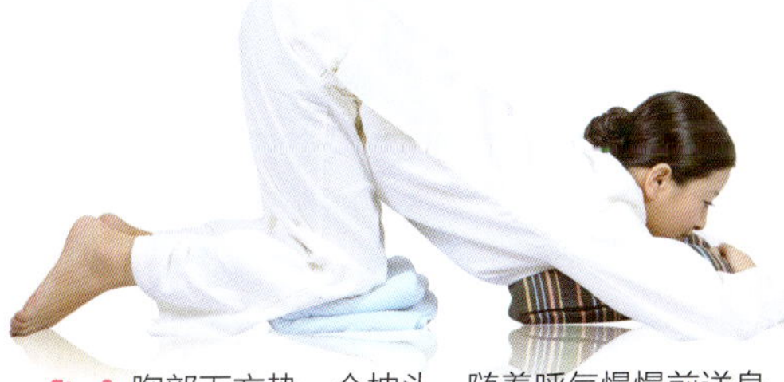

Step2: 胸部下方垫一个枕头，随着呼气慢慢前送身体，胸部落在枕头上。保持3次均匀的呼吸。呼气，慢慢立起身体，回到起始姿势。

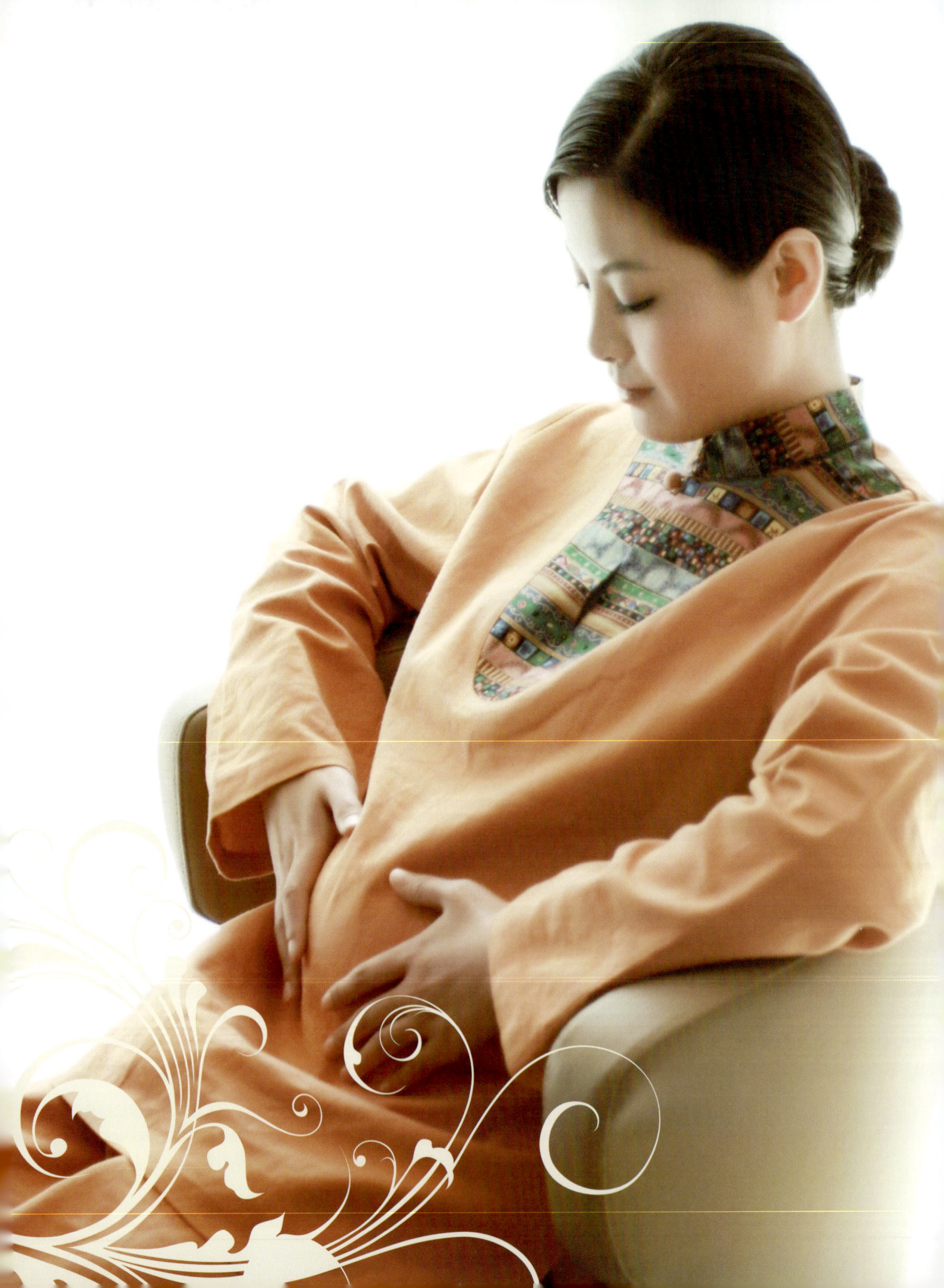

Chapter 06

好“孕”降临，准备迎接新生命的诞生

Perfect Preparations for **the New Birth**

孕晚期，胎宝宝已经成形，
准妈妈更能感受到即将为人母的那种喜悦与幸福。
由于腹部的增大，准妈妈的起居会变得越来越不方便。
这个阶段除了要休息好之外，还要做一些必要的运动，
这既能够帮助准妈妈消除怀孕对身体造成的各种不适，
又能够增强骨盆弹性、帮助顺利分娩、减轻生产痛苦。
还可以多练习瑜伽的呼吸练习。
在舒缓、轻柔、优美的瑜伽音乐中练习瑜伽，
对胎宝宝成长的好处是不言而喻的。

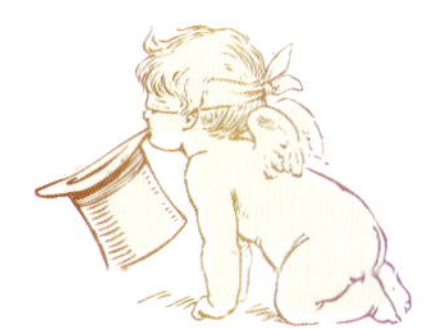

第三孕期（29~40周）

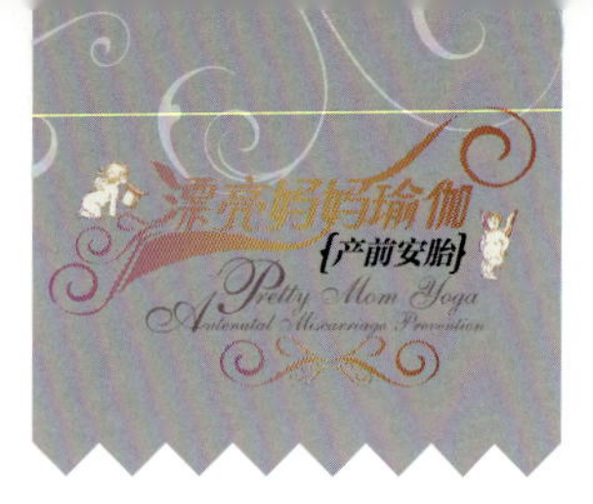

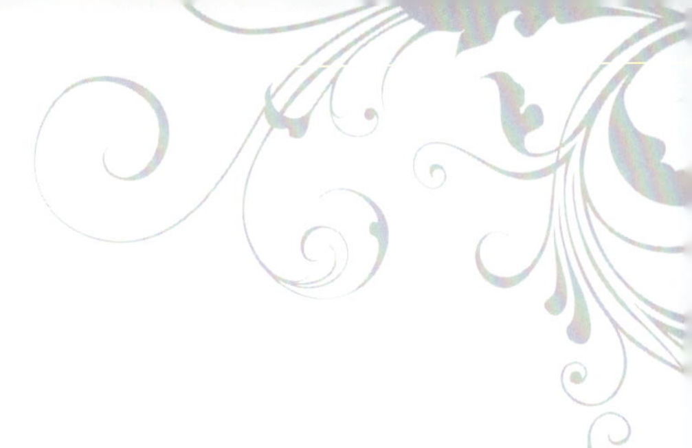

一、第三孕期，从呵护自己的身体开始

The Third Stage of Pregnancy: **Taking Care of Your Own Body**

孕晚期由于腹部膨大，压迫下肢，准妈妈的运动不能随心所欲，但可以做一些促进血液循环、有助于顺利分娩的体位。这一时期准妈妈主要是为分娩做准备，因此要控制好自己的身体和情绪。在最后几周，胎宝宝变得非常活跃，准妈妈不要紧张，要从容等待宝宝的降临。

1. 胎宝宝心语

妈妈，最后的三个月里是我成长最快的阶段。您不要紧张，多出去散散步，呼吸新鲜空气，或者适当地晒晒太阳。多让爸爸陪陪我们，如果有什么不良情绪就及时地向爸爸诉说，爸爸的倾听、安慰和体贴是最好的镇静剂了。

第 8 个月，我的身长有 40 厘米了，体重约 1700 克。我的皮肤呈深红色，皮下脂肪增厚。我的大脑增大，神经系统更活跃。我的感觉器官已经发育成熟，能自行调节体温和呼吸了。这个月我动得不太频繁，活动变得迟缓。妈妈，您说的话我听得更加清楚了。您要经常摸摸肚子，我能感觉到您的温柔和爱护。您的抚摸能促进我的感觉系统、神经系统和大脑发育。

9 个月末，我长到了 46 厘米左右长，体重约 2500 克。从第 33 周开始我可以喝羊水了，这可是练习呼吸的好方法。在第 34 周时我的头部转向了子宫。第 35 周时我的皮下脂肪沉积，身体各部位都比较丰满，而且脸、胸、腹、手、脚上的胎毛也逐渐消退了。这时候的我皮肤呈粉红色，面部皱纹消失，身体上的皱纹也少了很多。第 36 周时我的身体器官全部长成了，骨骼变硬。妈妈，再过一个月我就能见到您了，我好高兴啊！

第 10 个月，我已经成长为一个成熟的胎儿。我的身长约 52 厘米，体重约为 3200 克。第 37 周时，我的体重继续增加，大脑内部开始形成髓鞘。第 38 周时，我身体各部分的骨骼均匀发育，背部弯成弓形，双手向前合拢，身体开始朝向骨盆的下边。我的头颅骨质硬，耳朵软骨发育完善。头发长到了 3 厘米长，发际很清晰。乳房部能够触到乳腺组织结节，乳头突出、乳晕明显。我还长出了手指甲和脚趾甲。如果我是男宝宝，我的睾丸已下降至阴囊，阴囊皮肤形成褶皱；如果我是女宝宝，我的大阴唇已覆盖小阴唇。

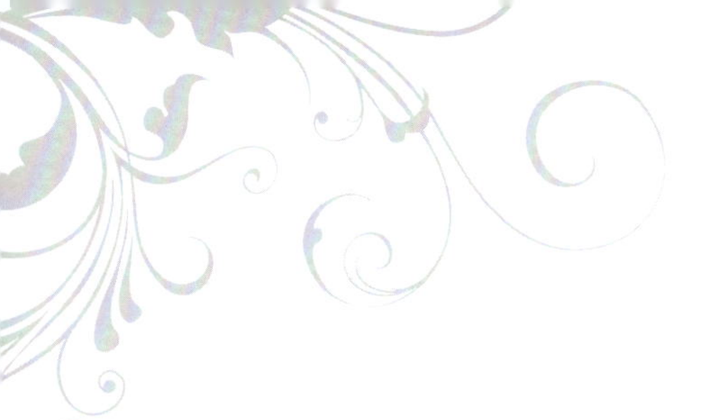

最后的几周我会变得非常活跃，因为我就要出来和爸爸妈妈见面了。妈妈，您要做好迎接我到来的准备哦！我知道这个时候您会感到紧张，不过您要尽量舒缓情绪、放松自己，耐心地等着我的到来。如果您的压力太大，就会影响到体内激素的分泌，使血糖值升高，减少氧气的供给，不利于我的发育。

2．孕晚期（29~40周）准妈妈的身心变化

孕期的最后阶段，准妈妈身体的变化状况极大。准妈妈的身心正期待着一次完美的蝶变，惊喜、不安、焦虑等情绪会向准妈妈袭来。

第 8 个月，子宫迅速增大，子宫底的高度达到 25 ~ 28 厘米。偶尔也会有宫缩的情况。随着腹部的高高隆起，准妈妈特别容易感到疲劳。孕中期的一些不适症状，如腰背痛、下肢

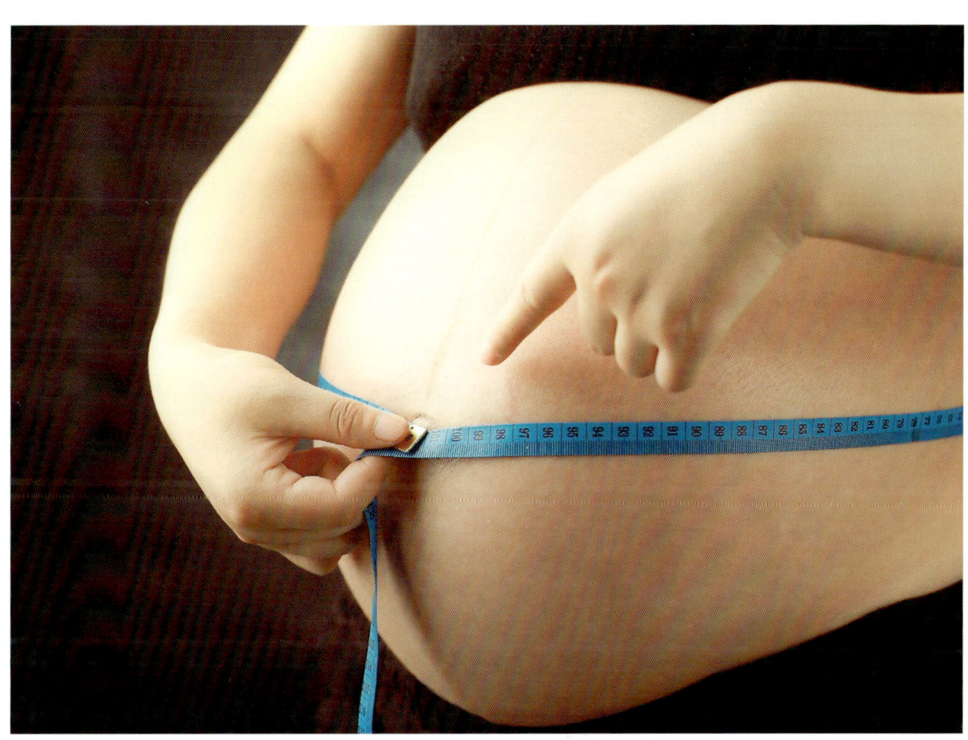

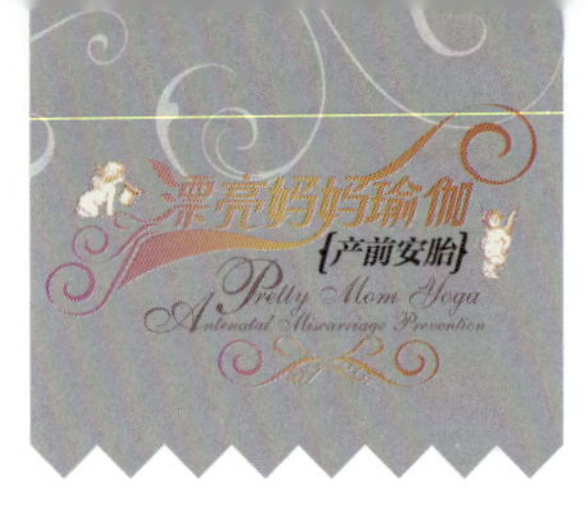

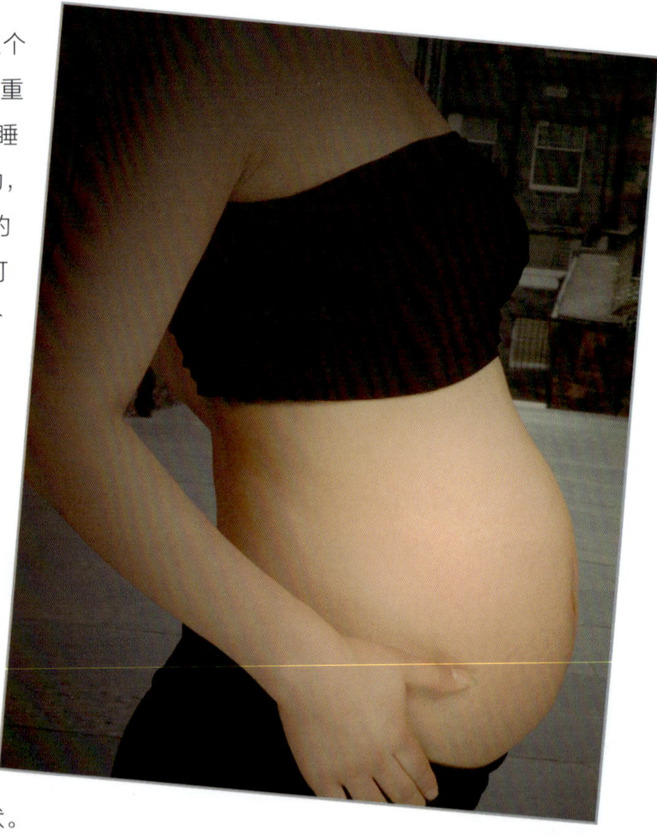

水肿、静脉曲张、便秘等，在这个阶段还可能会加重。这些都会严重影响睡眠，使准妈妈难以入睡或睡得不好。为了减轻心理负担与压力，准妈妈不妨与丈夫一起学习分娩的有关知识，了解分娩全过程以及可能出现的情况，明白分娩是一个再正常不过的生理过程。

第 9 个月，准妈妈的腹部更加隆起，子宫底的高度为 28 ~ 32 厘米。由于子宫的增大、上升，对胃部、肺部、心脏的压迫更为严重，胃痛、消化不良等症状可能会加剧，排尿的次数也会明显增加。这个阶段水肿会更加严重，阴道分泌物变得更加浓稠。有的准妈妈还可能会出现头痛、恶心、晕眩等症状。

第 10 个月，已经是妊娠期的最后一个月了，子宫底的高度为 32 ~ 34 厘米。子宫颈变得像海绵一样柔软并缩短，还会有轻度扩张。这时候阴道黏膜肥厚、充血，阴道壁变软，伸展性增强，分泌物增多。子宫的收缩也逐渐频繁。这一个月经常会发生阵痛，但这种阵痛没有规律，而且不会逐渐加强。一些准妈妈在这个阶段对是否安全分娩会产生猜疑，还对宝宝的健康担忧，好奇宝宝的性别和相貌。一些初产妇，由于缺乏分娩经验，加之亲朋好友对分娩阵痛的夸大，对分娩充满了恐惧和不安。准妈妈要尽量放松自己，在家人充分的安慰和关心之下，一起迎接小生命的降临。

孕晚期出现的问题如下：水肿，多发生在脚踝和脚趾处；骨盆韧带、关节松弛；子宫收缩；便秘、痔疮更为严重；小腿容易抽筋；腰部疼痛；气短，气喘。

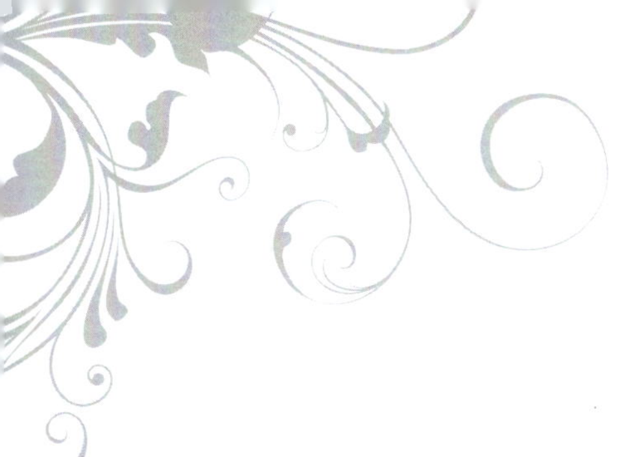

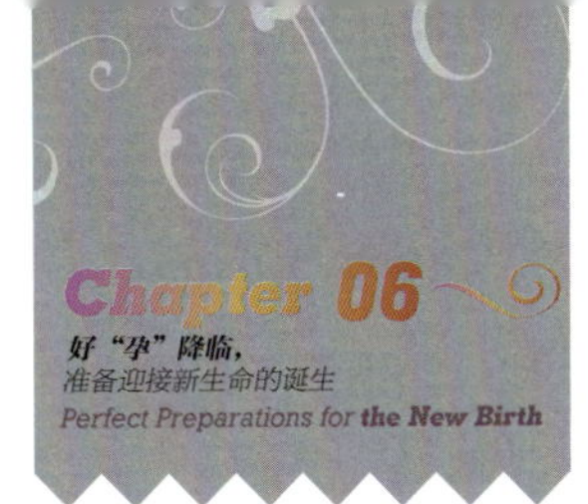

● 身体沉重

因为腹部的持续增大，平时的站姿和坐姿都可能让准妈妈感觉不舒服。将双手和膝盖撑地跪在地上，这个姿势非常舒适。

● 骨盆底疼痛

在这个阶段，骨盆的韧带更为软化，准妈妈可能会感觉骨盆关节处不适。当骨盆持续伸展时，前后关节会非常松弛，这将导致骨盆底疼痛，并可能使行、坐受到限制。下蹲式、猫式、婴儿式、狮子式等瑜伽姿势能缓解这种疼痛，练习时尽可能延长时间。准妈妈还可以仰躺在床上，把双腿竖靠在墙上，这样也会很舒适。

● 尿频

这个时期胎儿的头会转到骨盆内，准妈妈会感觉到子宫下坠，这可以适度地缓解对肺部的压力，使呼吸更顺畅。但会加大膀胱的压力而导致尿频，频繁的夜尿会影响睡眠质量。

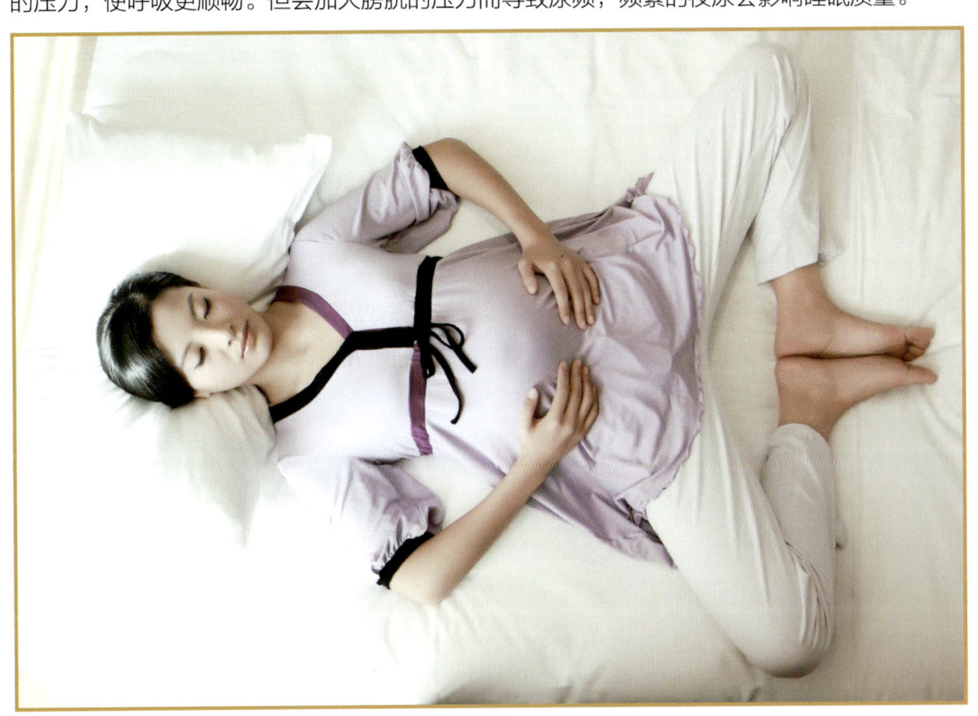

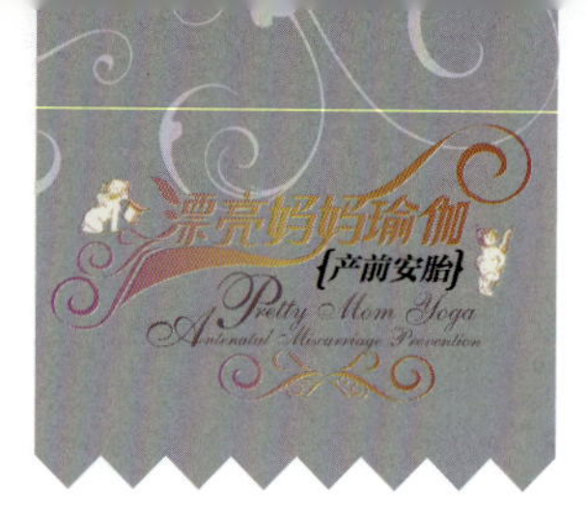

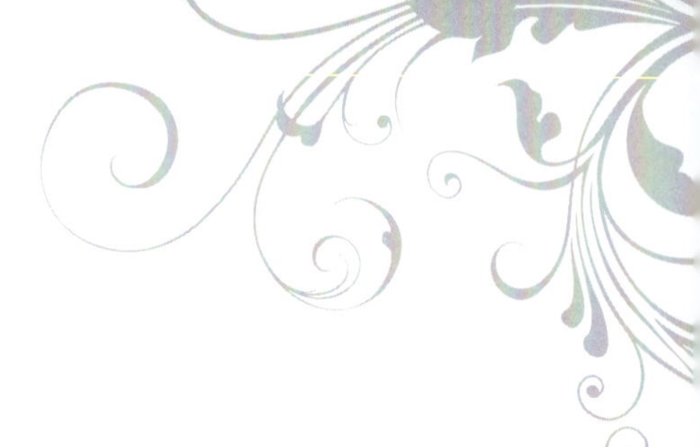

呕吐

这发生在最后一个月。极度扩张的子宫使准妈妈行动迟缓，而且对肾脏的压力可产生烧心的感觉，甚至引发呕吐。准妈妈的对策是少吃多餐，避免进食高脂肪和辛辣的食物。睡觉前不吃东西，睡觉时用枕头垫在身下，可以缓解呕吐症状。

痉挛

在妊娠期间，肌肉痉挛属于正常现象。孕妇的小腿承载的重量过大，或血液循环发生变化，缺钙以及夜间着凉，都可能造成痉挛。准妈妈可以适量补充钙镁合剂，还可以靠墙练习战士式，后脚跟用力压低。

呼吸困难

由于心脏的血液输出量增大以及子宫给肺部带来的压力，准妈妈会气短或气喘。为缓解这些症状，可以用下蹲来减轻肋骨的压力，而不是身体前倾。同时打开肩部，并时刻保持腰椎挺直。准妈妈不妨练习坐角式，这个体式能够为消化和呼吸系统提供更多的空间。

疲乏与焦虑

越临近怀孕后期，准妈妈越会感到疲乏和焦虑。瑜伽的呼吸和冥想可以缓解这种现象。

耻骨联合功能障碍

体内分泌的松弛素会使组织松弛，导致位于骨盆前面的耻骨关节（耻骨联合）延展，使骨盆扩大，为分娩做好准备。但这样会使前耻骨区域感到疼痛。在散步时，双腿分开，会加剧疼痛，有时会牵扯到腰部、腹股沟和大腿内侧。

高血压综合征

孕妇高血压是产科常见的问题之一，约占孕妇的 5%，其中一部分人还伴有蛋白尿或水肿，被称为妊娠高血压综合征。病情严重者会产生头痛、视力模糊、上腹疼痛等症状。如果没有及时治疗，可能会引起全身性痉挛甚至昏迷。所幸大部分妊娠高血压综合征只需观察，不会有太严重的后遗症。

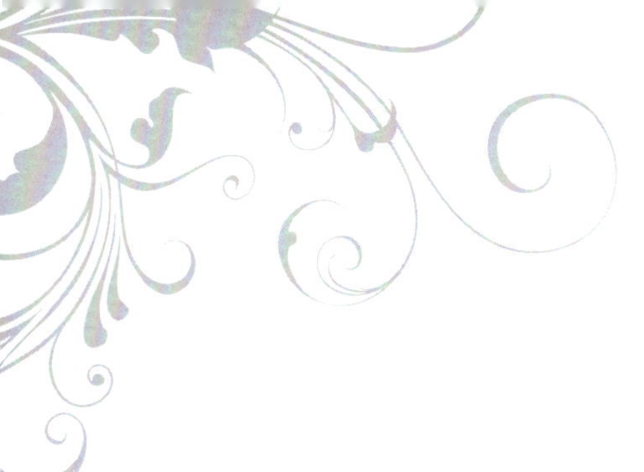

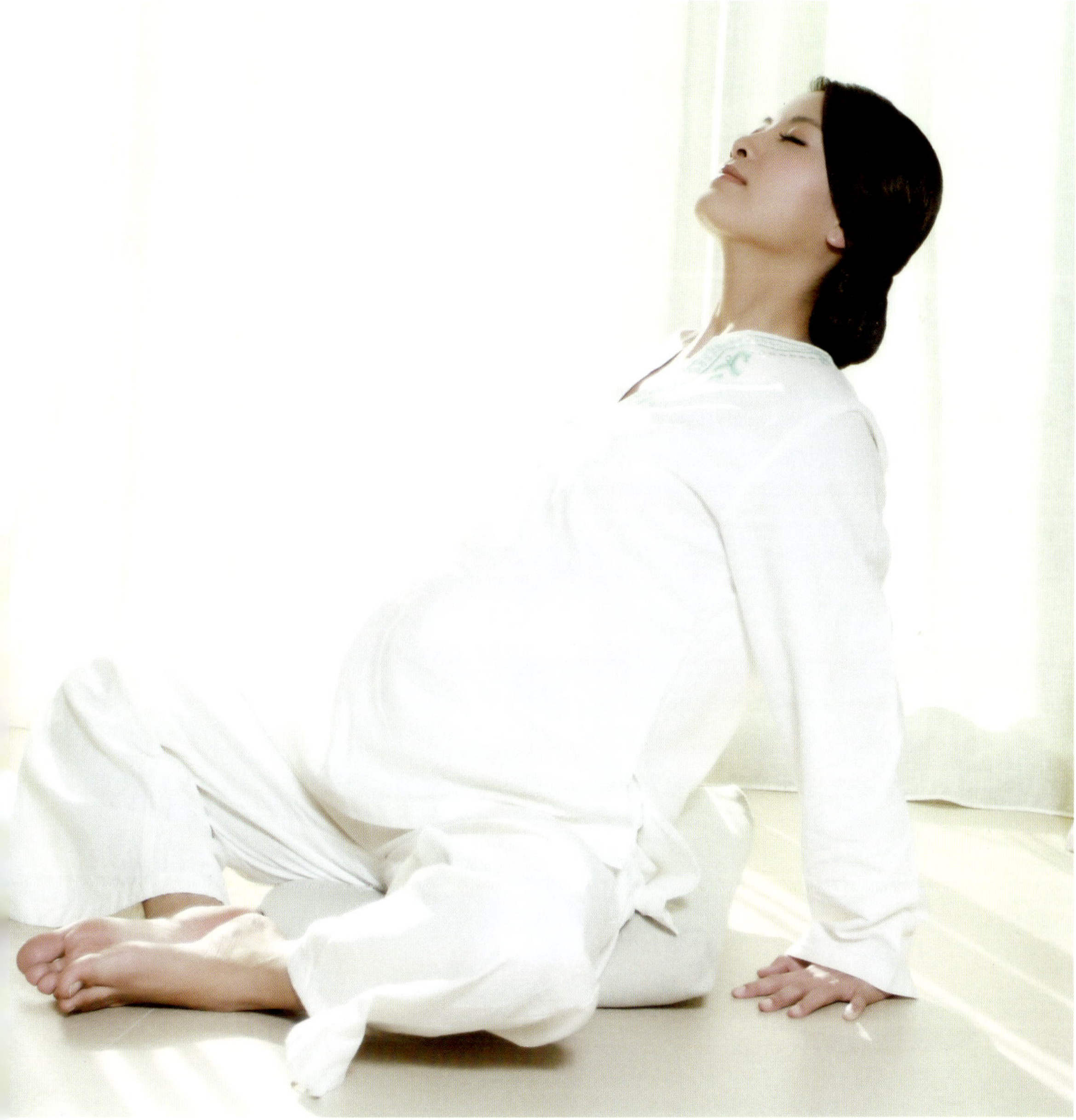

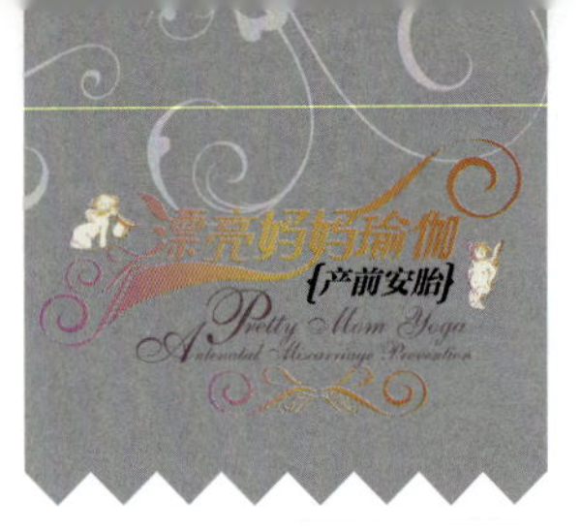

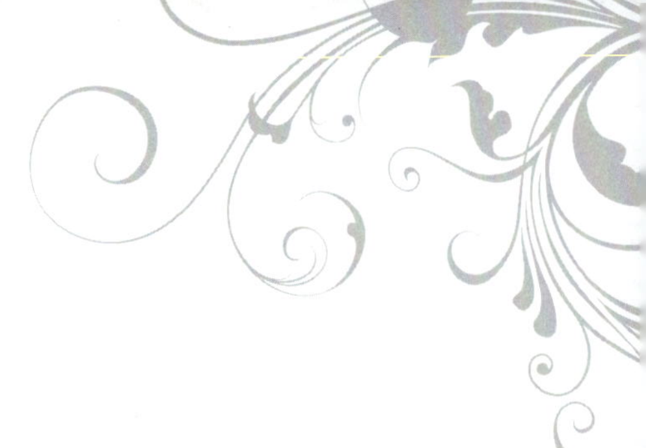

二、消除不适，准妈妈&胎宝宝活力四射

Eliminating the **Uncomfortable**

准妈妈在身体条件允许的情况下，多做一些瑜伽练习，以缓解水肿、便秘、静脉曲张等孕晚期容易出现的症状。这个时期尽量选择伸展背部、臀部和腰部的瑜伽动作，减轻腰酸背痛。同时多活动脚关节，增强肛门功能，对顺利生产非常有好处。

1. 控制水肿——喷泉式

孕晚期，由于准妈妈激素分泌量增加，体内吸收更多的水分，容易导致水肿。喷泉式特别能放松身体，而且对改善下肢水肿有很好的效果。虽然孕妇不宜练习倒立，但喷泉式只需把腿竖起来，因此推荐给准妈妈练习。

建议练习时间： 上午8点、下午3点或晚上7点
难度指数： ★★
呼吸方式： 腹式呼吸
修炼次数： 2次

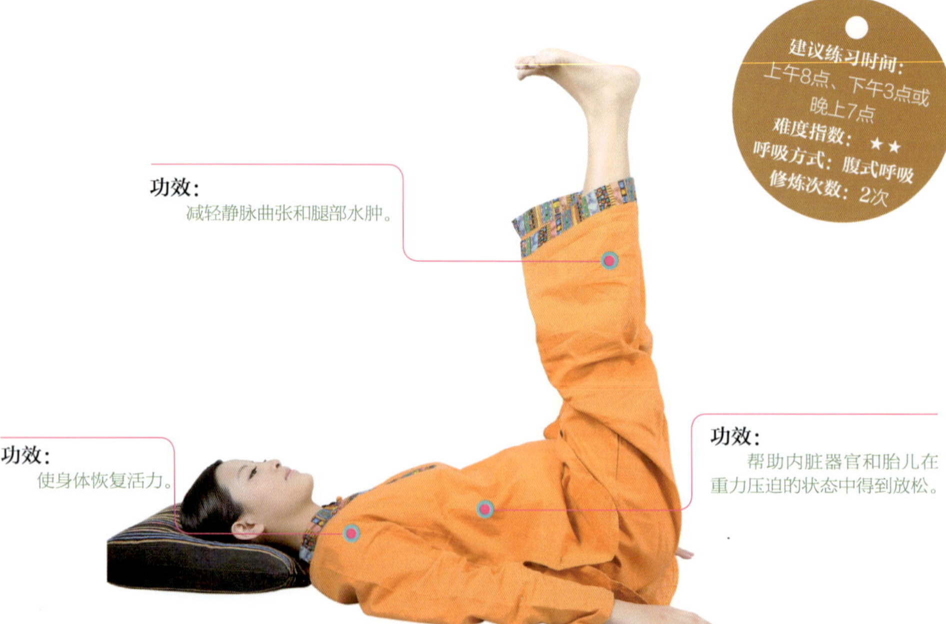

功效： 减轻静脉曲张和腿部水肿。

功效： 使身体恢复活力。

功效： 帮助内脏器官和胎儿在重力压迫的状态中得到放松。

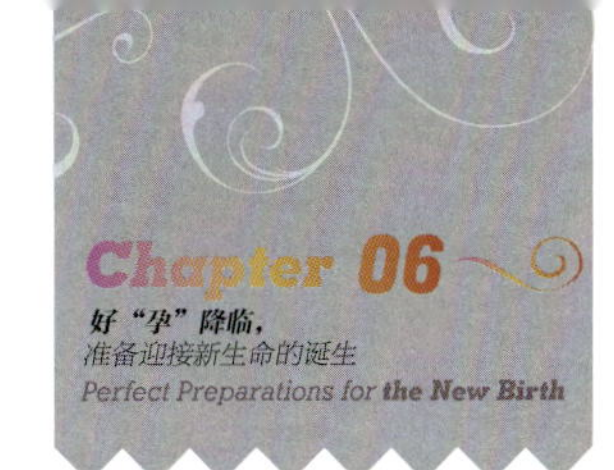

请跟我一起练

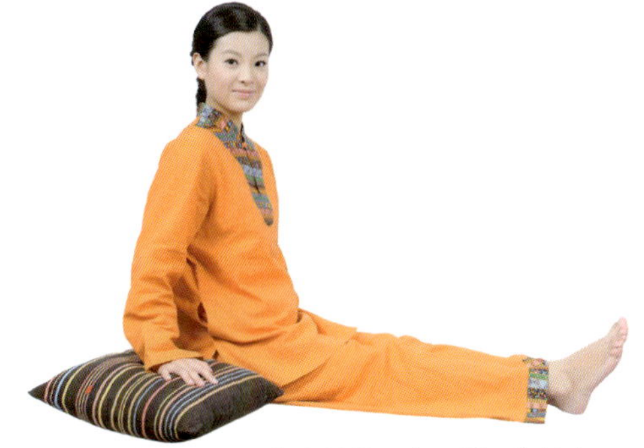

Step1: 长坐，双腿伸直并拢，右手撑于抱枕上。

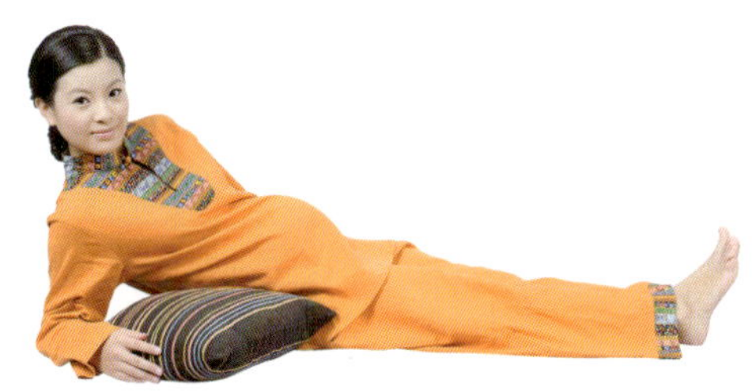

Step2: 身体向后侧靠，右手支撑身体，双腿向墙面旋转。

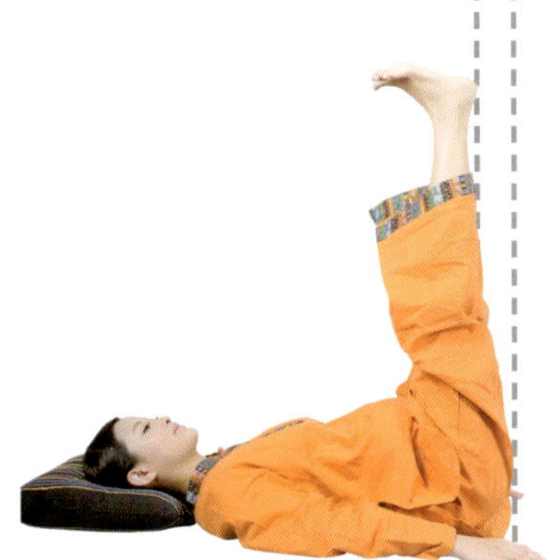

Step3: 头枕在抱枕上，双腿靠墙向上伸直，臀部尽量靠墙，保持3次呼吸。

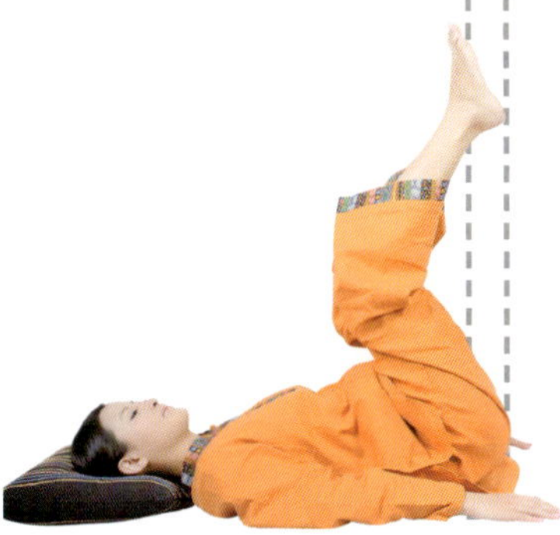

Step4: 屈膝，双脚压在墙面上，抬起臀部（臀部下方塞入枕头，使臀部靠墙），保持2次呼吸。

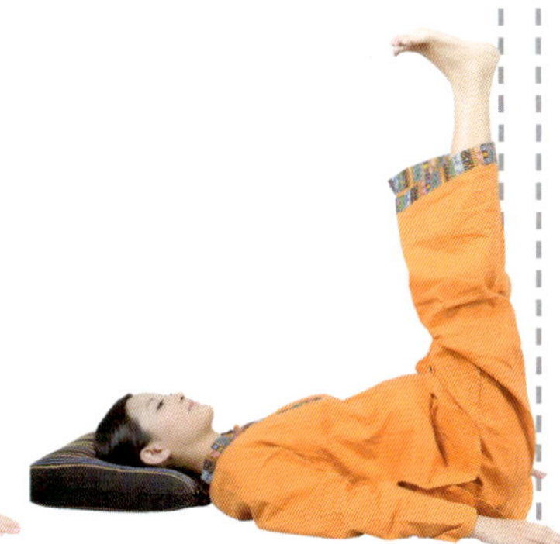

Step5: 放低臀部，双腿靠墙向上伸直，手臂放在身体两侧，闭眼放松，保持3～5次呼吸。

【好孕练习要诀】 准妈妈把腿放下的时候动作要轻柔、缓慢，双手支撑住，再慢慢起身坐起。

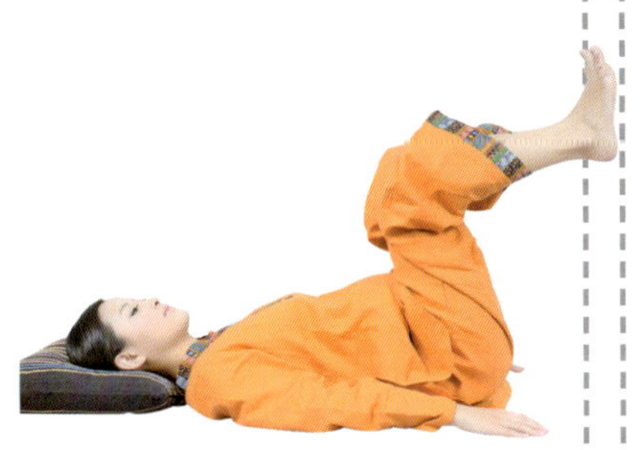

Step6: 屈膝，身体向右侧慢慢转动。

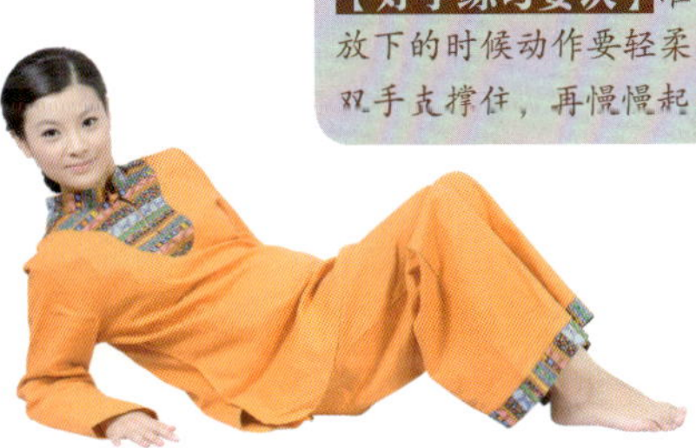

Step7: 双手支撑身体，回到初始坐姿，放松。

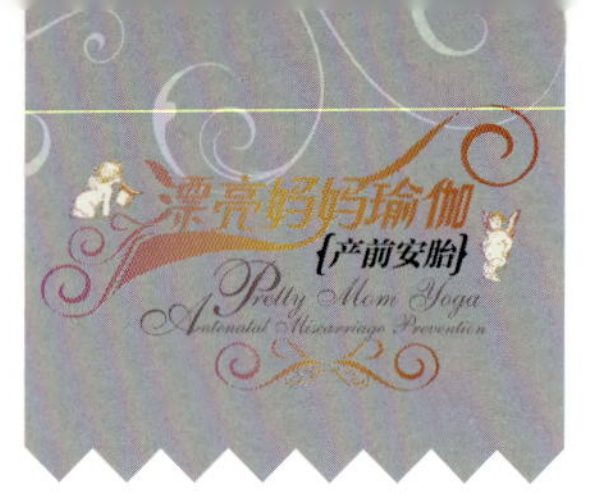

2. 预防高血压——英雄式

这个体式的效果和英雄坐类似，能够按摩盆腔器官和强健脊椎，促进血液循环，从而对心脑血管疾病起到治疗作用，并对预防高血压有显著的效果。

建议练习时间：上午9点或下午4点
难度指数：★★
呼吸方式：腹式呼吸
修炼次数：3次

功效：
强化呼吸系统的功能，预防感冒。

功效：
舒缓紧张的肩部和胸部的肌肉。

功效：
双手在背后十指相扣的动作能够减少大臂后侧多余的脂肪，使皮肤更加紧实，防止松弛与下垂。

功效：
促进全身的血液循环，预防高血压。防止静脉曲张。

功效：
产后练习，有助于舒缓神经，调理月经。

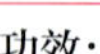

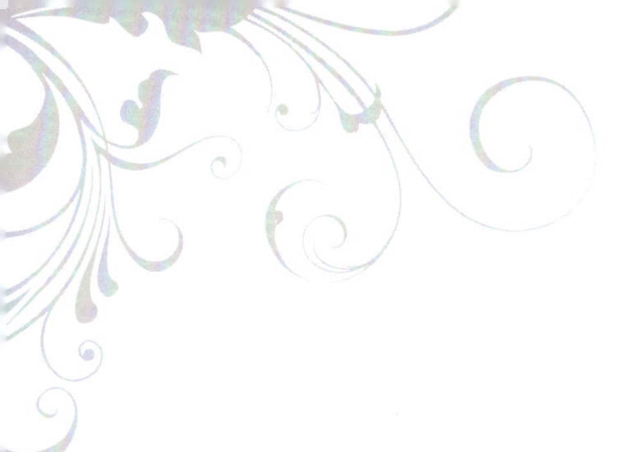

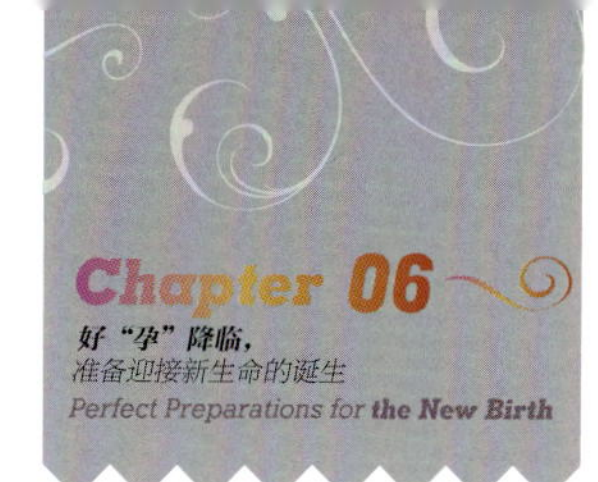

请跟我一起练

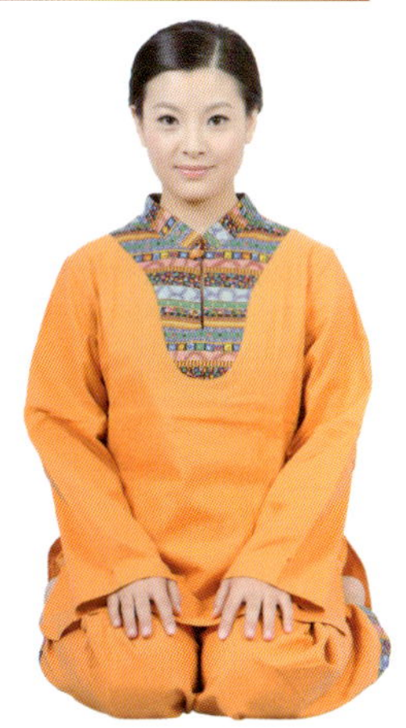

Step1: 以英雄坐坐姿坐好，腰背挺直，目视前方。

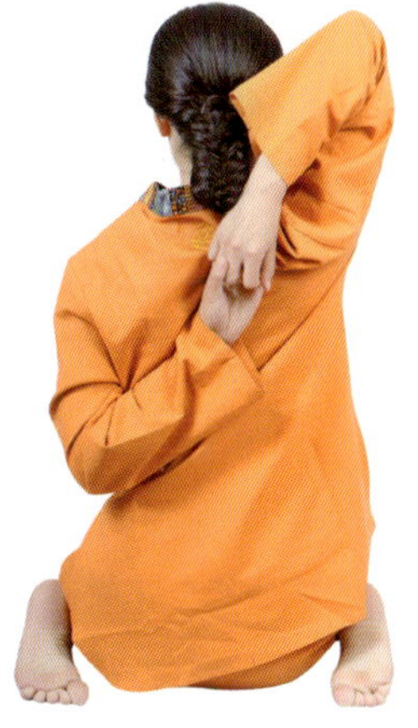

Step2: 右臂高举过头，屈肘，将右手放在两肩胛骨之间。左臂屈肘，从背后抬升起来，双手手指相扣。头和颈部挺直，眼睛向前直视。正常呼吸，保持20～30秒钟。

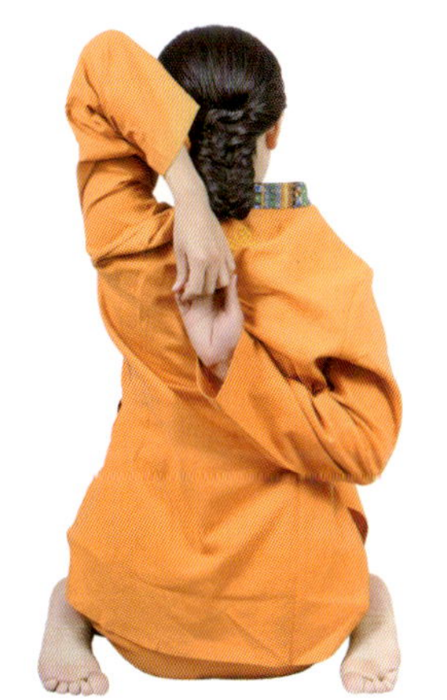

Step3: 两手交换，换方向相扣。正常呼吸，保持20～30秒钟，然后还原至初始坐姿。

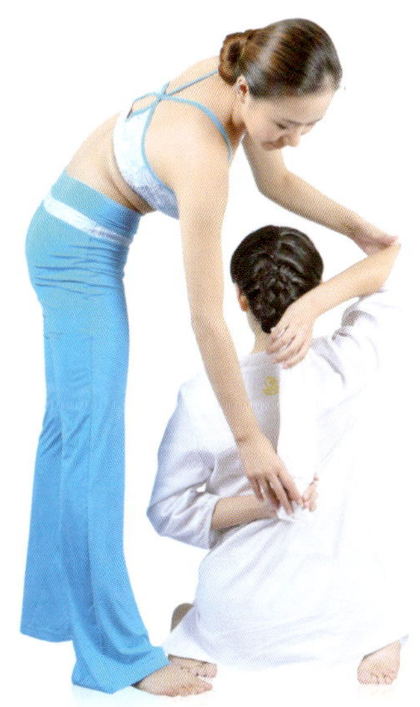

教练调整：在如果您的两手不能相扣，可借助毛巾练习，请教练扶住您的手肘，使其在一条直线上。

【好孕练习要诀】在练习时，把意识集中在胸部。肩部僵硬的准妈妈不要勉强，做到自己的极限即可。

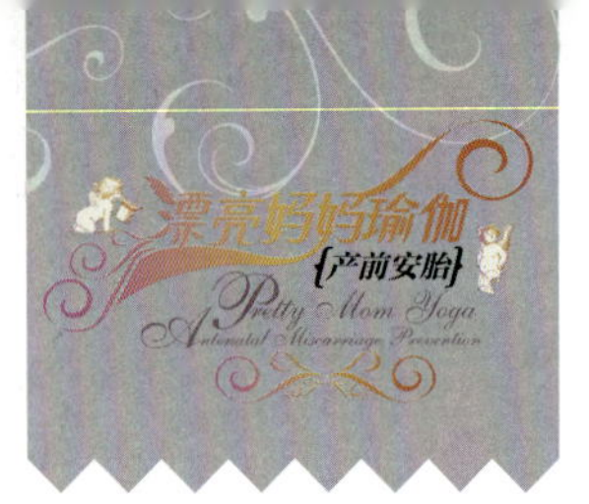

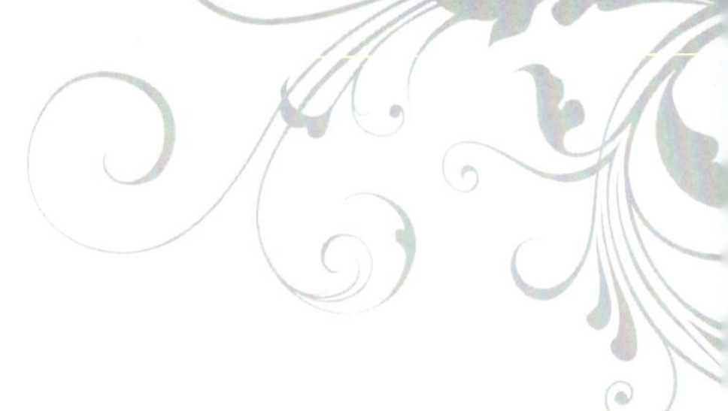

3．预防感冒——单腿背部伸展式

在练习单腿背部伸展式时，单腿膝盖弯曲，重点不在于是否能够触到脚趾，而在于保持弯身的姿势。这个体式能够很好地伸展脊柱，舒缓精神紧张，增强抵抗力。如果在日常生活或工作中久坐，不妨常常练习此式。

建议练习时间： 上午9点、下午2点或晚上7点

难度指数： ★★★

呼吸方式： 腹式呼吸

修炼次数： 2次

功效：
增强免疫力，防治感冒。

功效：
伸展脊柱，滋养脊柱神经，增强脊柱的灵活性。

功效：
强壮肝脏和脾脏，使双肾、胰脏的活动更加旺盛，消除胃胀和其他肠胃问题。

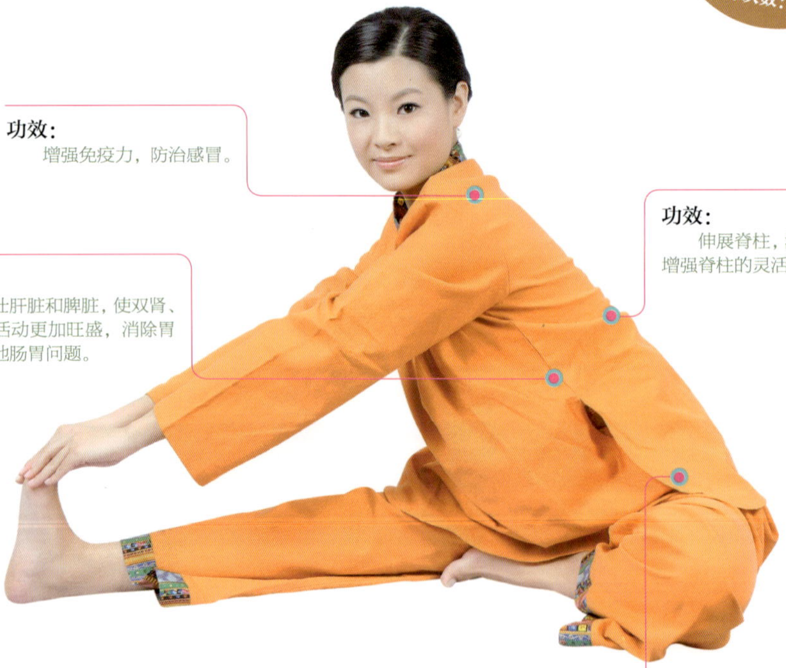

功效：
向骨盆区域供应新鲜的血液，保持子宫的健康，有助于分娩以及产后恢复。

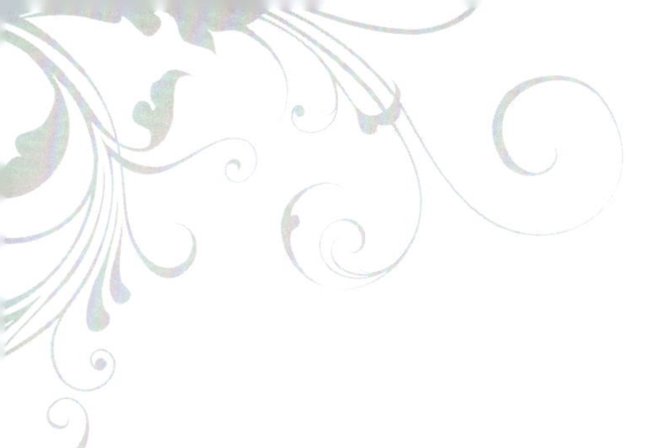

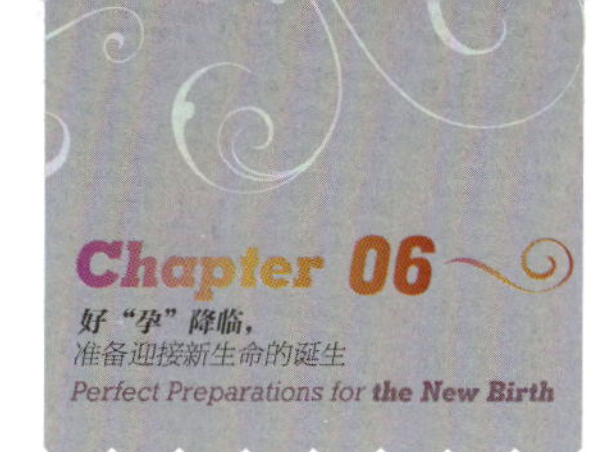

请跟我一起练

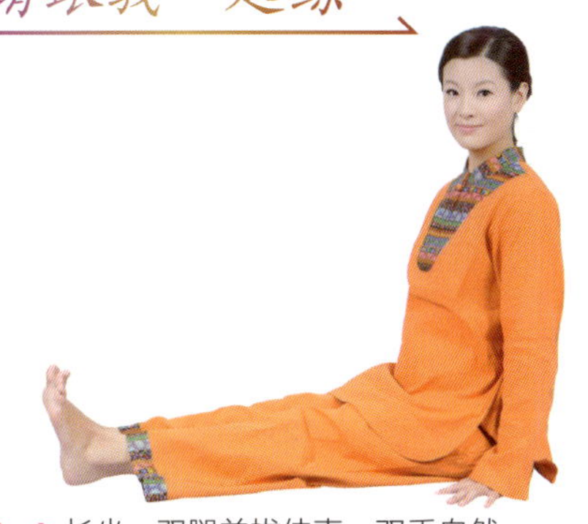

Step1: 长坐，双腿并拢伸直，双手自然垂放于身体两侧。

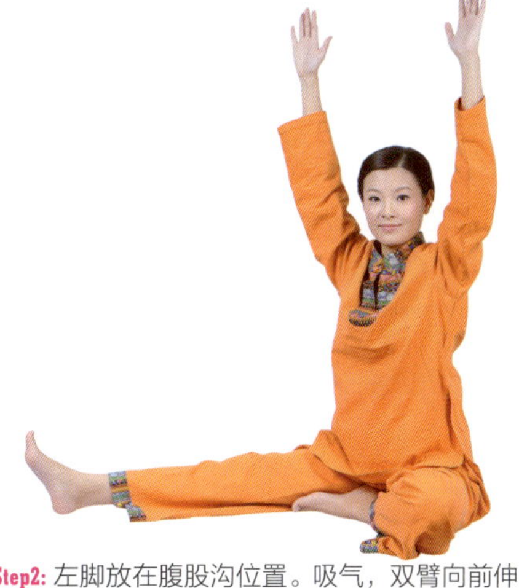

Step2: 左脚放在腹股沟位置。吸气，双臂向前伸，高举过头顶。

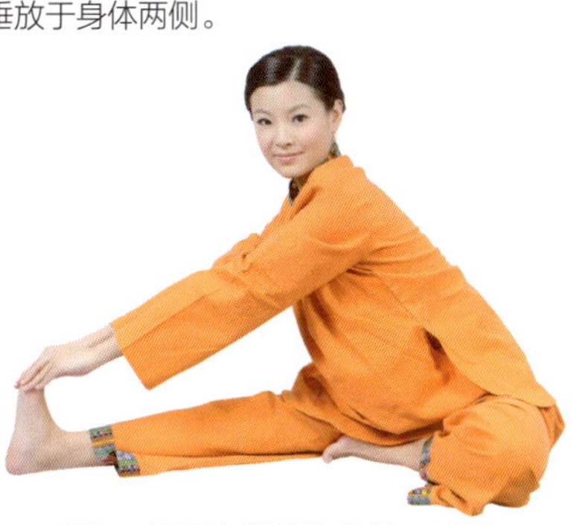

Step3: 呼气，慢慢向前弯曲身体，尽量用两手抓住右脚脚趾。

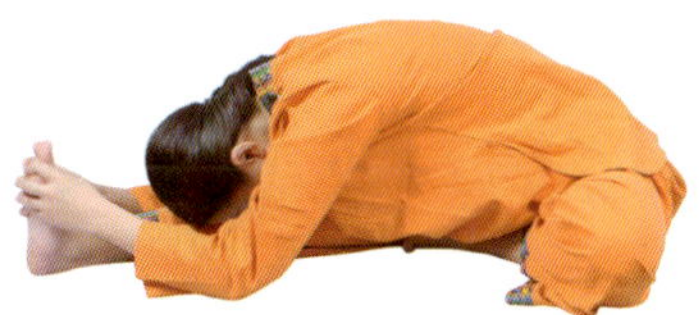

Step4: 将上身慢慢地靠近脚部，保持自然的呼吸并且放松颈部，低头，闭上双眼，集中注意力。保持这个姿势10秒钟，然后换左腿继续练习。

教练调整： 在练习时容易将背部拱起，让教练扶住您的双肩。俯身时用毛巾或者伸展带扣在脚掌上，双手握住两端，保持背部平展。

【好孕练习要诀】 在练习时，以身体感到舒适为宜，不要过分拉伸或挤压到腹部。如果不能做到双手握住脚掌，让双手自然贴地伸展即可。

4．缓解乳房疼痛——胸部练习

准妈妈感觉乳房胀痛的时候不妨做胸部练习，既能扩展胸部、缓解乳房胀痛，又能促进乳腺分泌。

建议练习时间：上午8点、下午2点或睡前
难度指数：★
呼吸方式：腹式呼吸
修炼次数：4次

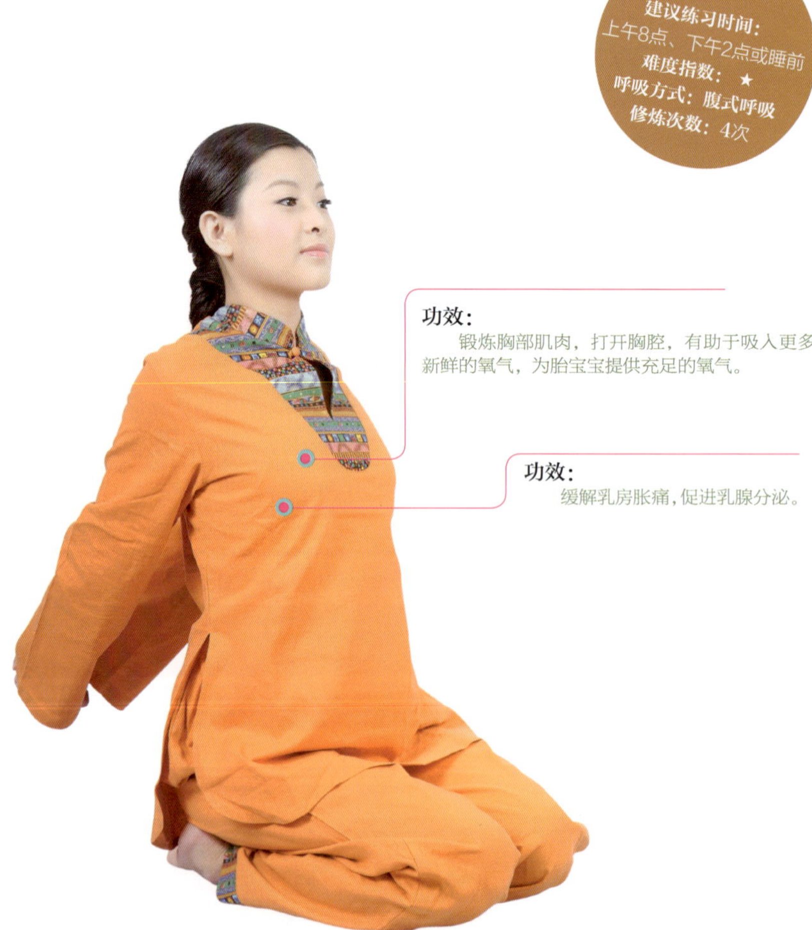

功效：

锻炼胸部肌肉，打开胸腔，有助于吸入更多新鲜的氧气，为胎宝宝提供充足的氧气。

功效：

缓解乳房胀痛，促进乳腺分泌。

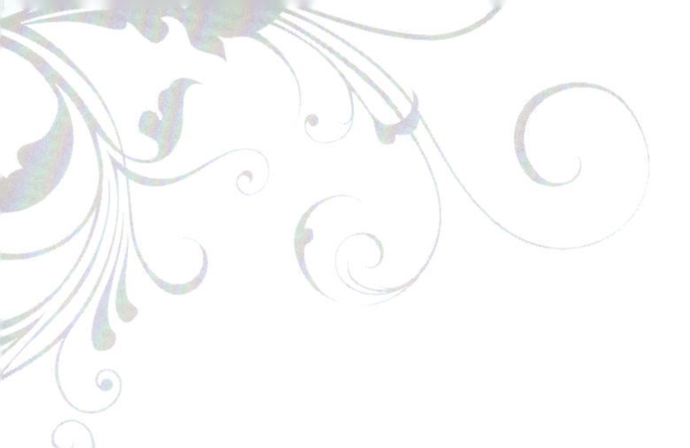

请跟我一起练

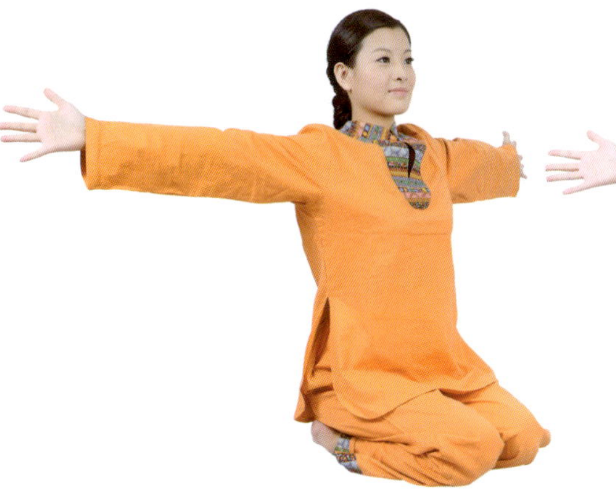

Step1: 采取金刚坐坐姿，保持腰背挺直。两臂向两边平伸，手心朝前，与肩膀呈一条直线。

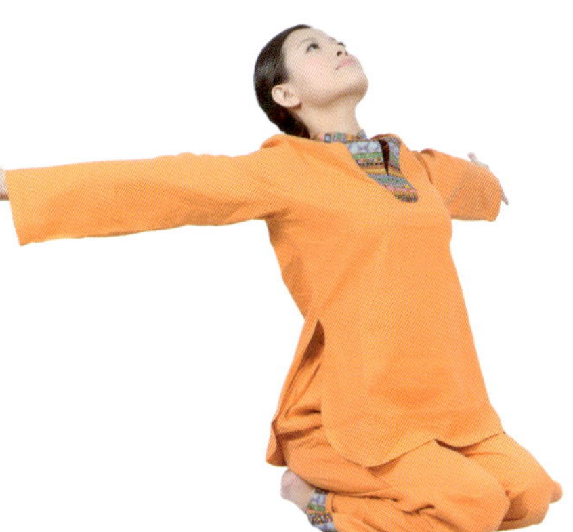

Step2: 吸气，双手臂尽量向后张开，抬头扩胸。

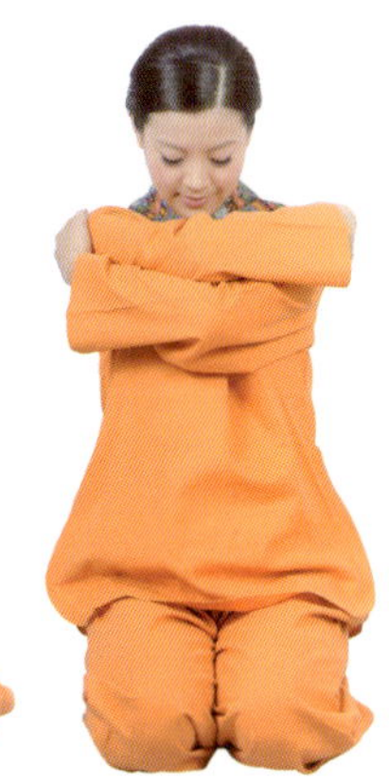

Step3: 呼气，双手环抱，低头含胸。

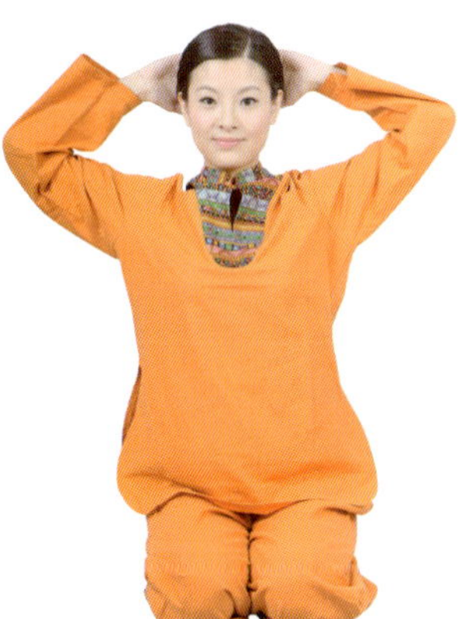

Step4: 吸气，把头回正，两臂弯曲，放在头后方。

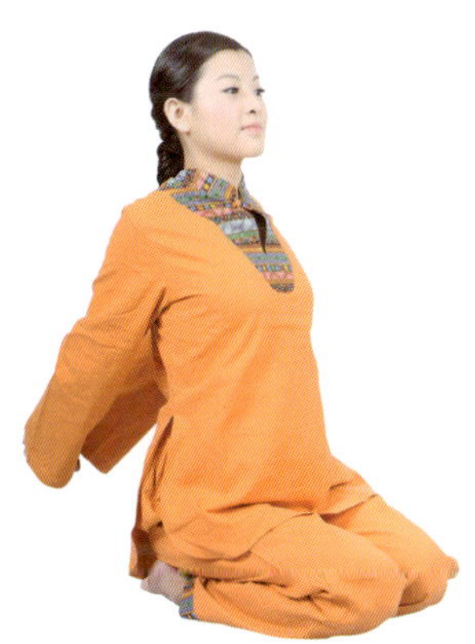

Step5: 双臂在背后伸直，双手握拳，尽量扩胸。

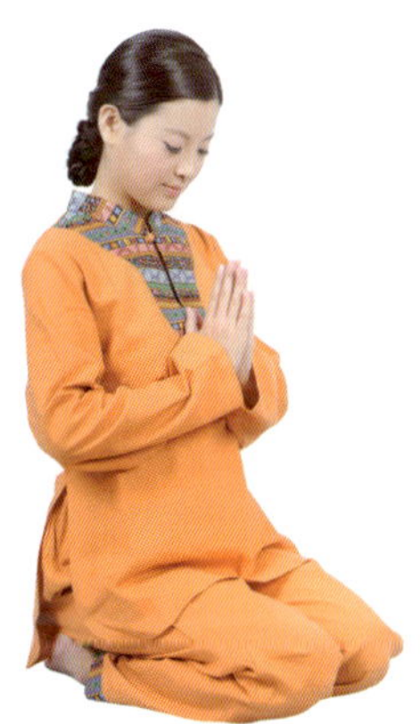

Step6: 吸气，双臂收回，双手于胸前合十。略低头，保持均匀的呼吸，彻底放松胸腔。

【好孕练习要诀】 在练习的过程中，不要弓背。可以在膝盖下方垫上垫子，保护膝盖。

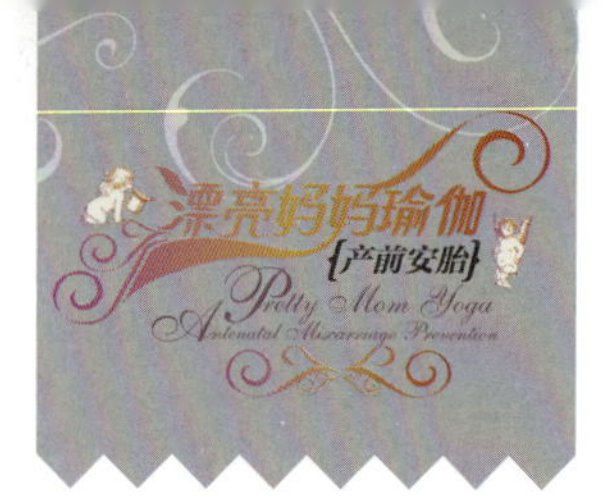

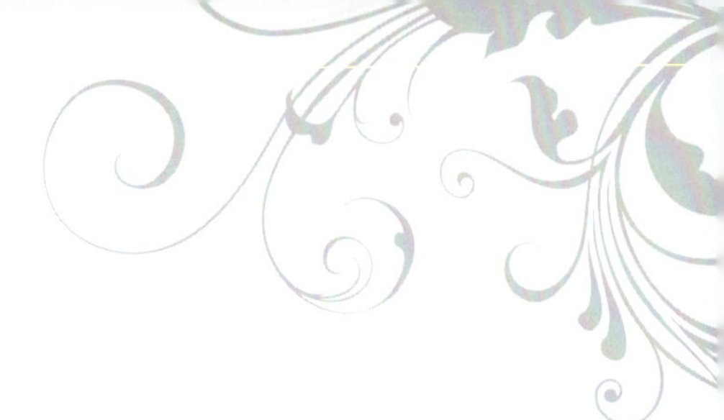

5．缓解腰背疼痛——仰卧靠墙运动

仰卧靠墙运动即准妈妈仰卧，双腿靠墙伸展的体式。孕晚期，随着胎宝宝体重的增加，准妈妈的背部和腰部经常感到酸痛，活动不如之前方便。练习这个体式能很好地舒缓腰背疼痛。

建议练习时间：上午8点、下午2点或睡前
难度指数：★★
呼吸方式：腹式呼吸
修炼次数：4次

功效：打开髋部，促进此区域的血液循环。

功效：拉伸大腿内侧肌肉，防止腿部水肿。

功效：有效地缓解下背部疼痛。放松全身，使身心舒服。

【好孕练习要诀】练习时间不要超过5分钟。只要感觉不舒服，都要侧身休息。

请跟我一起练

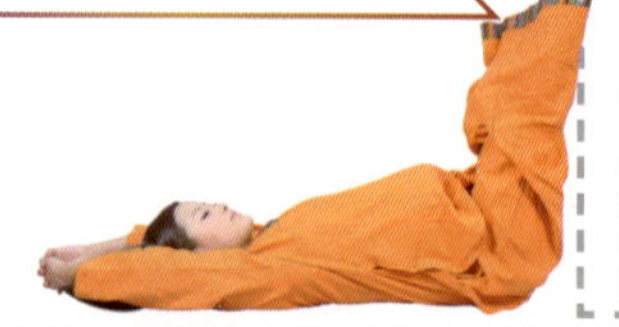

Step1: 仰卧，双腿向上伸展靠墙，臀部贴地，双手臂于头顶伸直并且十指相交。

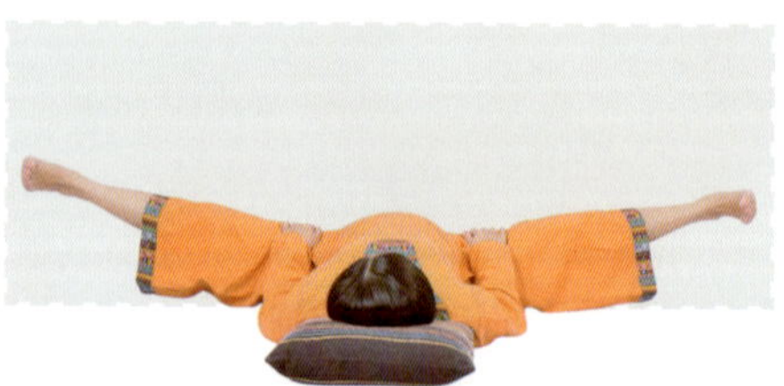

Step2: 缓慢地向两旁打开双腿，两手分别放于大腿内侧。

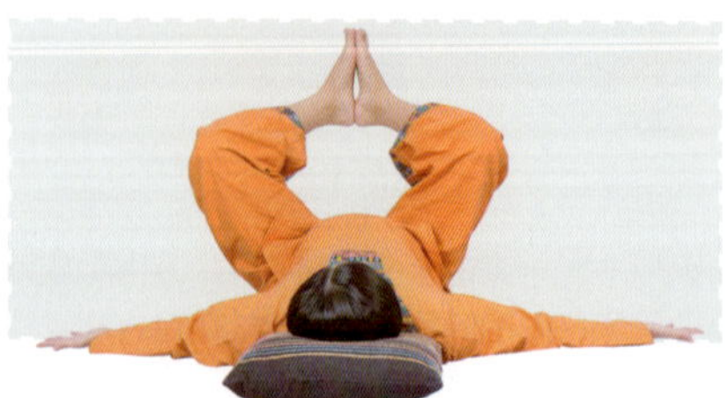

Step3: 脚心相对靠墙，双膝向两旁打开，双臂自然放于身体两侧，手心朝上。

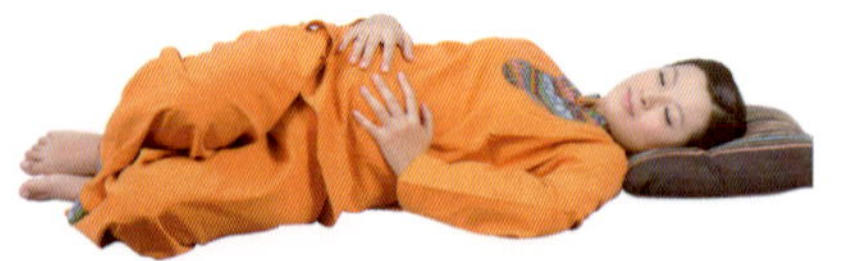

Step4: 缓慢地放下双腿，身体向左侧翻转，放松。

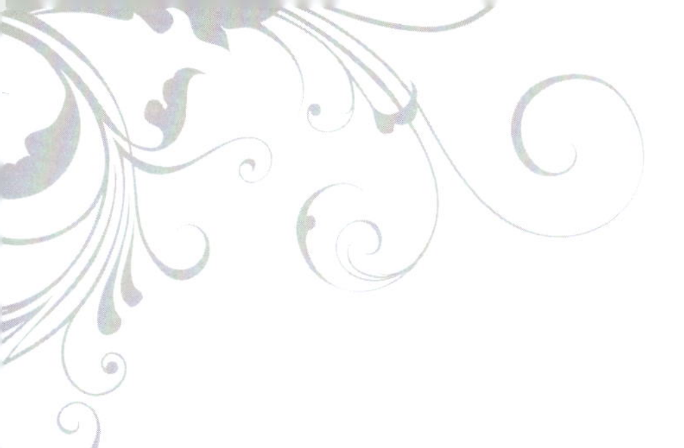

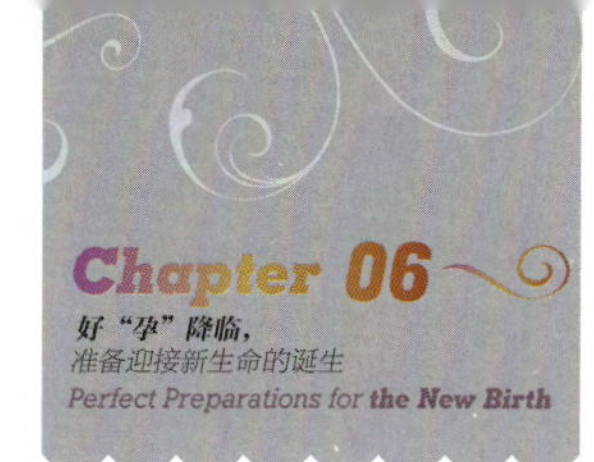

6. 预防脊柱弯曲——双腿坐立前屈式

双腿坐立前屈式很好地拉伸了脊柱，能够预防脊柱弯曲。准妈妈可以放心地练习该体式，动作要缓慢、均匀。

建议练习时间：上午8点、下午4点或晚上7点
难度指数：★
呼吸方式：腹式呼吸
修炼次数：4次

功效：
改善呼吸系统。
对安抚孕晚期的心理有特殊功效。

功效：
按摩腹部器官，促进肠胃蠕动。

功效：
拉伸腿部韧带、跟腱和髋部肌肉。

功效：
伸展脊柱，有效预防脊柱弯曲。

请跟我一起练

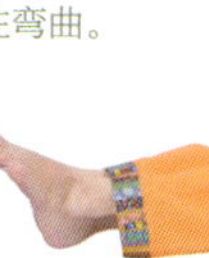

Step1: 双腿伸直并拢坐在垫子上，双手扶住髋关节。向下压膝，脚尖绷直，拉伸脚跟。抬升胸骨，伸长脊柱并放松肩部，身体慢慢向前、向后摇动。

【好孕练习要诀】腹部较隆起的准妈妈在练习时可以适当地分开双脚。

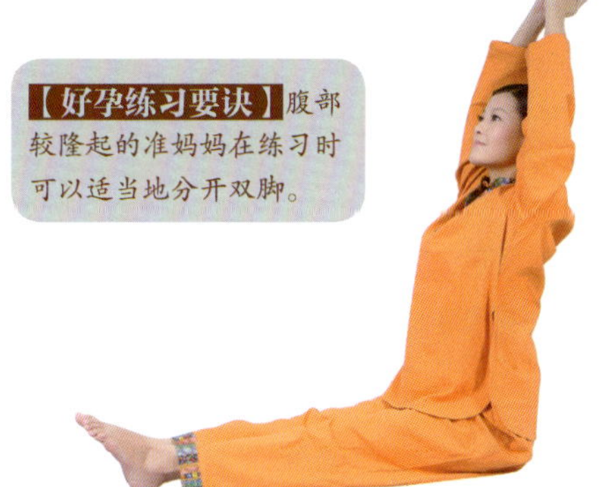

Step2: 吸气，双手在头顶合十，保持脊柱挺直。

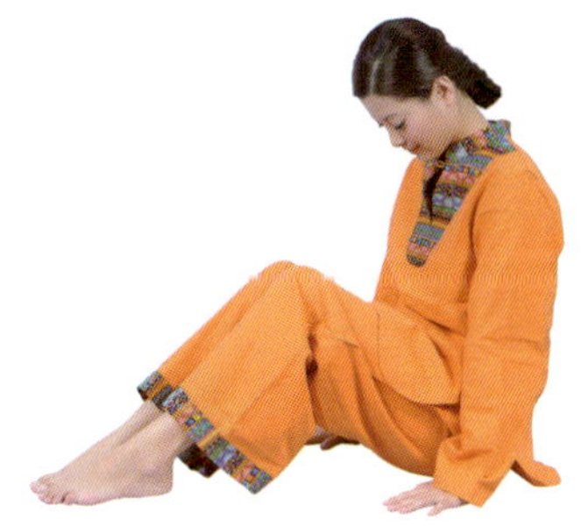

Step3: 双膝略微弯曲以放松脚部，双手撑地，上身前屈慢慢靠近双膝，以不压腹部为准。保持均匀的呼吸，恢复脊柱垂直，放松。

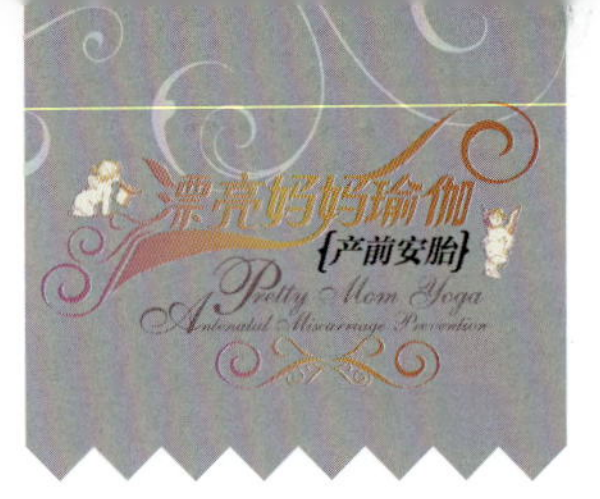

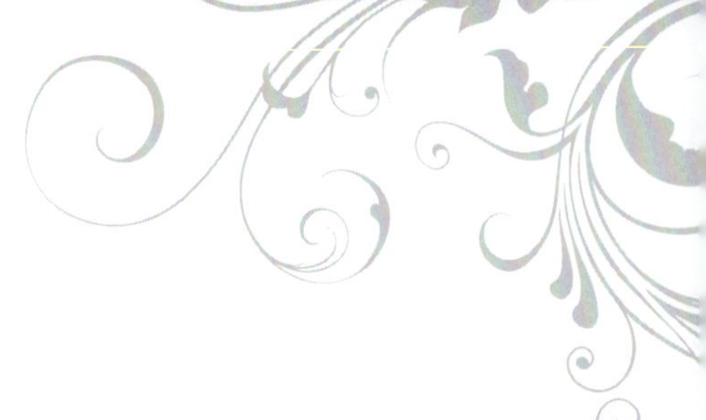

7．缓解骨盆底疼痛——下蹲式

下蹲式对于孕妇来说是一个极好的练习，对分娩和产后恢复大有裨益。练习这个体式时可以慢慢地将骨盆底肌肉收紧上提，再慢慢地向上放松，从而锻炼骨盆底肌肉的弹性，有效减轻骨盆底疼痛，对分娩和产后身材恢复都有所帮助。

建议练习时间： 上午10点、下午4点或晚上9点
难度指数： ★★
呼吸方式： 腹式呼吸
修炼次数： 3次

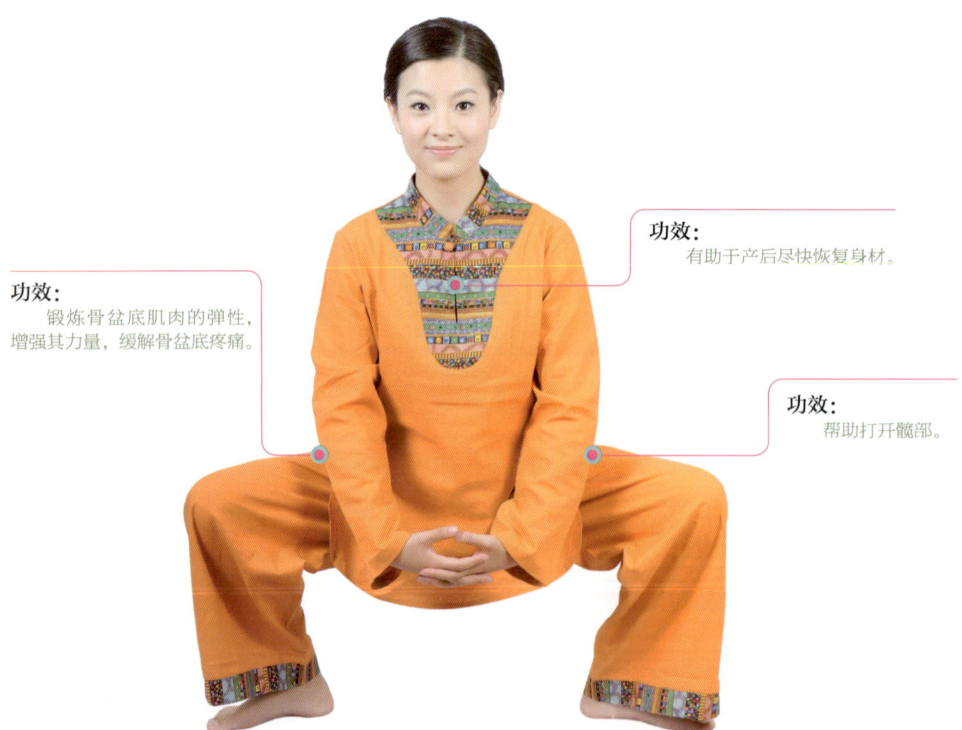

功效：
锻炼骨盆底肌肉的弹性，增强其力量，缓解骨盆底疼痛。

功效：
有助于产后尽快恢复身材。

功效：
帮助打开髋部。

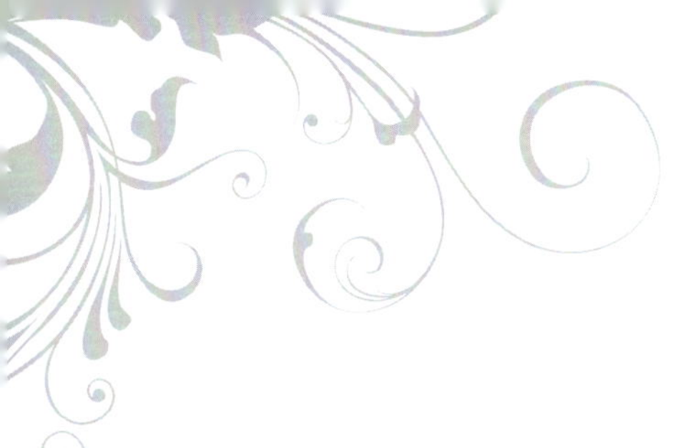

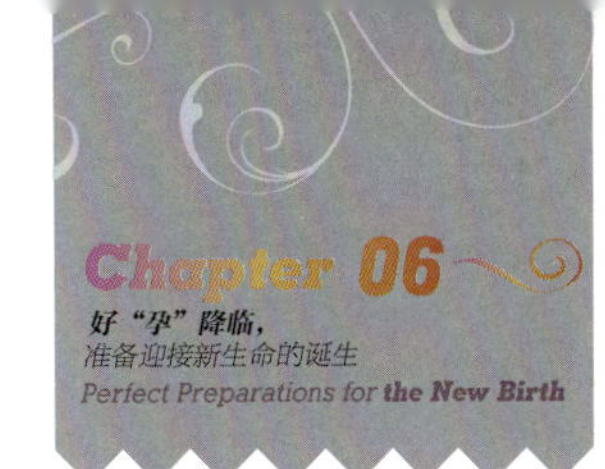

请跟我一起练

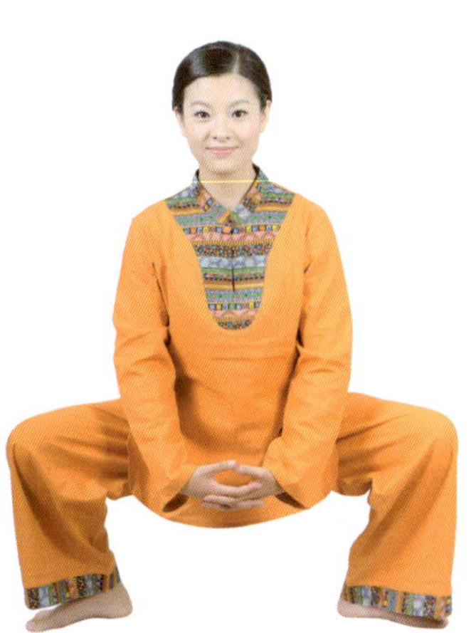

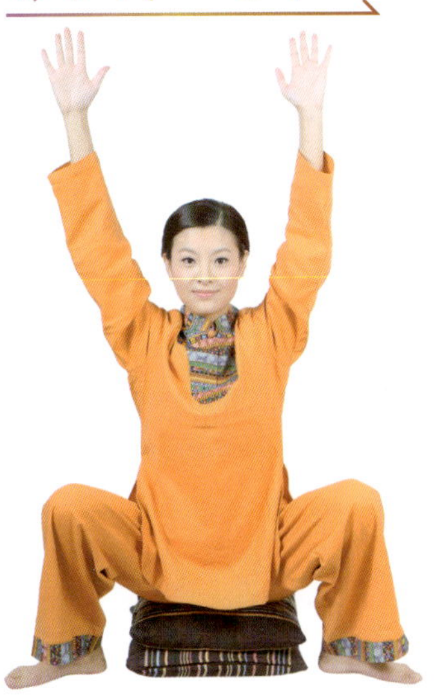

Step1: 靠墙站立，两腿打开一个肩膀宽，脚尖向外，双手十指交叉放于体前。

Step2: 吸气，伸展脊椎向上。呼气，缓慢地下蹲。

Step3: 吸气，伸展手臂向上贴墙。可借助瑜伽砖或抱枕支撑臀部。

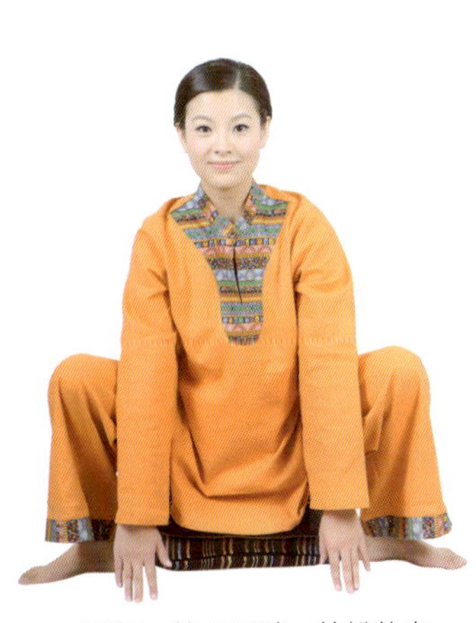

Step4: 呼气，放下手臂，放松休息。

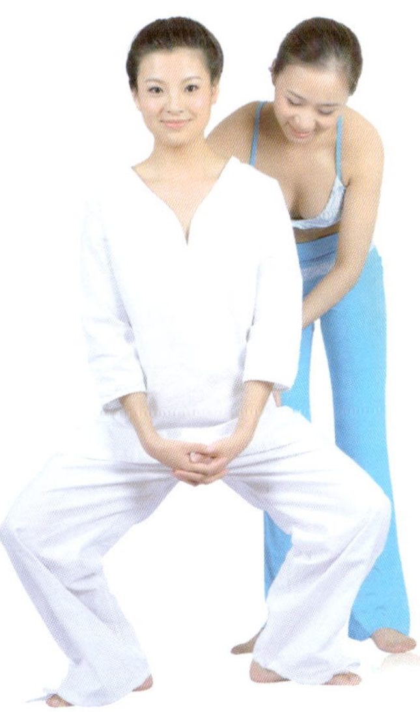

教练调整： 在下蹲时，让教练扶住您的腰部，帮助您保持重心的平稳，更好地完成动作。

【好孕练习要诀】 在练习的过程中，切记不要屏息，如果感觉吃力就停下来休息。不必蹲得太低，而且蹲下去起身时动作越慢越好，尽量感受大腿吃紧的感觉。

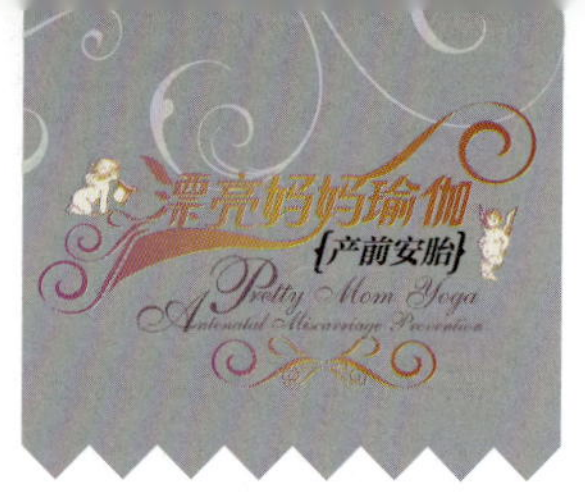

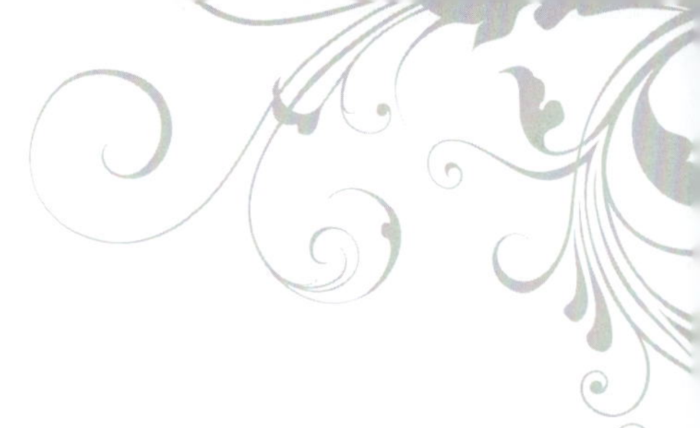

8. 消除小腿肌肉痉挛——加强侧伸展式

加强侧伸展式大多围绕腰、腹进行，配合均匀的呼吸下压身体、伸展脊椎。因为双腿分得很开，能使身体形成更稳固的基础。

建议练习时间：下午2点
难度指数：★★★
呼吸方式：腹式呼吸
修炼次数：1次

功效：
腰腹部在下压的过程中，得到充分的拉伸和扭转，可以紧致此部位的肌肉和消除多余的脂肪。

功效：
身体在下压的过程中促进新鲜的血液流向脊柱，使脊柱更加灵活。

功效：
充分活动髋部，有利于矫正骨盆的位置。
缓解坐骨神经以及关节的疼痛。

功效：
增强手臂力量，消除手臂赘肉。

功效：
很好地按摩腹部器官，有增强腹部器官的功能。促进消化，改善吸收。

功效：
拉伸大腿内侧，强健腿部肌肉，美化双腿线条。

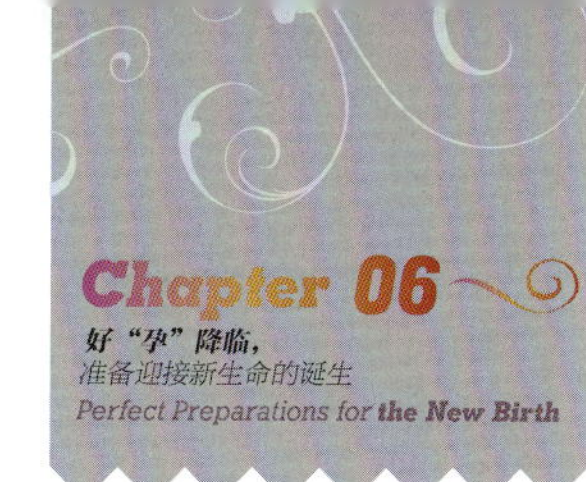

请跟我一起练

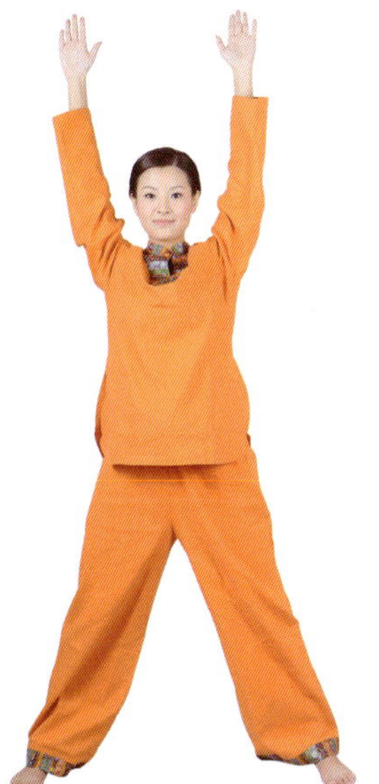

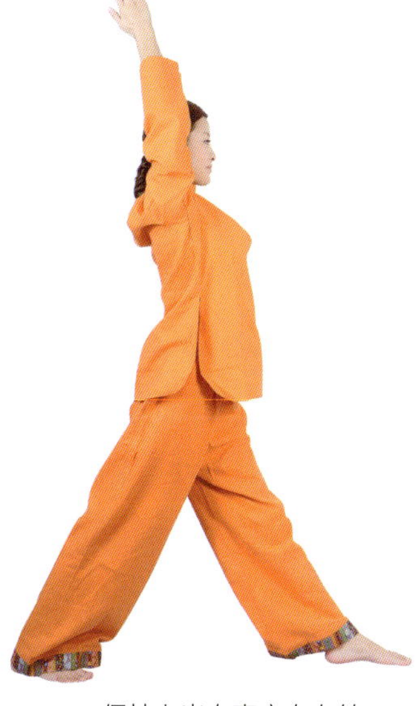

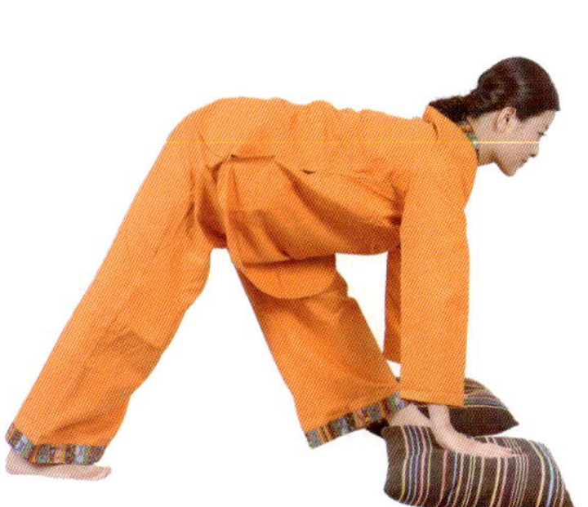

Step1: 双脚分开约肩膀的两倍宽，双手高举过头顶，掌心向前。

Step2: 保持上半身直立向左转，双脚脚趾指向正前方，骨盆摆正。吸气，双臂向上伸展。

Step3: 呼气，手臂带身体向前伸展，落于左脚两侧的抱枕上。保持背部伸展，双腿受力均匀踩地，保持呼吸。

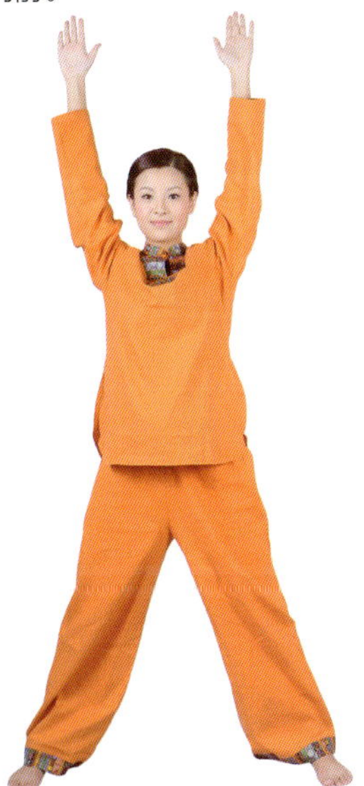

Step4: 吸气，手臂向前伸展，带动身体向上并还原站立。换另一侧继续练习。

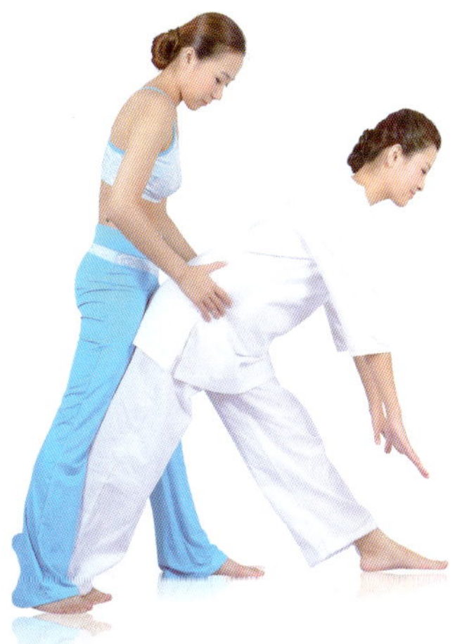

教练调整： 在身体下压时，请教练扶住您的髋部，让体重均匀地分布在双腿上，帮助您更好地完成体式。

【好孕练习要诀】 在练习的过程中，保持腰背挺直，双腿不要弯曲。把胯部向后和向上提升，让两边持平。

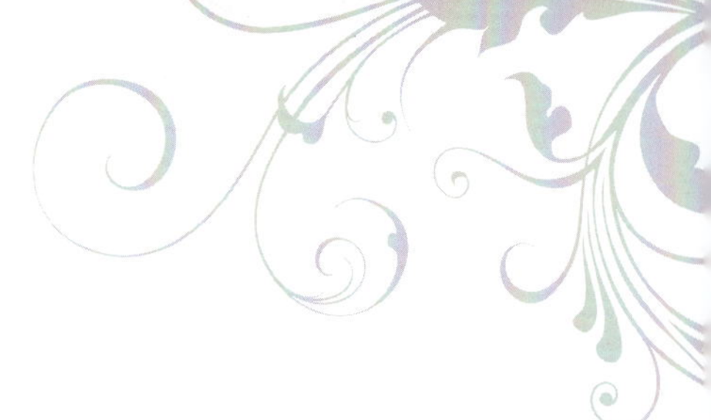

9. 减少产前焦虑——金字塔式

金字塔式是一个强身效能极为显著的姿势，可以促进全身的血液循环，防治肌肉僵硬及由血液运行不畅而引起的身体肿胀。准妈妈练习金字塔式，能镇静情绪、减缓焦虑。

建议练习时间：上午9点或下午3点
难度指数：★★
呼吸方式：腹式呼吸
修炼次数：2次

功效： 拉伸脊椎，锻炼坐骨神经。

功效： 活动肩胛骨，预防和消除肩关节炎。

功效： 改善面部血液循环，使面色红润，皮肤细腻、光滑。

功效： 通过下压加强腹部肌肉的力量，按摩腹部器官。

功效： 躯干前倾，可促进血液循环至脑部，增强脑细胞活力，提高脑部机能平衡。

功效： 伸展腿部肌肉和锻炼脚踝，缓解跟腱的僵硬和疼痛，美化腿部线条。

请跟我一起练

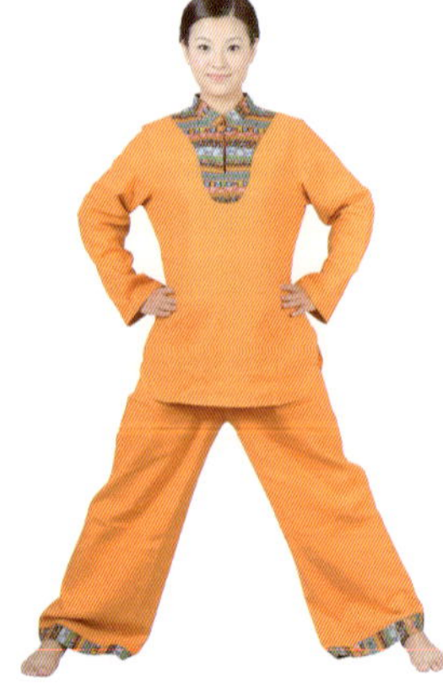

Step1: 站立，双脚打开约肩膀的两倍宽，双手叉腰，腰要挺直。

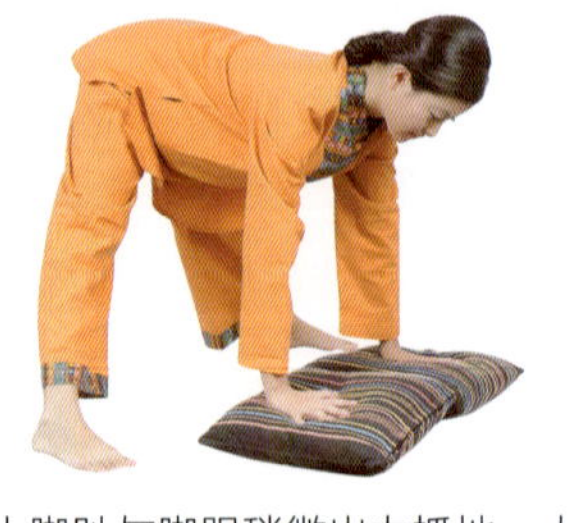

Step2: 大脚趾与脚跟稍微出力抓地，大腿肌肉收紧，意识力集中在腰部，眼睛看前面一个点，慢慢吐气，从髋关节开始向前折叠，保持背部的伸展。两手张开，与肩同宽，伸向抱枕。保持背部伸展的前提下俯身下弯。

教练调整： 在练习时若无法保持背部的平直伸展，可以让教练用双手扶住您的腰部，随时纠正您的动作。起身时也请教练扶住您，以保持身体的稳定。

【好孕练习要诀】 在练习的过程中，膝盖不要弯曲，保持背部伸展，身体慢慢下压，保持平衡。

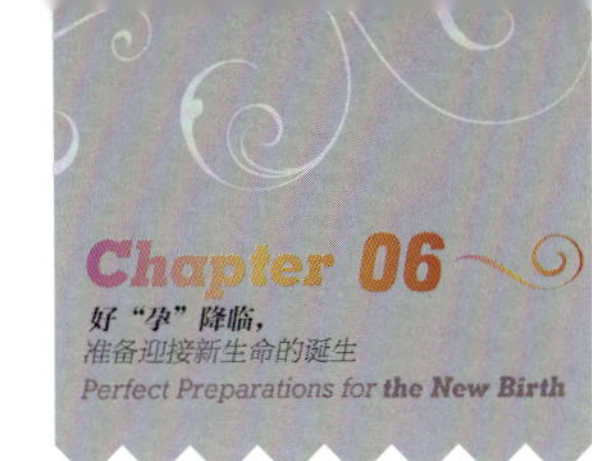

10. 舒缓产前阵痛——坐立休息式

坐立休息式是指双腿像坐角式那样打开，趴在椅子上或大抱枕上休息的姿势。它能够帮助准妈妈舒缓阵痛，恢复精力。

建议练习时间：早上7点、下午2点或晚上9点
难度指数：★★
呼吸方式：腹式呼吸
修炼次数：4次

功效：
舒缓产前阵痛。
放松全身，使准妈妈精力旺盛。

功效：
伸展大腿肌肉，放松髋部，有助于减轻坐骨神经痛。

请跟我一起练

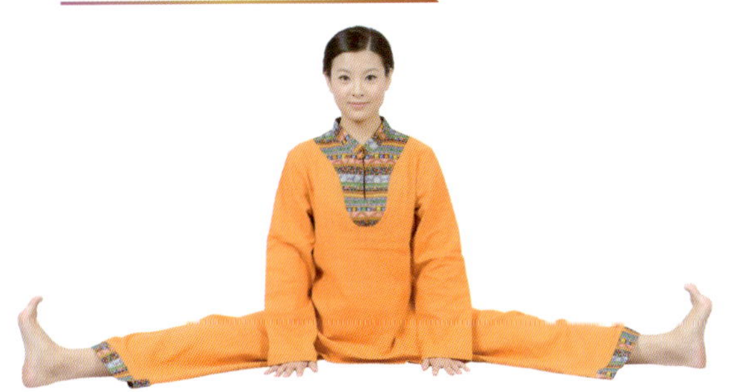

Step 1: 坐立，双腿缓慢地向外打开，尽量向身体的外侧伸展。

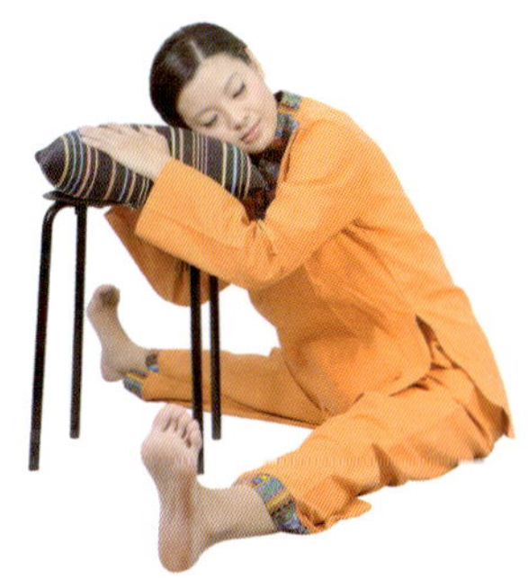

Step 2: 借助凳子，头靠在抱枕上，双手放于抱枕上，保持自然呼吸。

【好孕练习要诀】在练习时，双腿打开的幅度以感觉舒适为准，不要勉强。

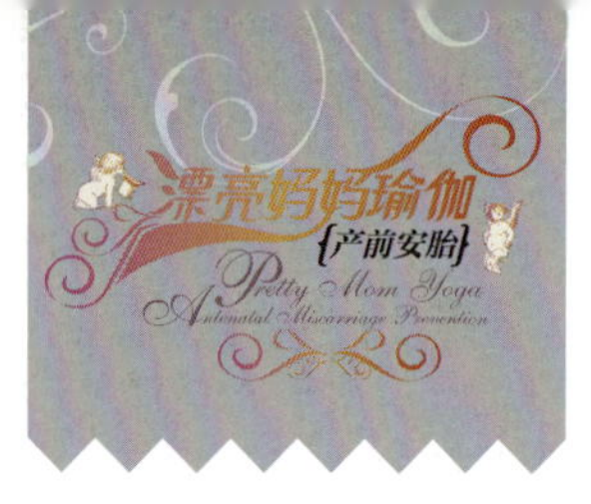

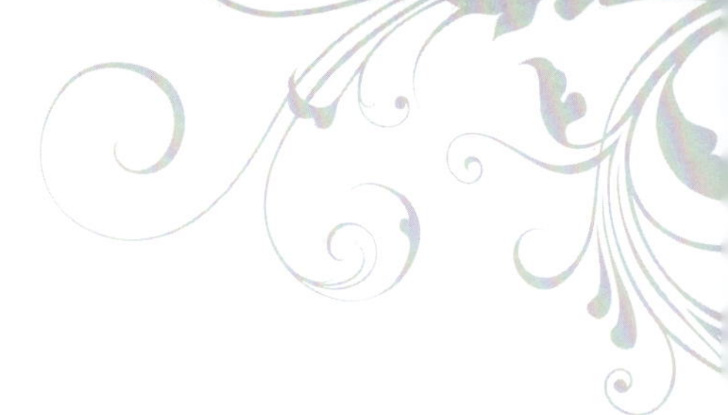

三、瑜伽助顺产，拥抱神圣的生命奇迹

Yoga Exercises for **Natural Labor**

在最后的阶段，瑜伽的体位、呼吸法将帮助您在身、心、灵各方面都做好充分准备，让您从内而外都充满力量，消除分娩前的焦虑和恐慌，信心满满地迎接宝宝的降临。

1. 放松骨盆肌肉——坐角式

坐角式对女性很有益处，能刺激生殖系统，使骨盆和子宫保持健康。准妈妈经常练习坐角式，不仅能伸展大腿后侧、内侧的韧带和肌肉，促进骨盆区域的血液循环，同时还能强化子宫的功能。

建议练习时间：上午9点或下午3点
难度指数：★★★
呼吸方式：腹式呼吸
修炼次数：3～5次

功效： 控制月经流量，使其规律，同时刺激子宫。

功效： 拉伸大腿内侧肌肉，伸展腿部筋腱。

功效： 缓解坐骨神经痛，拉伸并滋养脊柱。

功效： 舒缓骨盆和臀部，促进骨盆区域的血液循环，使其保持健康，有益于分娩。

【好孕练习要诀】 保持脊椎的平直，两腿打开的大小以自己感觉舒适为度。

请跟我一起练

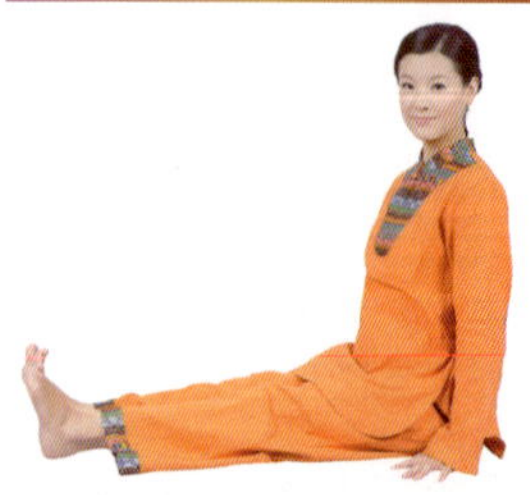

Step1: 长坐，双腿向前伸展，钩起脚尖。

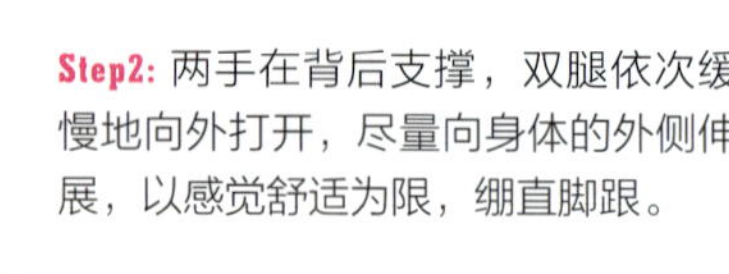

Step2: 两手在背后支撑，双腿依次缓慢地向外打开，尽量向身体的外侧伸展，以感觉舒适为限，绷直脚跟。

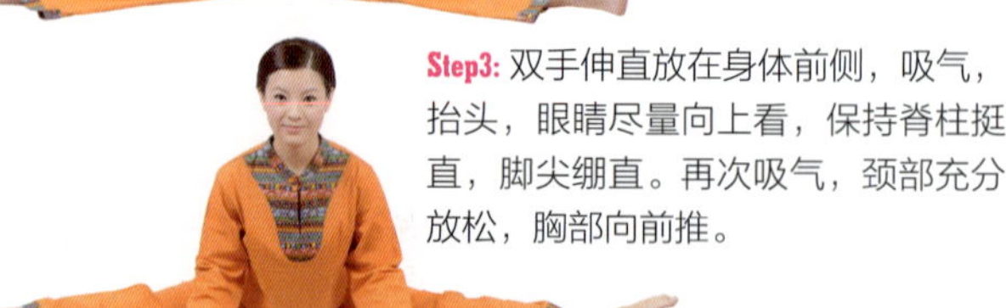

Step3: 双手伸直放在身体前侧，吸气，抬头，眼睛尽量向上看，保持脊柱挺直，脚尖绷直。再次吸气，颈部充分放松，胸部向前推。

2．加强骨盆韧带——骨盆倾斜式

骨盆倾斜式很适合准妈妈练习，一方面两腿放在椅子上的姿势十分有利于防治静脉曲张和去除腿部水肿，另一方面倾斜骨盆的动作能够加强骨盆韧带，从而有助于分娩。

建议练习时间：上午9点、下午2点或晚上9点
难度指数：★
呼吸方式：腹式呼吸
修炼次数：5次

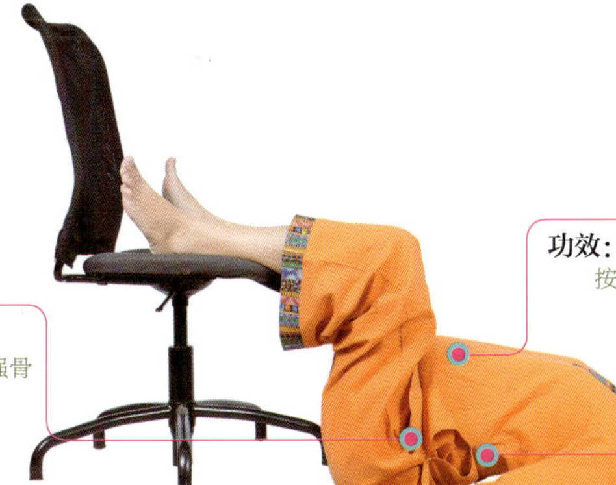

功效：按摩腹部器官，防治便秘等孕期症状。

功效：加强骨盆韧带，增强骨盆的力量，有助于分娩。

功效：有效锻炼腰背部肌肉。

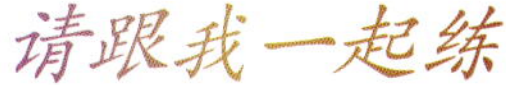

请跟我一起练

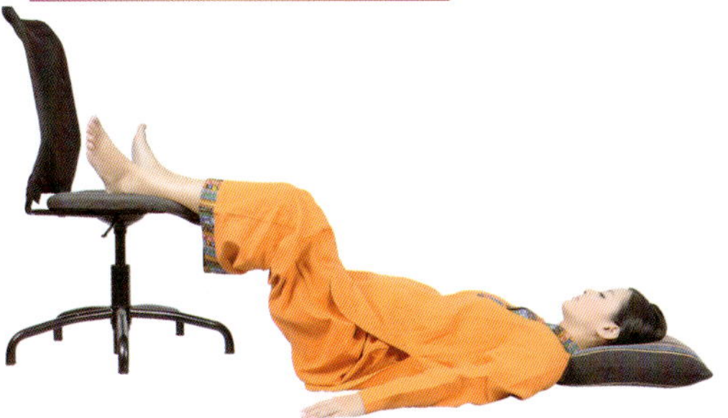

Step1: 仰卧，颈部下方放一个软垫，双腿分开与肩同宽，脚后跟放在椅子上。双手平放在身体两侧，掌心向下。放松身体，闭上双眼，保持2～3次呼吸，让心态平和下来。

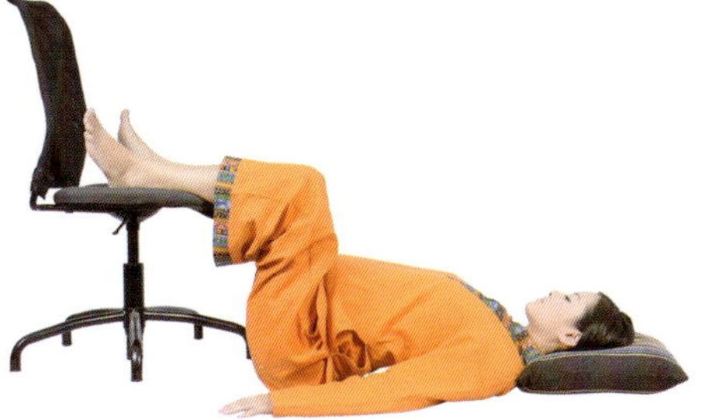

Step2: 吸气，将后背慢慢拉回地板，腹部向外膨胀，骨盆底向内向上拉。呼气，拱起腰背部，腹部收缩，倾斜骨盆。保持均匀的呼吸，然后还原至初始姿势。

【好孕练习要诀】在练习的过程中，集中意识，保持均匀的呼吸。

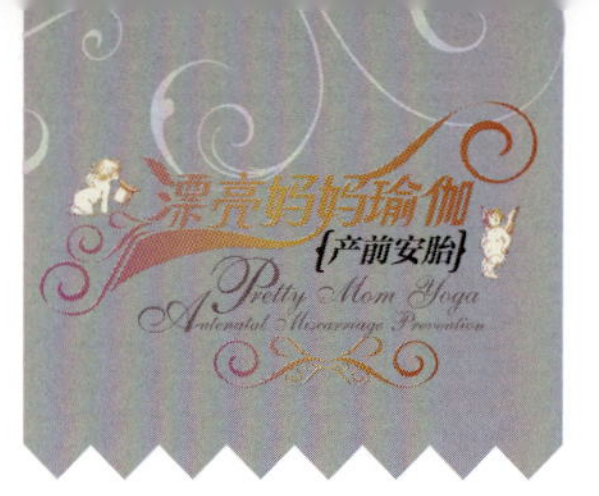

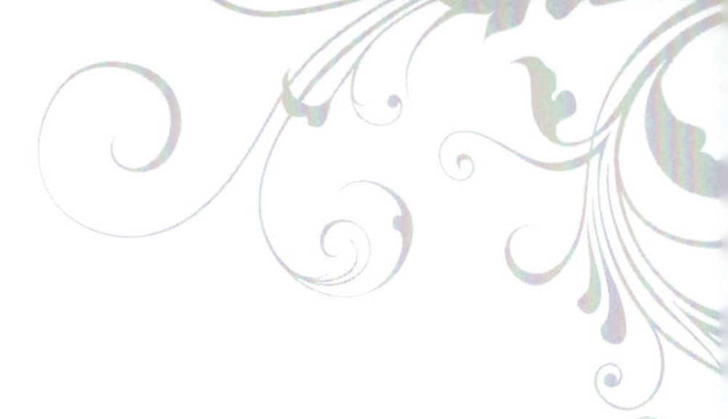

3. 舒缓子宫压力——狮子式

狮子式中的跪坐非常适合在孕晚期练习。跪着时，子宫的重量被双腿、双肘和双手均匀地承担，能大大缓解子宫的压力。膝盖分开时，能使胎宝宝在骨盆的扩张中得到最大的空间。

建议练习时间：上午8点、下午2点或睡前
难度指数：★★
呼吸方式：腹式呼吸
修炼次数：3～4次

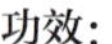

功效：
减少面部皱纹，防止皮肤松弛，恢复脸部肌肉的弹性。

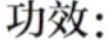

功效：
强化颈部肌肉，预防颈纹。

功效：
放松尾骨，并使脊柱得到充分的伸展。

功效：
缓解子宫压力，有助于分娩。

请跟我一起练

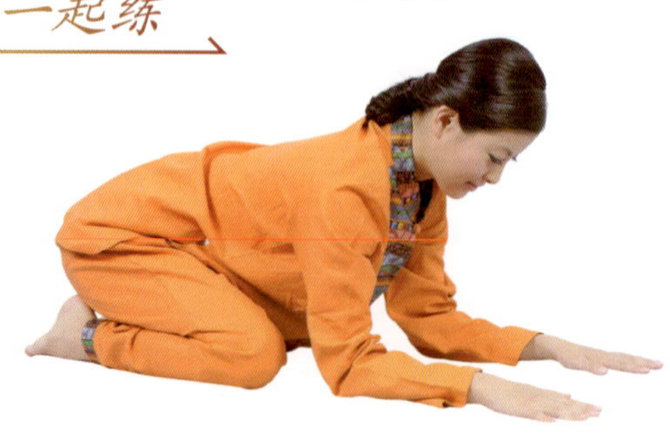

Step1: 猫式跪立，双膝分开，弯曲肘部并放松前臂，将两臂放在地板上，并和膝盖保持在一条直线上。

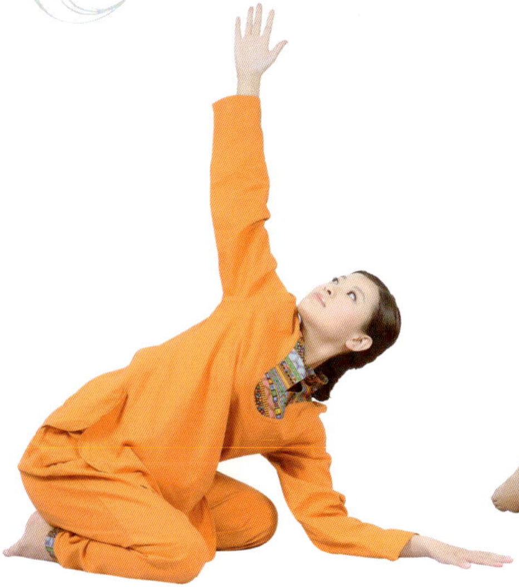

Step2: 抬起臀部，保持重心平稳，使脊椎、头部在同一条直线上。吸气，向上伸展右臂，眼睛向右手指尖方向看。

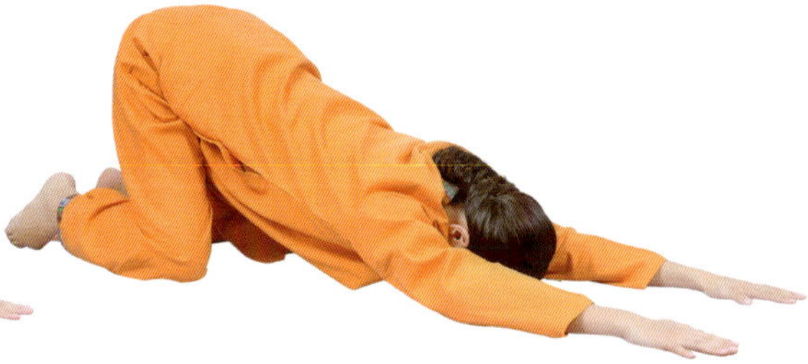

Step3: 呼气，右臂向下，沿地面向前伸展，额头触地，同时尽可能地推动尾骨。还原至猫式跪姿，反方向继续练习。

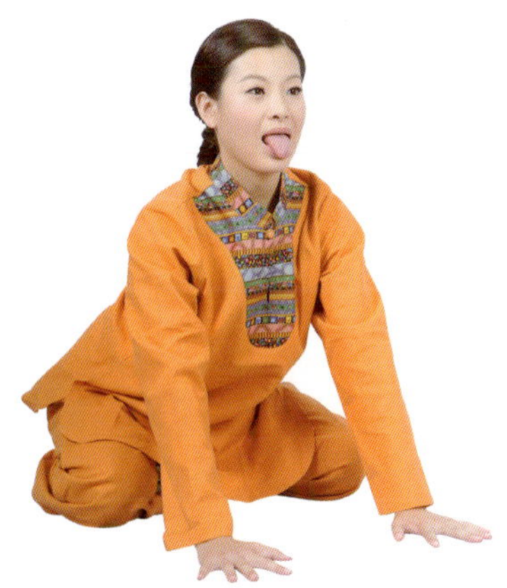

Step4: 向后坐在脚后跟上，将双手放松地放在胸前。吸气，在呼气时吐舌头。

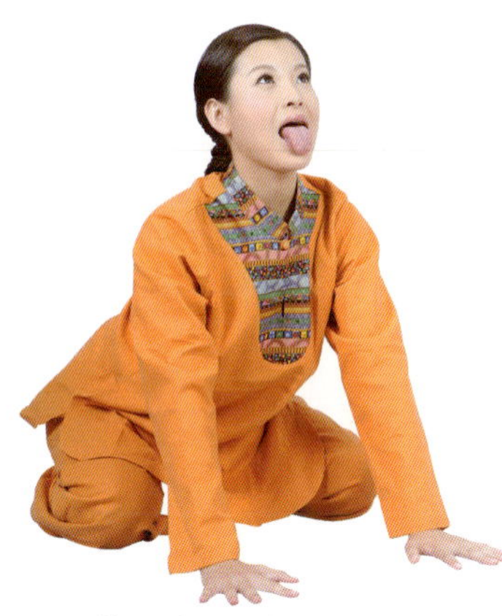

Step5: 将眼睛尽量睁得大一些，将舌头用力向外伸。收回舌头，放松，反复练习。

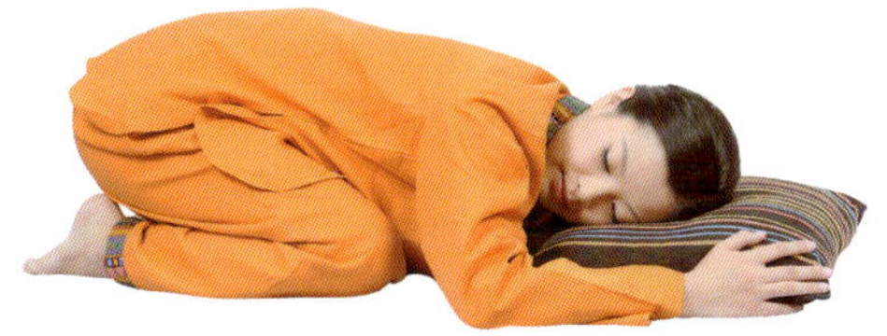

Step6: 头枕在枕头上，双膝分开并放松身体。

【好孕练习要诀】 患有高血压和头部眩晕的准妈妈在做第3步动作时，可以将左手轻轻握拳，将前额或下巴放在大拇指和食指圈上，以抬高头部，避免眩晕。

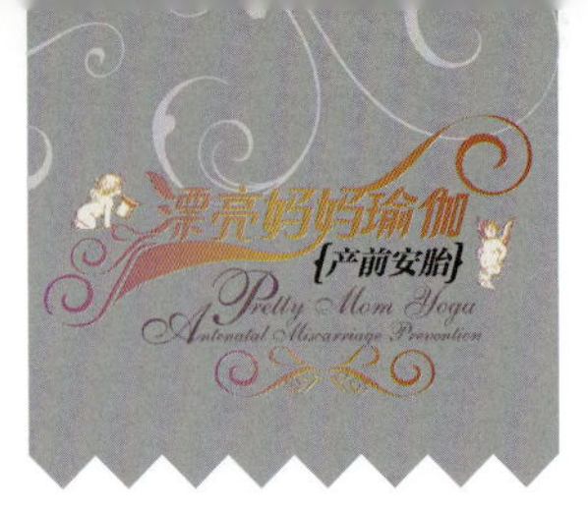

4．强化腹股沟——助产伸展式

准妈妈在孕晚期多练习助产伸展式动作，能有效地锻炼腹股沟。腹股沟是连接腹部和大腿的重要部位，又靠近外生殖器，非常有必要锻炼此部位。通过这组伸展练习能够增强腹股沟的灵活性，锻炼盆底肌，从而减轻分娩引起的下腹部疼痛。

建议练习时间：早上7点、下午2点或晚上7点
难度指数：★
呼吸方式：腹式呼吸
修炼次数：3次

请跟我一起练

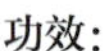

功效： 拉伸脊柱，维护脊柱健康。

功效： 锻炼盆底肌，增强尾骨和腹股沟区域的灵活性。

功效： 强化骨盆，促进骨盆区域的血液循环。强健尾，舒缓臀部肌肉。

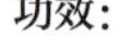

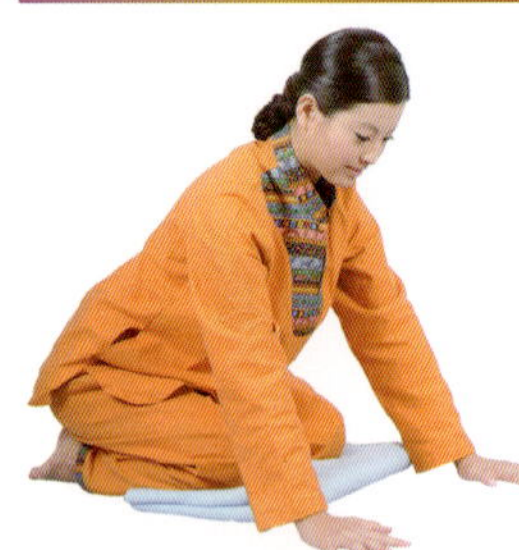

Step1: 双膝跪于叠好的薄毯上，双手放在双膝前的地板上，臀部坐在脚后跟上，保持30秒钟。

Step2: 慢慢起身，保持平稳，然后小心地蹲下。保持深长的呼吸，前脚掌贴地，轻轻地抬起膝盖，双手合十置于胸前。前后轻轻地摇动骨盆和背部，增加尾骨的空间。保持背部挺直，深长地呼吸。

【好孕练习要诀】耻骨功能不良的准妈妈不要练习深蹲。可以慢慢地坐在椅子上或是凳子上，但要注意始终保持背部挺直。

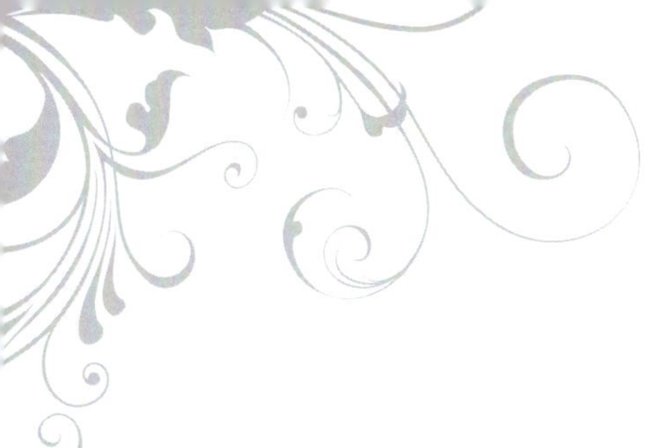

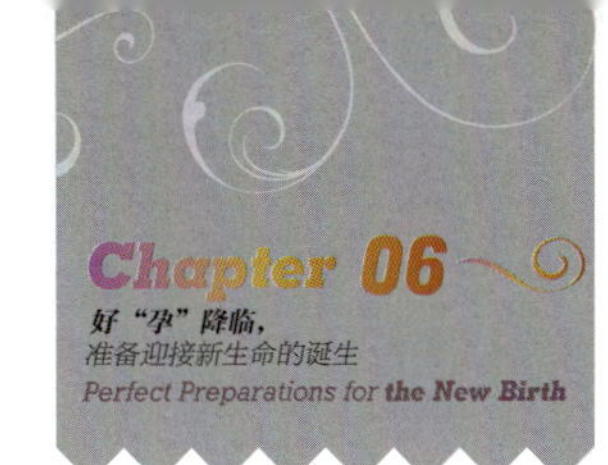

5. 缩短产程——敬礼式

敬礼式是一个非常有利于生产的体位，能够缩短产程，并且对双肩、双臂、双腿和双膝等处的神经非常有益。

建议练习时间：早上7点、下午2点或晚上7点
难度指数：★
呼吸方式：腹式呼吸
修炼次数：4次

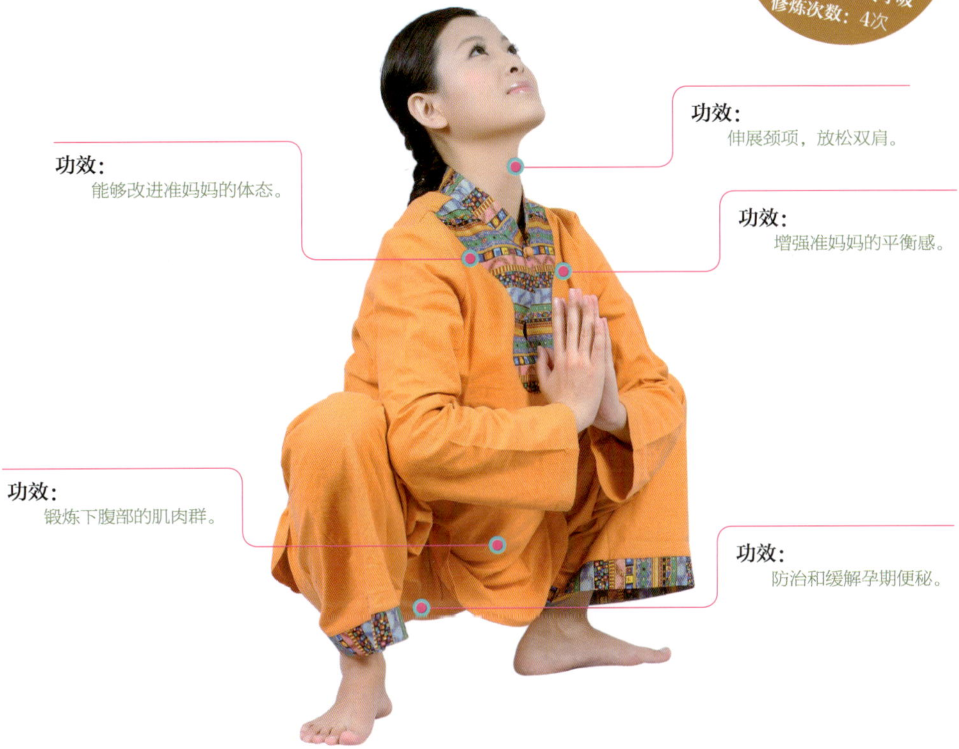

功效：
伸展颈项，放松双肩。

功效：
能够改进准妈妈的体态。

功效：
增强准妈妈的平衡感。

功效：
锻炼下腹部的肌肉群。

功效：
防治和缓解孕期便秘。

请跟我一起练

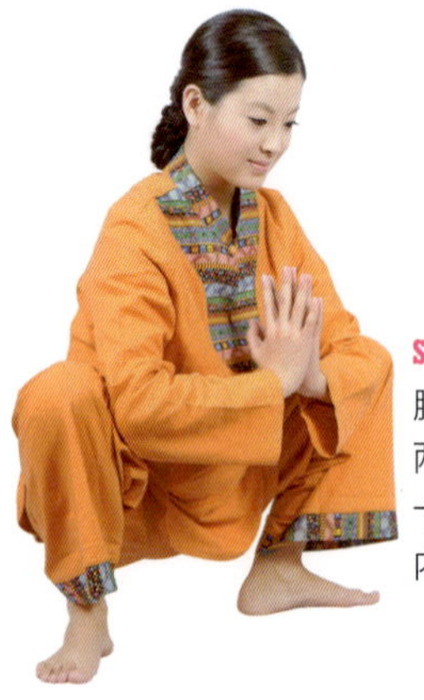

Step1: 小心地蹲下，让双膝分开约一肩膀的宽度，两脚平放在地上。双手合十，两肘分别抵住两膝的内侧。

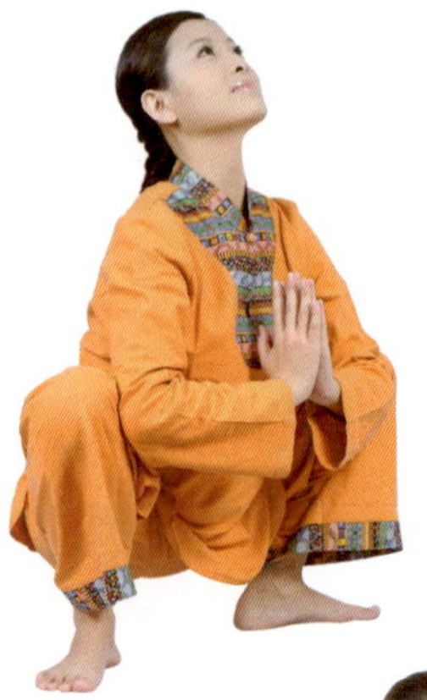

Step2: 向后伸展颈项，眼睛向上看，双肘向外推，借此尽量将两膝向外伸展。保持10秒钟，自然呼吸。

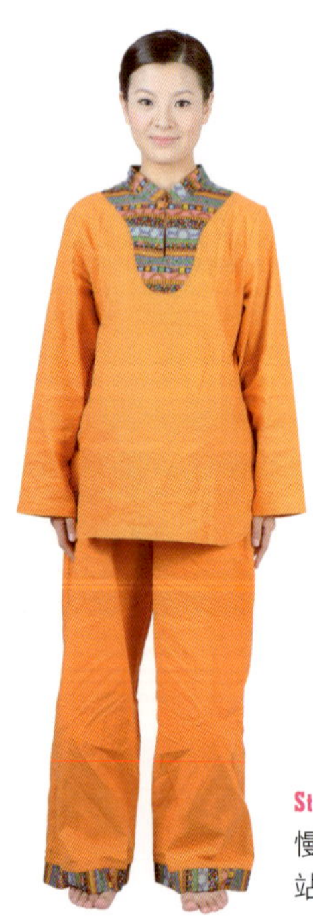

Step3: 反复练习数次后，慢慢起身，恢复至基本站姿。

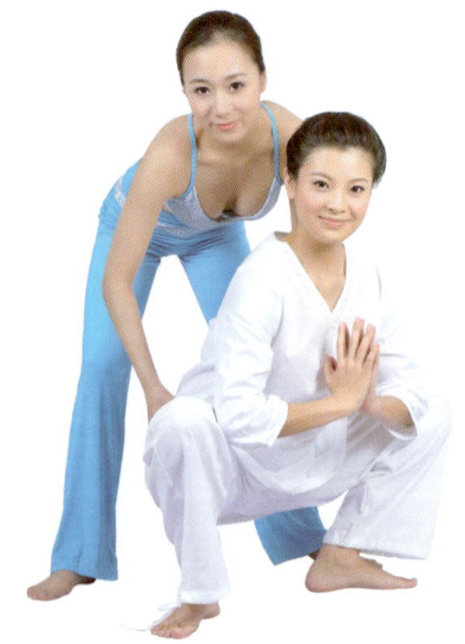

教练调整： 下蹲时，请教练扶住，保持重心平稳，然后慢慢下蹲。

【好孕练习要诀】 在练习的过程中，将膝盖充分地打开，有利于身体放松。把意识集中在臂、肩上，感受背脊的拉伸。

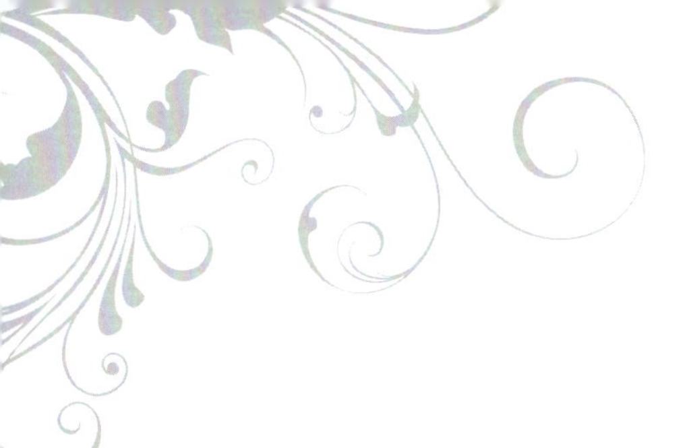

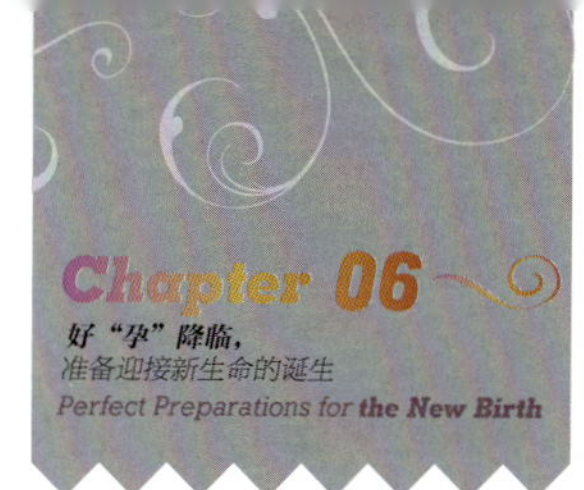

6. 减轻分娩疼痛——助产呼吸

对即将临盆的准妈妈来说，呼吸的调节非常重要。如果掌握了正确的呼吸技巧，在分娩的过程中就能很大程度地消除分娩带来的紧张和恐惧，并且减轻疼痛，有助于顺产。

建议练习时间：早上7点、下午2点或睡前
难度指数：★
呼吸方式：腹式呼吸
修炼次数：10次

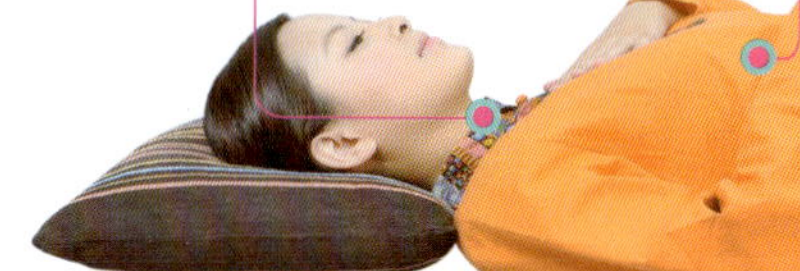

功效：调节呼吸系统。

功效：促进血液循环。改善心肺功能。

功效：强健腹部肌肉。

请跟我一起练

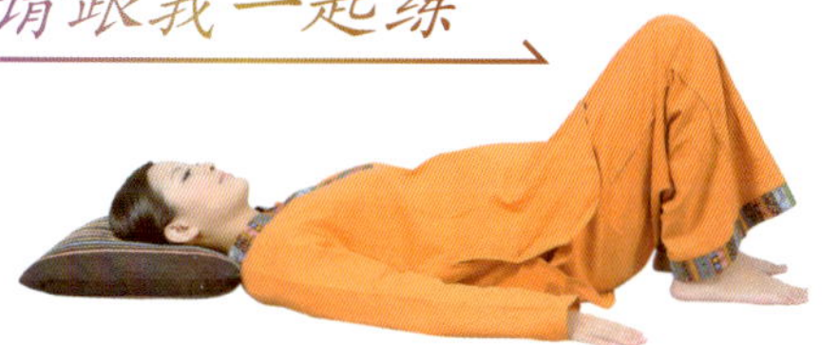

Step1: 头枕在枕头上，仰卧，屈膝，双膝靠拢，双脚分开略比臀宽，双手平放于身体两侧，掌心向下。

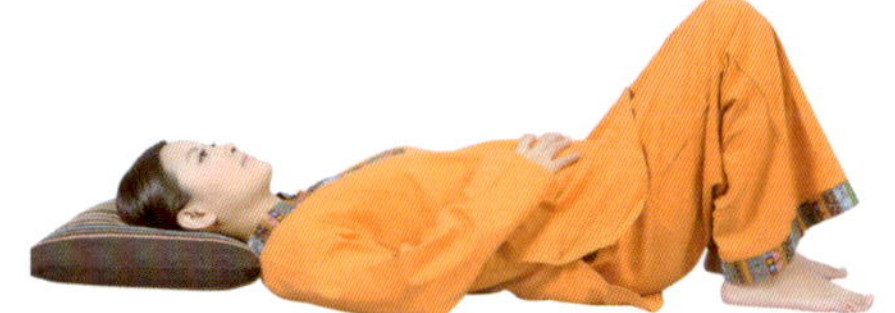

Step2: 双手放于腹部，吸气，有意识地让空气到达手下方的相关体内位置，进行10次有控制的深呼吸。不要让手臂、手和肩膀产生任何紧张感。

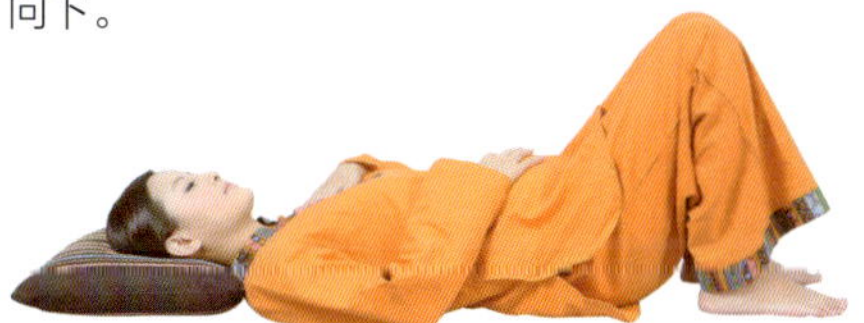

Step3: 双手在胸部下方以及锁骨的位置移动，进行10次深呼吸，感受空气通过肺部时的感觉。

【好孕练习要诀】 在练习的过程中，不要咬紧牙齿，舌头保持柔软并自然置于口腔底部。必要时盖上毛毯以保持身体的温暖。

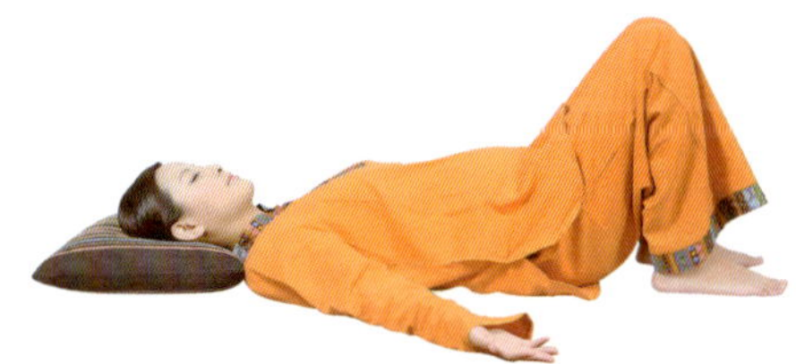

Step4: 双手平放于身体两侧，掌心向上。深呼吸，让空气逐渐从肺底部上升至肺中部，最后到肺顶部直至充满整个肺部。重复10次。

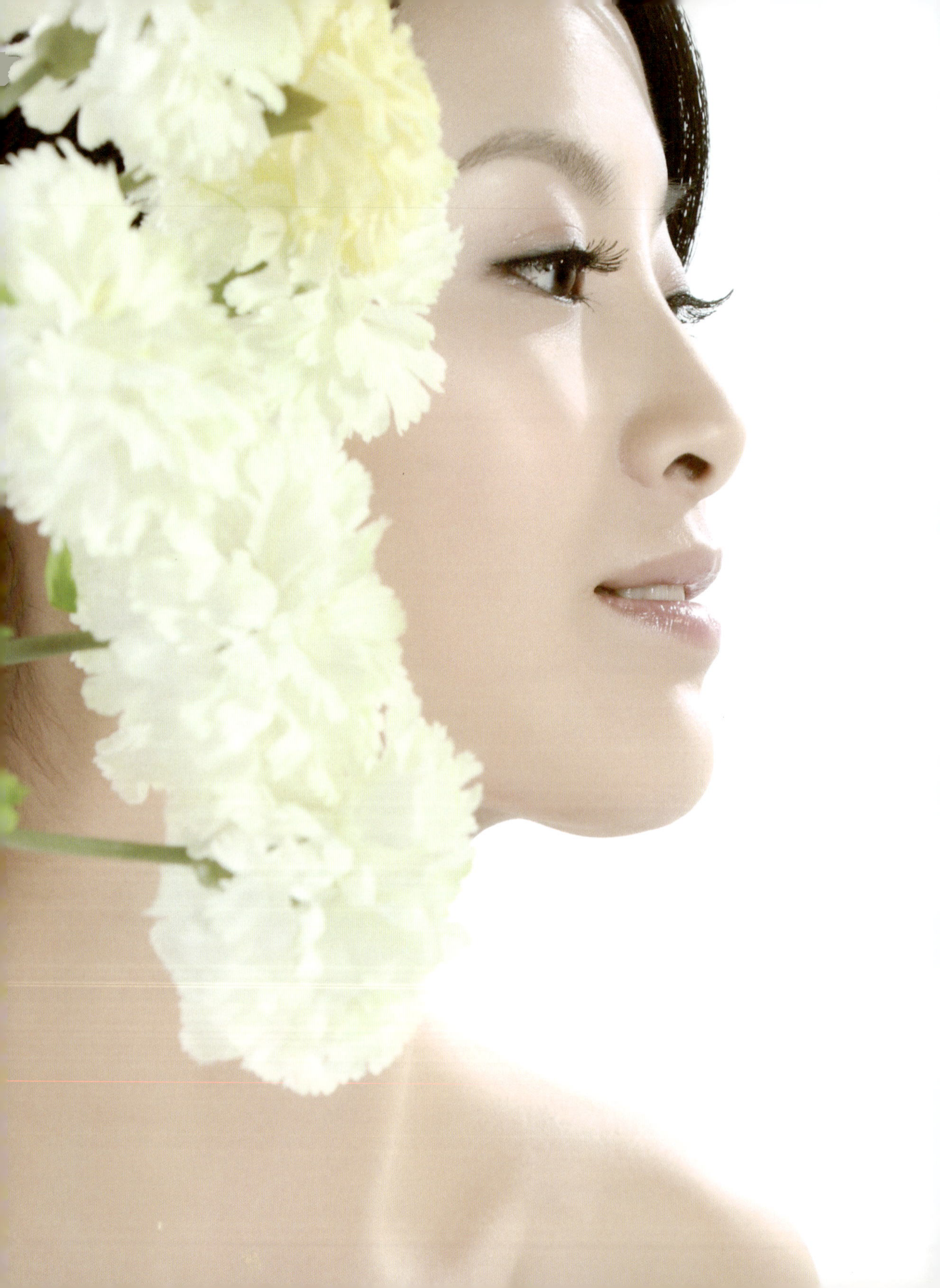

Chapter 07

时尚辣妈的
美丽、智慧新主张
Fashion Mom's New Ideas about **Beauty and Wisdom**

孕期，大多数准妈妈眼睁睁看着自己的身材如同气球一般膨胀，
往日的美好身材不见踪影，总是垂头丧气。
准妈妈大可不必这样，为了宝宝的健康，
无论如何都要接纳脸上长斑、体态臃肿的自己。
要知道，当您怀着爱的结晶时，
正时时刻刻散发着绝对迷人的魅力！
当然，懂得如何让自己变美的准妈妈，
会越发地有魅力！

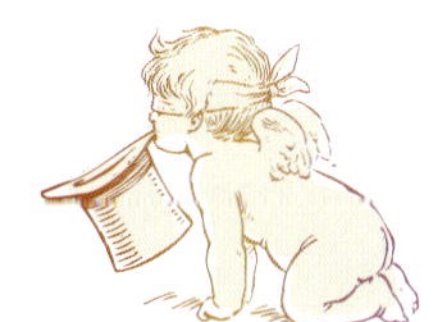

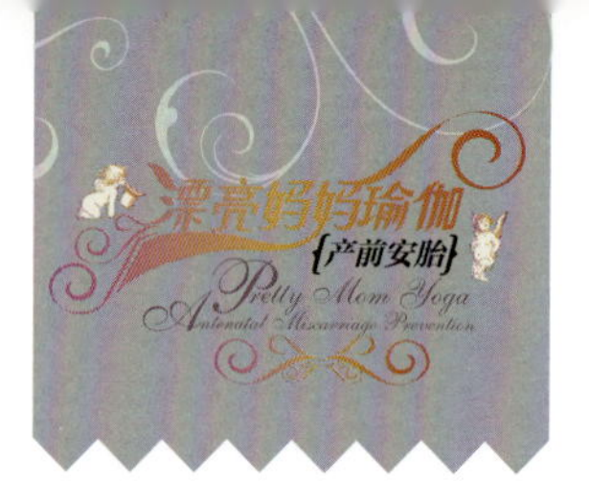

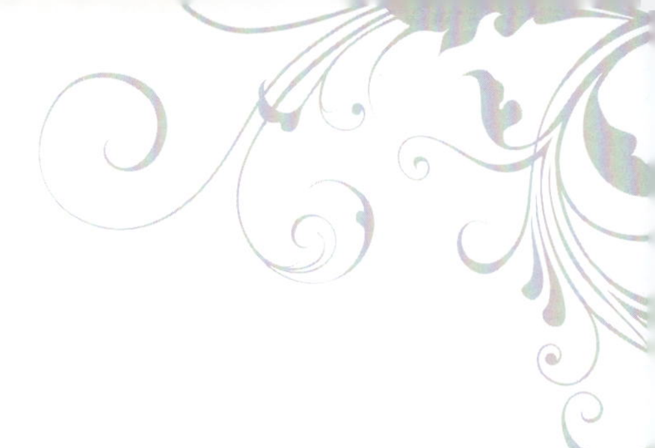

一、时尚辣妈的正确体态

The Right Postures

妊娠期，骨盆的倾斜度会影响腰椎的生理弧度。这是由于骶骨和尾骨相连于构成骨盆的两条髋骨之间，而腹部的肌肉，尤其是腹横肌，对维持骨盆的正确倾斜度起着关键的作用。然而，许多准妈妈缺少足够的腹部肌肉力量来承托胎儿日益增长的重量，也难以维持正确的骨盆倾斜度。为了补偿腹部肌肉的力量，腰椎会过度弯曲，而这又反过来增加骨盆的倾斜度，造成腰部下方的疼痛。一些准妈妈则会因为乳房的胀大而感到肩膀、上背疼痛。乳房的负担增加，双肩下垂，使胸部肌肉变紧，背部肌肉也容易过度拉伸。

随着胎儿的生长与发育，准妈妈的体形和身体状况会发生很大变化，这给准妈妈带来了许多不适。如果准妈妈的坐、站、卧及行姿等不正确，极易引起身体疲劳，甚至有损胎儿健康，如果处理得不好这种影响会延伸至下一次怀孕。准妈妈要不断调整体姿，以实现机体的平衡、协调。

要真正感受瑜伽的益处，需要了解如何通过姿势矫正来重新调整身体。越是了解自己坐立、行走和休息方式，就越能够消除疲劳、振作精神。

1. 坐姿

错误的坐姿会让准妈妈背部酸疼。准妈妈所坐椅子不应过高、过矮，应以40厘米为宜。当由立姿改为坐姿时，准妈妈要先用手在大腿或扶手上支撑一下，再慢慢地坐下。坐时先稍靠前边，用双手支撑腰部向椅背方向慢移，然后移臀部于椅背，挺直脊背，舒适地靠在椅背上，双脚平行叉开，大腿呈水平状，并与膝关节呈直角，这样不易发生腰背痛。

坐在椅子上时，在腰部与椅背之间放入一个靠垫，以便腰部紧贴着椅背。如果身体需要靠前打字或者写东西时，

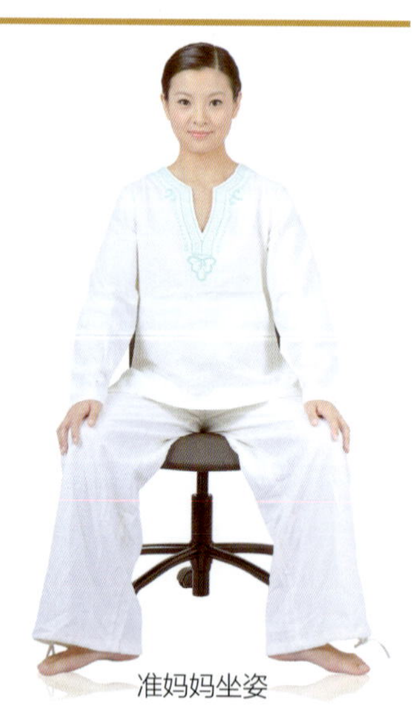

准妈妈坐姿

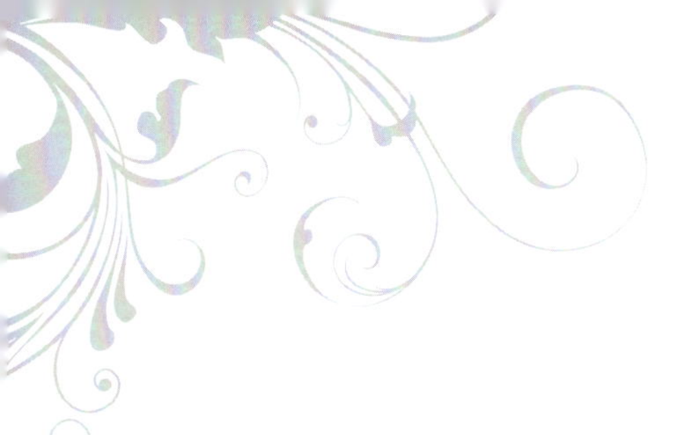

将椅子向前挪动，身体略向前倾，但时间不宜过长。可以摆放小矮凳放置双脚。如果准妈妈是坐着工作的，有必要时常起来走动一下，因为这样可预防痔疮和下肢水肿。当由坐姿起立时，动作要缓慢。准妈妈在家时多做简易坐、蝴蝶坐姿，对脊柱、骨盆都有保护作用。

乘坐公交车、小汽车等较颠簸的交通工具时，不要单用背支撑坐着，身体要向前倾，把部分重量向大腿转移。当有很大震动时，抬起臀部。

2．站姿

许多大肚便便的准妈妈在站立或者行走时，习惯性地将两手支撑在腰后方，腰向前塌，腹部向前凸出。以塌腰来迁就子宫的重力，这样只会让后腰更加疼痛。正确的站姿应该是：双腿分开站立，两脚打开比髋部稍宽，脚尖向前，颈部后侧与身体呈一条直线。尾骨向下沉，稍微向前收。身体的重量平均分配在两腿上。双肩向外展开并向下沉，胸腔扩展。

准妈妈应避免长时间站立，否则不仅易引起腰背痛，还会加重下肢水肿和静脉曲张。若站立时间较长，则将两脚一前一后站立，并每隔几分钟变换前后位置，使体重落在伸出的前腿上，这样也可以减轻疲劳。

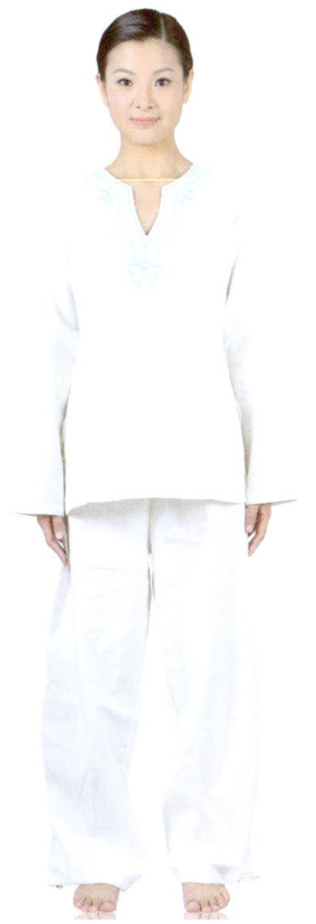

准妈妈站姿

3．卧姿

孕早期，没有限制，可以随意采用侧卧或仰卧的睡姿。孕中期，应注意保护腹部，避免外力的直接作用。如果准妈妈感觉下肢沉重，可采取仰卧位，用松软的枕头稍抬高下肢。孕晚期，睡姿很重要。宜采取左侧卧位，纠正增大子宫的右旋，改善血液循环，增加对胎儿的供血量，有利于胎儿的生长发育。

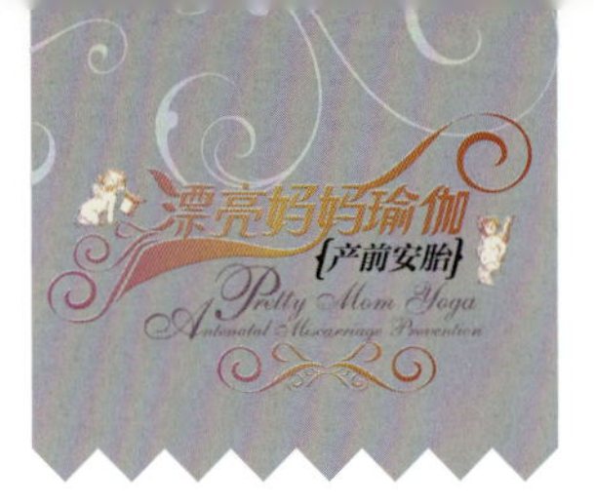

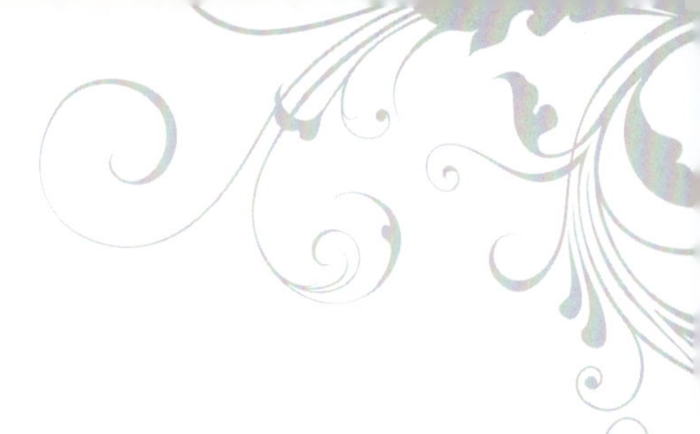

到了妊娠后期，应该避免仰卧。因为怀孕后，子宫由孕前的 40 克左右增大到妊娠后期的 1200 克左右，加上羊水、胎儿的重量，可达到 6000 克，子宫的血流量也相应增加。准妈妈如果经常仰卧，子宫后方的腹主动脉将受到压迫，影响子宫的供血以及胎儿的营养。同时可能影响肾脏的血液供应，使血流减慢，尿量也随之减少。而准妈妈身体内的钠盐和新陈代谢产生的有毒物质不能及时排出，可能引起妊娠中毒症，出现血压升高、下肢和外阴水肿现象，严重时会发生抽搐、昏迷，甚至可能危及生命。孕妇仰卧，还可能压迫子宫后方的下腔静脉，使回流心脏血液减少，影响大脑的血液和供氧量不足，导致头昏、胸闷、面色苍白、恶心呕吐等情形。

妊娠 6 个月以后就应该采取侧卧位睡觉。但经常右侧卧也不利于胎儿的发育和分娩。由于子宫不断增大，腹内其他器官受到挤压。如果经常向右侧卧，就会使子宫系膜处于紧张状态，系膜中营养子宫的血管受到牵拉会影响胎儿的氧气供应，造成胎儿慢性缺氧，影响胎儿生长发育。

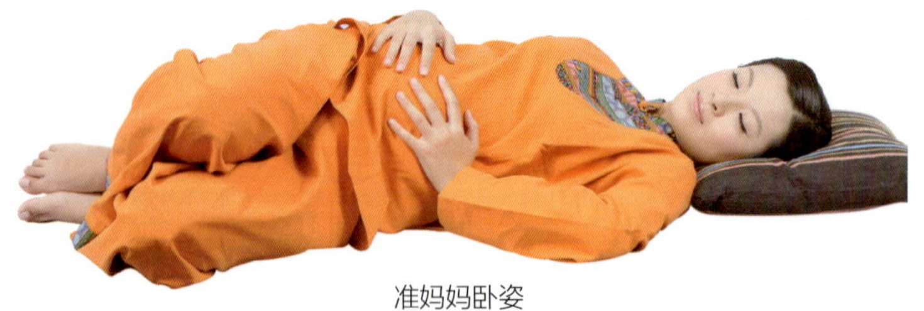

准妈妈卧姿

4．行姿

由于准妈妈腹部前凸，重心不稳又影响视线，很容易摔倒，故在行走时要特别注意。准妈妈行走时要穿舒适的平底鞋，背挺直、抬头、紧收臀部，脚跟先着地，步步踩实，保持全身平衡，稳步行走。不要用脚尖走路。可能时利用扶手或栏杆行走，切忌快速急行，也不要向前突出腹部。

目前市场上有一种孕妇托带，能帮准妈妈托起笨重的腹部，使准妈妈行走起来轻松一些。徒步行走对准妈妈很有益，它可以增强腿部肌肉的紧张度，预防静脉曲张。不过一旦准妈妈感觉疲劳，就要马上停下来，找离身边最近的凳子坐下歇息 5 ~ 10 分钟。

在上楼梯时，按照先脚尖、后脚跟的顺序，将一只脚置于台阶上，同时挺直腰部，将重心前移，用后脚向前推进。

当准妈妈从地面拾东西时，不要直接弯腰，那样会压迫腹部，压迫胎儿。正确的姿势应该是先屈膝，然后落腰下蹲，将东西捡起。放东西在地上时也一样，先屈膝，然后落腰下蹲，放下东西后，双手扶腿慢慢起立。

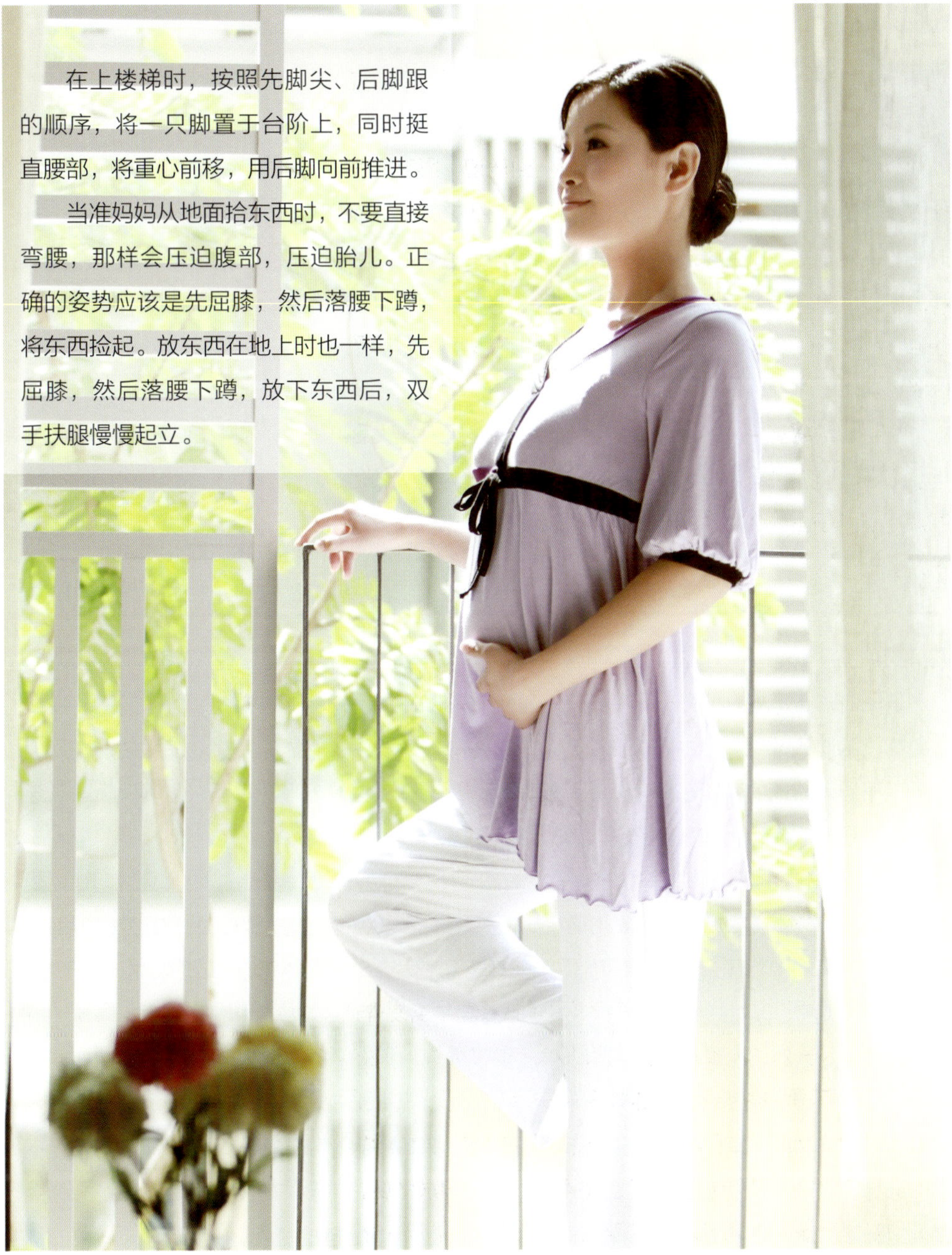

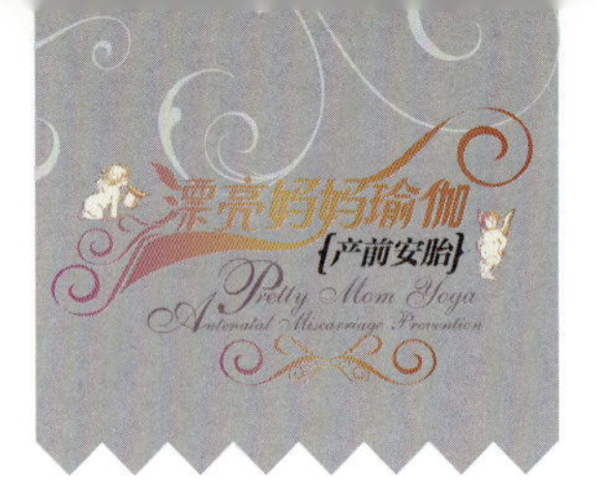

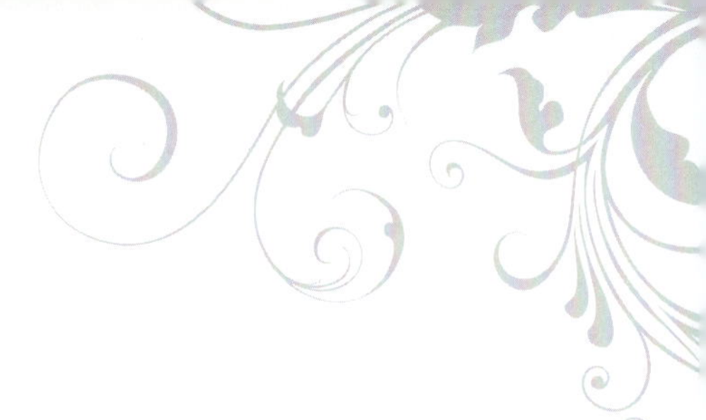

二、时尚辣妈的美丽衣柜

Beautiful Pregnant Clothes

女人爱美天经地义，即使做了妈妈追逐美丽的脚步也丝毫不会放松。每天在梳妆台前都忍不住对着镜子问上一句“谁是世界上最美的人”，幻想着镜子答案的同时，却不经意发现自己的腰变粗了、胖了……然而，怀孕是一件美丽的事，换一种视角，精心呵护一下自己的身体，您将会发现一个韵味十足的孕妈妈。

1．哺乳期的全身“武装”

由于准妈妈的体形发生很大的变化，皮肤也变得敏感，因而整个妊娠期准妈妈的着装不仅要美观大方，还要舒适、安全。

● 衣着穿出健康

孕早期，准妈妈的小腹还没有隆起，建议选择轻柔、吸水、透气的衣物。千万不要束腰，以免影响胎儿的健康。孕中期、晚期时，准妈妈的体形发生了明显的变化，在服装的选择上应该以不妨碍胎儿的生长发育为前提，以宽大舒适、透气性好、吸汗力强、防暑保暖以及穿脱方便为原则，结合个人的喜好选择衣服的颜色和款式。

色彩明艳的衣服穿起来显得精神振奋，有利于母体和胎儿的身心健康。选择色调明快、柔和甜美的服装，能让准妈妈的心情飞扬。款式上宜选择“A”字型款，准妈妈穿起来既能很好地体现出丰满的胸部线条，又能使隆起的腹部显得不太突出。面料宜选择透气、舒适、轻薄的质料，如纯棉、天然纤维、莱卡等。不要贴身穿羊毛、羽绒或腈纶等化纤类衣服。

选择孕妇装时，尤其是内衣，要以材质重于外观为标准。贴身的内衣必须选用纯棉或真丝的，以防引起皮肤过敏或乳汁分泌不足。在款式上要宽松，这样才能保证吸汗、舒适。胸罩最好依据怀孕的不同时期以及生活习惯来选择，宽肩带、能调整胸围大小的棉质胸罩是不错的选择。当准妈妈发现胸部有改变时，就要开始换穿孕妇胸罩。在怀孕后期可以考虑选择哺乳型胸罩，为产后哺乳做准备，而且可以为垫吸乳垫留出足够的空间。

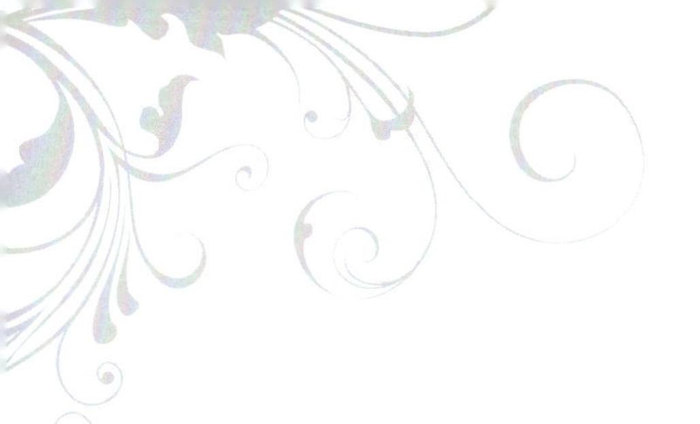

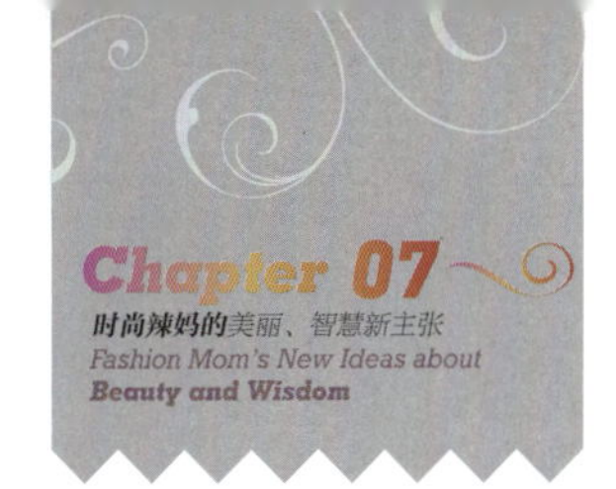

由于产后妇女形体的改变较大，如腰、臀、腿等部位变粗，所以每个人都应该根据自身的条件，选择具有收腰提臀作用的高腰中腿束裤、高腰收腰束裤、提臀修腿束裤、平角内裤等，注意切不可束得过紧。内裤的质地应是有弹性的、支数高而精密的纯棉针织面料，如纯棉和莱卡面料就有较强的支撑力与衬托力。不要穿牛仔裤，背带裤也是很好的选择。夏天可以考虑穿孕妇裙。

● 选择合适的鞋子

怀孕 3 个月左右，很多人脚趾即开始水肿；怀孕 6 个月左右，脚水肿更明显；在分娩前夕，脚和腿水肿会加重。孕妇体重增加，再加上水肿，走路时会难以掌握身体的平衡。为了做好孕期保健，准妈妈应该选择合适的鞋子。

鞋跟要低。怀孕 3 个月后，应该穿行走比较方便的鞋子，最好穿后跟高度在 2 厘米左右的鞋子，因为鞋跟过高会增加准妈妈腰部和双脚的负担，加剧腰痛。

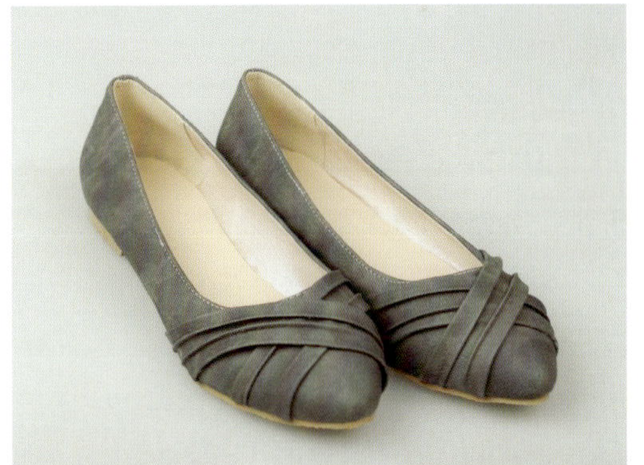

材料要轻便。怀孕后宜穿宽松、轻便、透气性好的鞋子，不要穿合成皮鞋和尼龙鞋，因为穿着不透气的鞋子会加重双脚的水肿。

透气性要好。准妈妈汗腺分泌旺盛，脚部的汗液多，如果鞋子不透气，就容易滋生细菌，引发脚气。

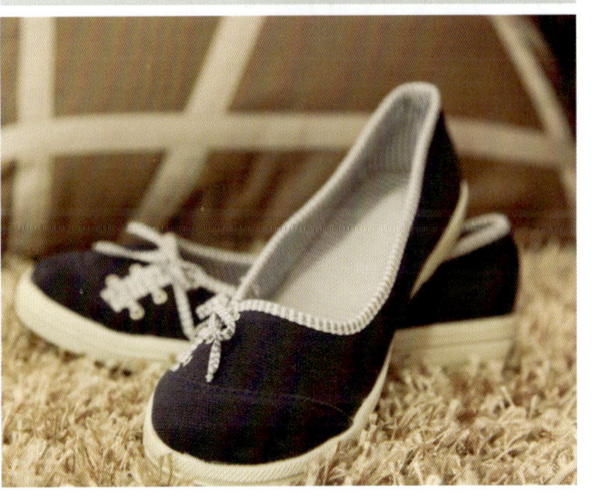

尺寸稍大。双脚水肿比较严重和怀孕 6 个月以上的准妈妈，要选择比自己的双脚稍微大一点的鞋，但也不要过于宽松，以防走路不方便。

要防滑。准妈妈穿的鞋要防滑性好，宜选用有弹性、柔软的材料做的鞋子，以防走路时摔倒。

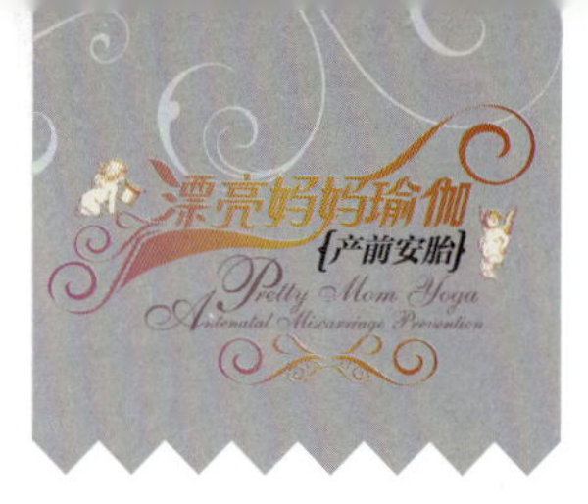

●时尚穿衣秘籍

很多准妈妈都觉得，怀孕了就没有美丽可言了，而且与漂亮、时尚都沾不上边了。如果您也有这种想法，那就大错特错了。准妈妈同样也可以穿得漂亮，而且还能够穿出自己的个性和特色。

要大胆自信地秀出您的线条来。不要试图用那些宽松的衣服来掩饰自己日渐隆起的腹部。这样做，只会让您看起来更加臃肿笨拙。实际上，这个时候，您的体形有一种特有的雍容优雅，您可以大方自然地显现一种孕妇式的性感。

有些衣服暂时要丢到一边。不适合您现在体形的，斜纹的，或是有坚硬皮带的，无论多美都不要买。要选择一些面料柔软透气而又富有弹力、颜色简单明丽、式样简单优雅的衣服。

保持您的风格。除了太尖太细的高跟鞋，或是低胸衣配迷你裙以外，舒适的中跟鞋、简洁的职业套装、轻盈的连衣裙，甚至是弹性良好的低腰裤，喜欢穿什么就穿吧，只要它不会伤害您和您的胎宝宝。

让熟悉的设计师为您量身定制几件雍容华贵的礼服，配上美丽的长丝巾或大披肩，这样您就可以光彩照人地出现在 Party 上了。

2. 准妈妈也要美丽

孕期是考验一个女人是美是丑最好的时候。在孕期，女人更要关心自己的身体。怀孕了，也要做个美丽、时尚的准妈妈。

● 修剪指甲

指甲是否漂亮能体现出一个女人注重细节的程度。如果准妈妈自己不方便修剪指甲，可以让家人帮忙。

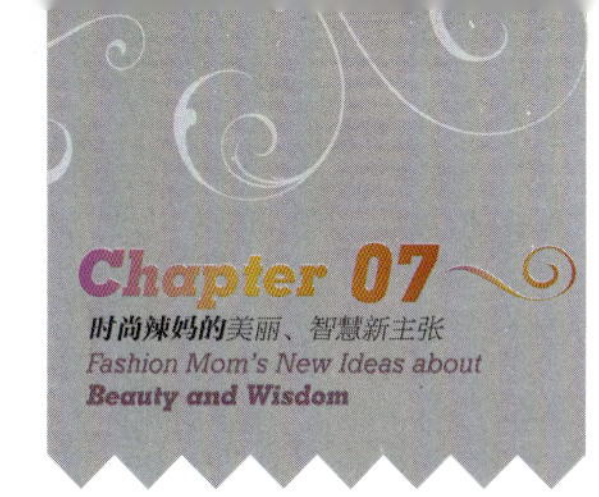

● 定期保养脸部肌肤

准妈妈的皮脂腺分泌旺盛，平时除了注意清洁外，还可以去美容院彻底清洁毛孔，紧实脸部的肌肤，让皮肤保持一定的光洁与弹性，扫除孕期暗沉的肤色。

● 保养胸部

大概没有比孕期中的胸部更美丽的了。在您静静地展示它们丰满的同时，乳房没有因为重量的增加而改变坚挺的形象。可以用柔软的身体毛刷或面部毛刷按摩胸部和乳房，之后涂上麦芽油，以起到保湿和柔软皮肤的作用。如果不怕麻烦，可以使用胸部专用乳霜，其中含有特殊的成分，有助于提升乳房。更加精细的做法是在胸部“扫”上淡淡的金色的粉，它能使皮肤发出光泽，并且遮盖皮肤上不大光滑的地方，从而使您更加迷人。

● 适当地控制体重

我们知道，准妈妈的体重过重会给怀孕期和胎宝宝带来不好的影响：不仅会加剧腰酸背痛、高血压以及糖尿病等症状，而且还可能引起难产。因此，准妈妈要在均衡营养的前提下，适度地控制体重。首先，准妈妈要注意饮食有规律，按时进餐。可选择热量比较低的水果当零食，而不要选择饼干、糖果、瓜子仁、油炸土豆片等热量比较高的食物当零食。其次，适度地控制糖类食物和脂肪含量高的食物，米饭、面食等粮食均不宜超过每日标准供给量。

● 打造柔和的曲线

71% 的男性、85% 的女性认为女性浑圆的曲线是一个美丽女人最重要的特征。这是令怀孕的女性特别高兴的，因为孕期前几个月时的腹部、臀部、大腿比任何时候都更具有女性的曲线美。为了让组织保持弹性而不会撕裂,每个清晨在起床后应该在腹部、臀部、大腿上画圈按摩。之后用热水和冷水（自己可以承受的温度）交替淋浴，以使组织更有力——每次淋浴一定从热水开始，以冷水结束。额外的护理还包括，清晨和晚上在身体上涂抹防止皮肤松弛的乳霜。

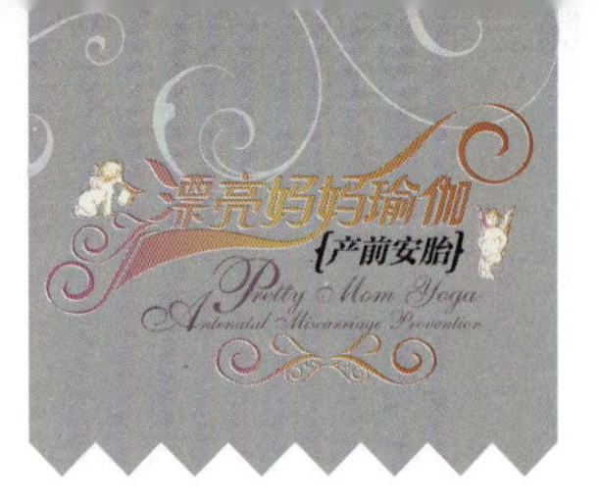

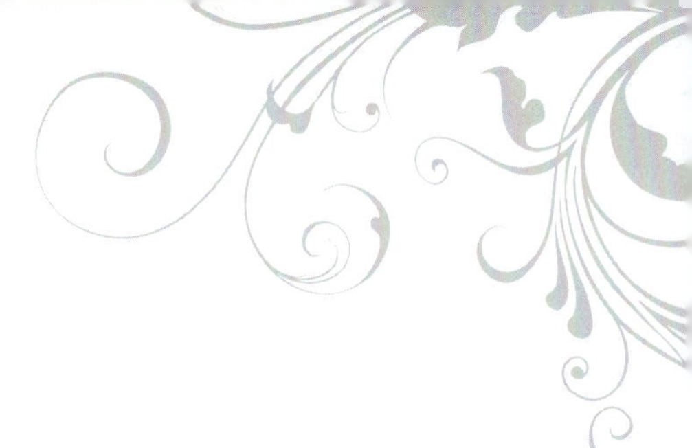

三、时尚辣妈的按摩法宝

Massages

怀孕期间定期尝试按摩可以使准妈妈的身体、精神得到放松，有利于准妈妈和胎儿的健康。按摩不仅能够舒缓准妈妈的神经，而且有助于减轻准妈妈的身体酸痛、消除手脚肿胀，甚至提高睡眠质量。

1．脸部按摩

准妈妈由于生理上的变化，会出现面部皮肤粗糙、松弛、黑斑和皱纹等现象。为了避免这种现象，准妈妈可以进行脸部按摩。

请跟我一起练

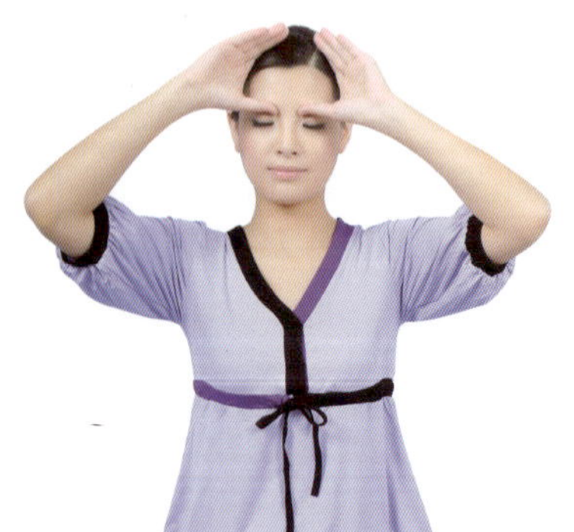

Step1: 用大拇指指腹按压攒竹穴（眉头），轻压5秒钟后放开。重复多次，可以减轻头痛。

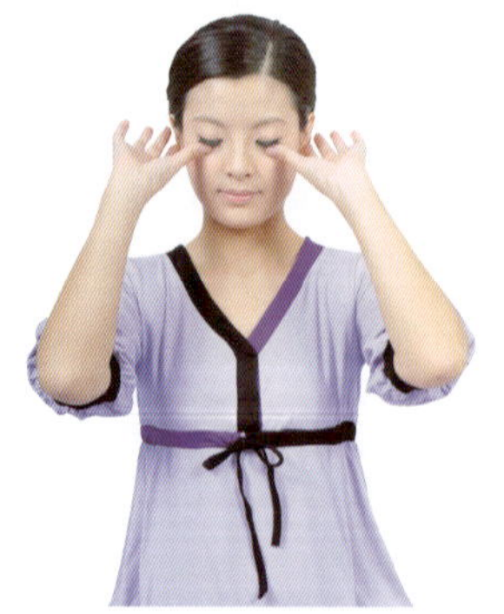

Step2: 大拇指指腹按压承泣穴（眼眶下缘上方），轻压5秒钟后放开。重复多次，可以减轻眼睛疲劳，同时可以预防和消除眼部细纹。

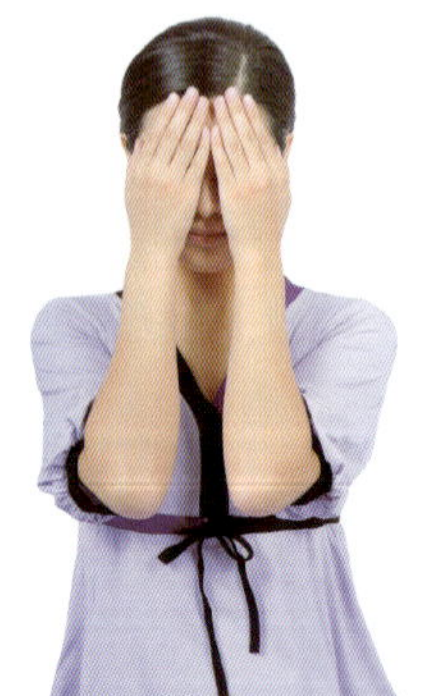

Step3: 双手手掌搓热，盖住脸部，轻压脸部。以掌心的温度，热敷脸部，让脸部放松。

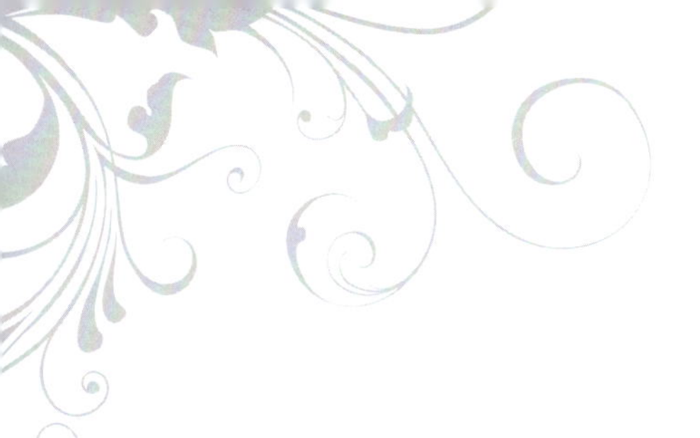

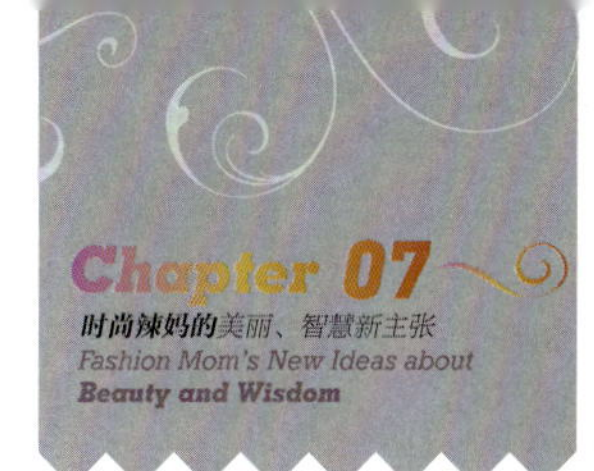

2．腹部按摩

准妈妈在按摩腹部时，可以用滋养的维生素 E 油或者适量的妊娠霜配合按摩，不仅可以防止妊娠纹的产生，还能放松肚皮的紧绷感。另外，按摩腹部，胎宝宝也能感觉到妈妈的爱抚。

请跟我一起练

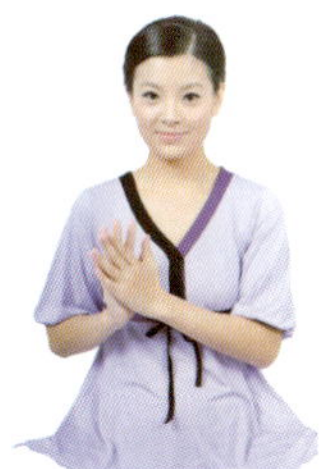

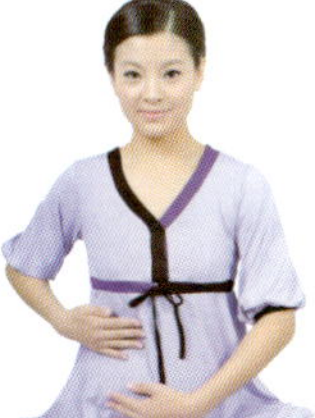

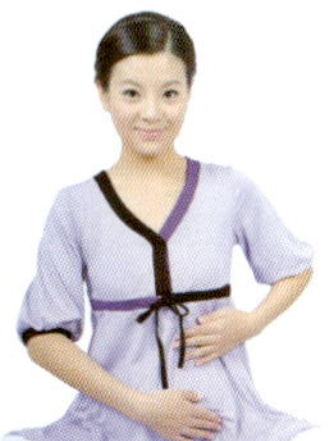

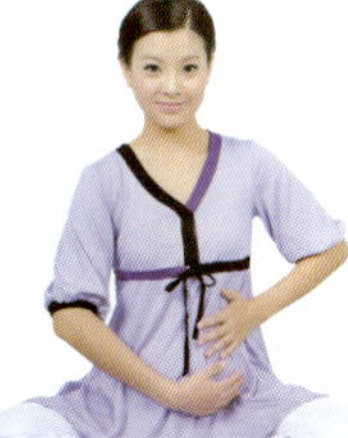

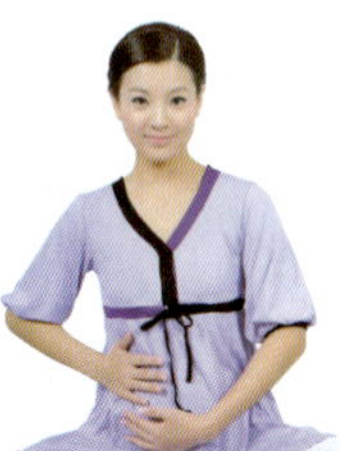

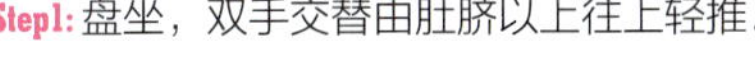

Step1：盘坐，双手交替由肚脐以上往上轻推。

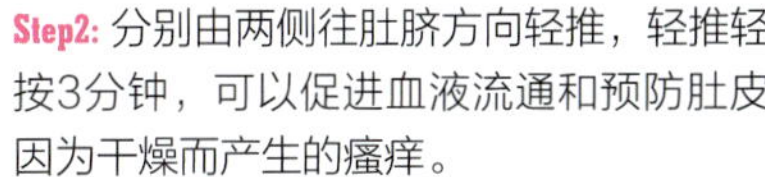

Step2：分别由两侧往肚脐方向轻推，轻推轻按3分钟，可以促进血液流通和预防肚皮因为干燥而产生的瘙痒。

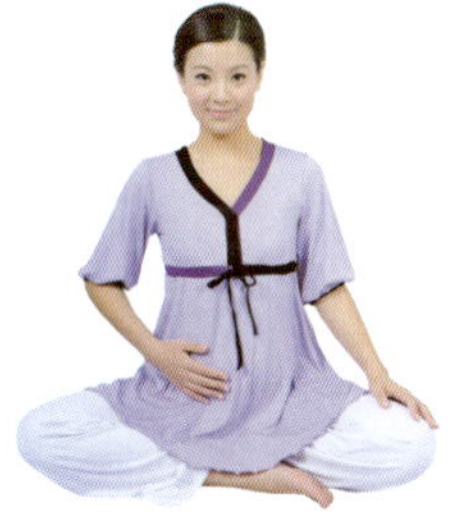

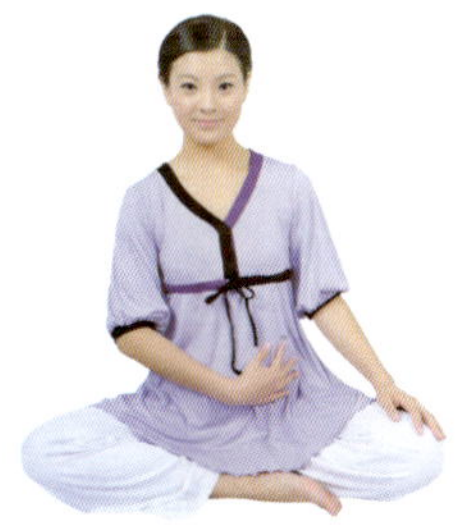

Step3：以肚脐为中心，用右手手掌从肚脐下绕着肚皮以逆时针方向画圈。然后用左手手掌从肚脐下绕着肚皮以顺时针方向画圈。分别重复3次，增强肚皮的弹性。

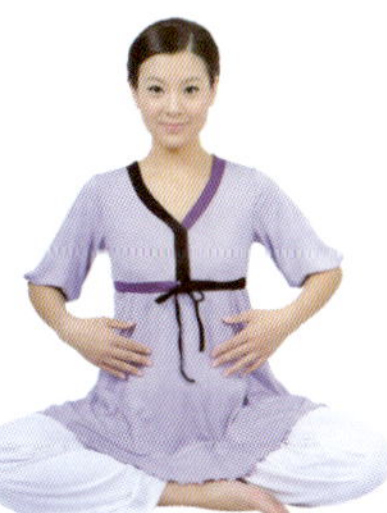

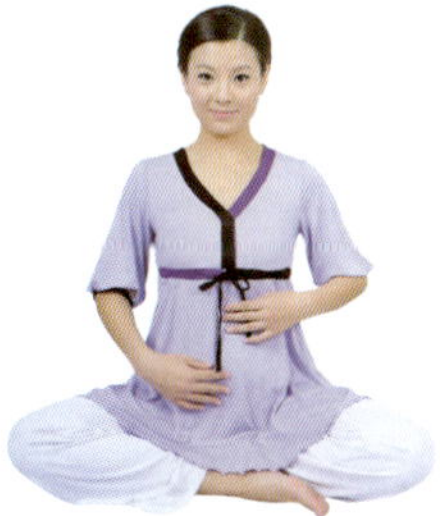

Step4：双手手指以顺时针的方向，沿着肚脐四周轻点肚皮一周。重复3次，放松紧绷的肌肉，也可以让胎宝宝感受到您的节奏。

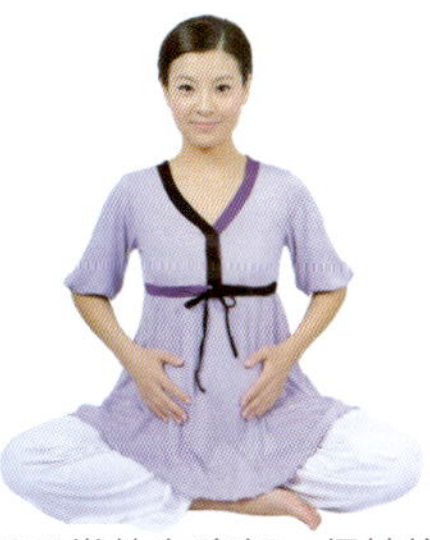

Step5：双手手掌放在腹部，保持均匀的呼吸，让自己和胎宝宝身心放松。

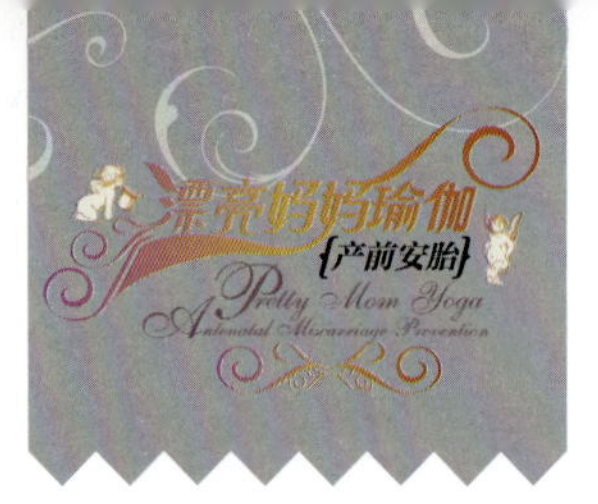

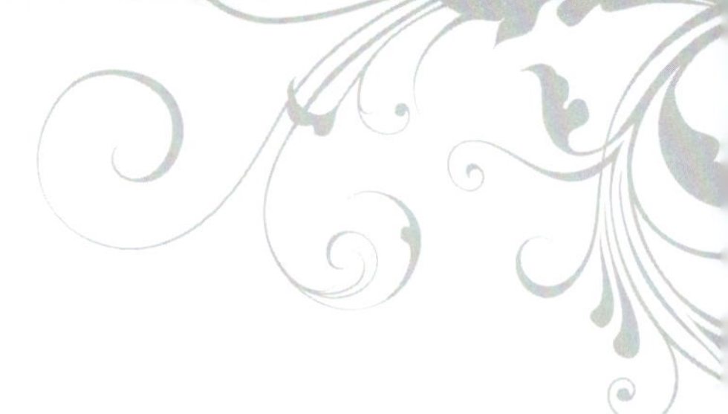

3. 腿部按摩

准妈妈下肢容易水肿。在家里时，不妨经常按压脚踝上的穴位和小腿，帮助淋巴循环，缓解水肿现象。按摩的时候力度要轻，以感觉舒适为宜。

请跟我一起练

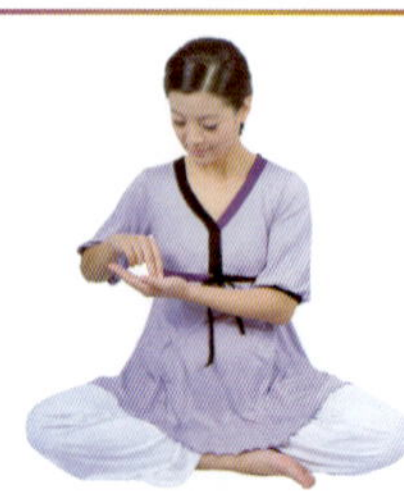

Step1: 取适量的按摩油在手心，用指腹抹开，然后涂抹在需要按摩的部位，如膝盖、脚踝、脚心。

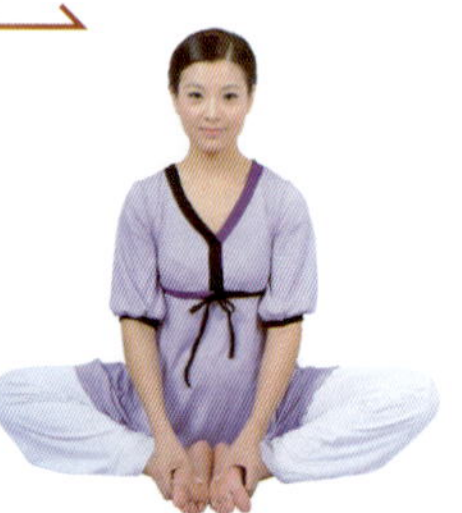

Step2: 用大拇指指腹按摩双脚脚心，轻轻按压5秒钟，放松，再按压。重复5次。可彻底放松脚底。

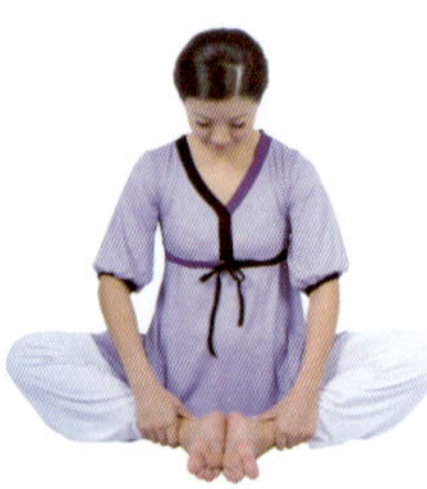

Step3: 用大拇指和食指按压脚踝上部位，轻轻按压5秒钟，放松，再按压。重复5次。可舒缓脚底压力。

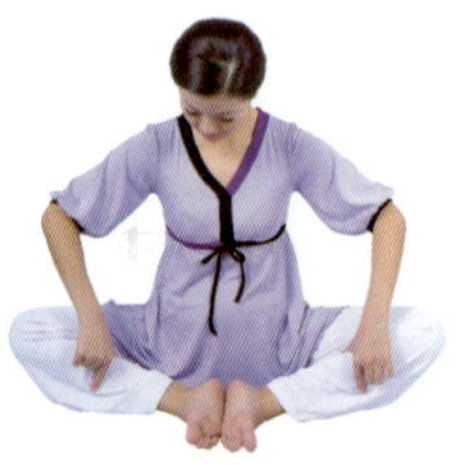

Step4: 用大拇指和食指按压小腿肚，轻轻按压5秒钟，放松，再按压。重复5次。可促进血液循环，预防水肿。

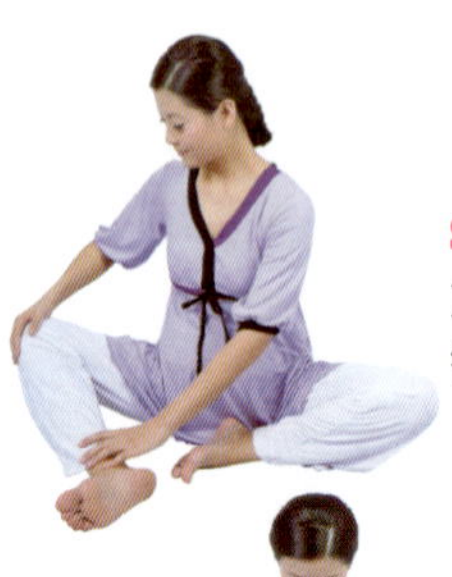

Step5: 用手掌以顺时针的方向轻轻按摩膝盖10秒钟。可美化膝盖。

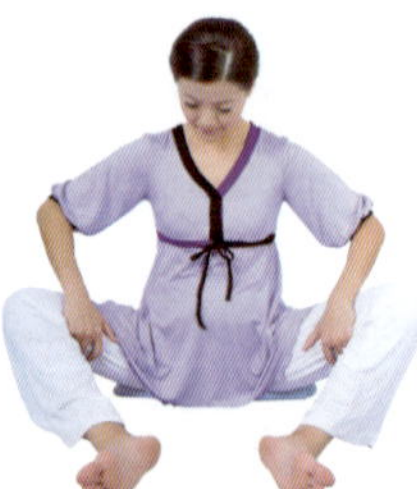

Step6: 双手同时按压膝关节下小腿部位，稍微压紧，然后放开。重复5次。可增强血管弹性，促进血液循环。

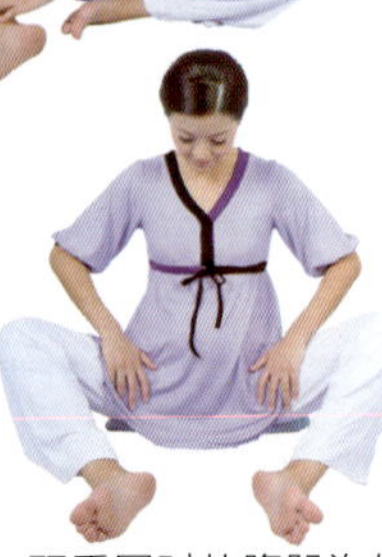

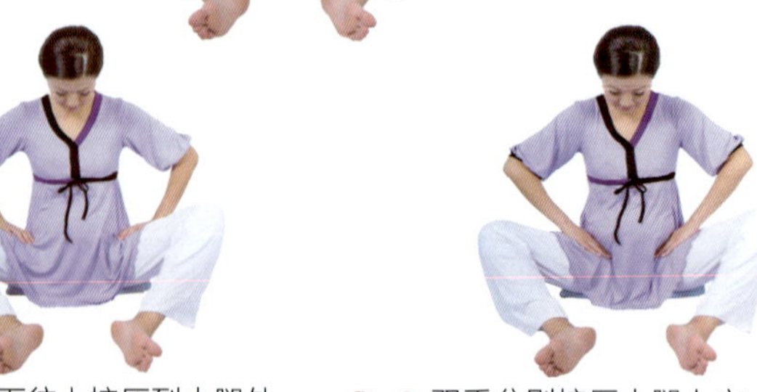

Step7: 双手同时从腹股沟的大腿内侧，从下往上按压到大腿外侧。重复5次。可让下腔静脉血流畅通，避免静脉瘤的出现。

Step8: 双手分别按压大腿上方、胯下中间位置。可放松韧带、缓解腰酸。

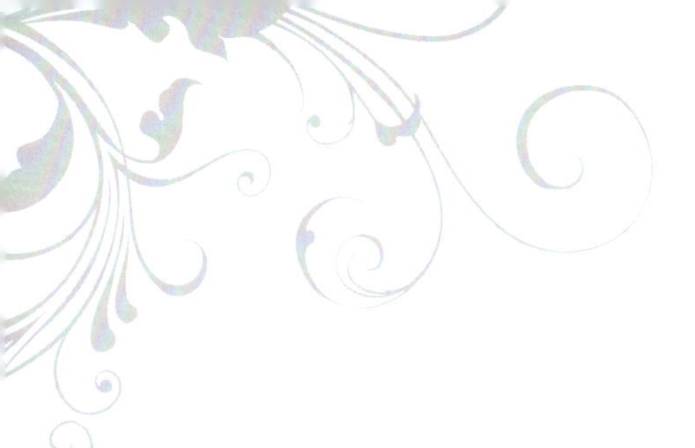

四、时尚辣妈必听的胎教音乐，让宝宝赢在起跑线

Antenatal **Musical Training**

胎儿唯一能与外界发生联系的方式就是声音，因此准妈妈和胎儿一起接受音乐的熏陶，可以双双受益。

1. 音乐胎教的双效性：让妈妈更健康、宝宝更聪明

现代医学研究证实，胎儿有接受教育的潜能，这主要是通过中枢神经系统与感觉器官来实现的。准妈妈可以给胎宝宝进行音乐胎教。因为音乐在整个孕期有着不可低估的作用，音乐胎教的受益者不仅仅是胎宝宝，还有准妈妈自身。

● 使妈妈身心愉悦

美妙的音乐能够陶冶人的情操，给人以心智的启迪。胎教音乐能让准妈妈心旷神怡，从而产生良好的心境，并将这种信息传递给腹中的胎儿，使其深受感染。同时，优美动听的胎教音乐能够给胎儿留下深刻的印象，让胎儿朦胧地意识到世界的美好。

音乐甚至能够调节准妈妈的生理机能，使准妈妈的心脏、血管、消化器官乃至内分泌均处于正常状态。例如，优美、悦耳的音乐能使准妈妈体内分泌更多的乙酰胆碱等物质，促进子宫的血液循环，改善子宫的血流量，从而有利于胎儿的发育。

孕期使用科学的音乐疏导方法，对准妈妈非常有益。例如，孕早期可以用音乐来帮助准妈妈减轻妊娠反应；孕中期可以用音乐来调节情绪；孕晚期可以用音乐来减缓分娩前的焦虑、紧张、恐惧等负面情绪；分娩中可以用音乐来减缓疼痛；产后可以用音乐帮助产妇提升睡眠质量和催乳，同时促进亲子关系。总之，可以借助科学的音乐疏导方法来帮助准妈妈轻松而愉快地度过整个孕产期。

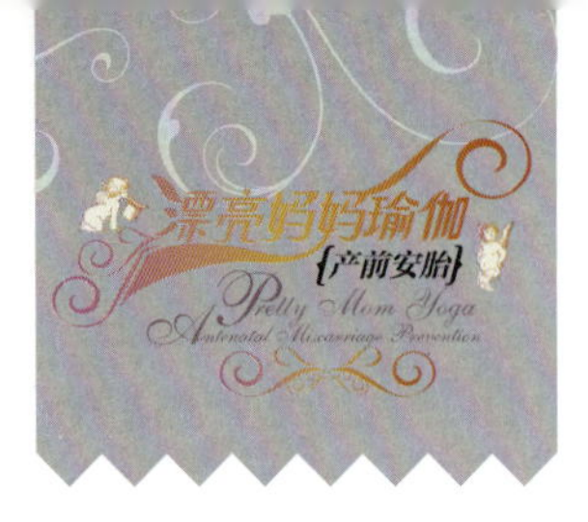

使宝宝更聪明、健康

音乐胎教对宝宝是受益终身的。研究证明，准妈妈在保证充足营养与充分休息的条件下，对胎儿实施定期、定时、定量的音乐刺激，可促进胎儿的感觉神经和大脑皮层中枢更快地发育。

音乐胎教会促进胎儿左、右脑均衡地发育。胎儿接受相同的声音刺激后，可以引起大脑中的记忆，这样坚持几个月，宝宝出生后听觉比一般孩子都要灵敏，记忆力也会强。

胎儿受到音乐的直接熏陶后，大脑会得到充分而有效的信息刺激。这可以提升宝宝长大后的空间思维能力、注意力、想象力与创造力等各方面的能力，让宝宝 IQ 高、EQ 好、CQ 强。据研究，受过音乐胎教的宝宝朦胧期短，智力发育快，语言能力强，动作协调敏捷。

另外，准妈妈和准爸爸的歌声对胎儿也是一种良好的刺激，能促使胎儿大脑健康发育，同时也是父母与胎儿建立最初感情的最佳通道。

音乐胎教，从孕中期开始

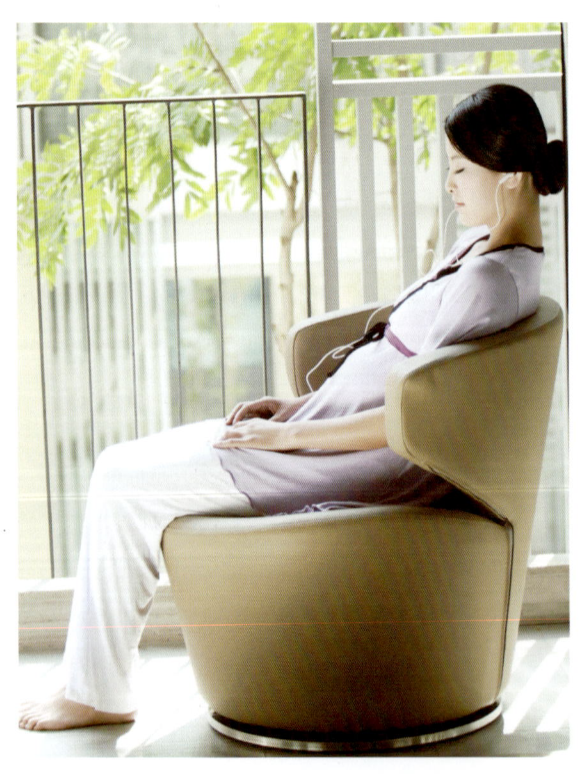

也许有的准妈妈会问，可不可以从孕早期就开始进行音乐胎教呢？当然可以。只是这个时期进行胎教妈妈比宝宝更受益。一些轻松、愉快、诙谐、有趣、优美、动听的轻音乐，能够使准妈妈感到舒心。3 个月大的胎儿已经能感受到母亲的喜怒哀乐了，准妈妈把这种愉悦的感觉传给胎儿，有益于胎儿的发育。

孕中期是开展胎教的最佳时期，准妈妈千万不要错过。胎儿在 20 周时，已经可以感受到妈妈体内的声音，如心跳声。经过 26 周的发育，胎儿的条件反射基本上已经形成。在这个时候，准爸爸和准妈妈科学地、适度地给予胎儿早期的人为干预，不仅可

以使胎儿各个感觉器官的功能在众多的良性信号刺激下发育得更加完善，同时还能起到发掘胎儿心理潜能的积极作用，为宝宝出生后的早期教育奠定良好的基础。28周以后，胎儿能够听到外界的声音，也在这个时候学会记住妈妈的声音，所以差不多7个月大时准妈妈可以开始让胎儿听一些音乐了。

孕中期，胎儿的听觉能力有了明显的提高，胎教音乐的内容可以更丰富了，包括乐曲、低吟、大提琴独奏曲等。准爸爸富有磁性的声音也会吸引胎儿。孕晚期，听一些在音色上更柔和、更欢快的音乐，能帮助准妈妈做好分娩的准备，让准妈妈产生一种即将做母亲的幸福感和愉悦感。

2. 胎教音乐进行时

听音乐一直被视为胎教重要的一个环节。许多人认为准妈妈听的音乐应该以轻柔的为主，实际上，音乐可以更加多元化。因为不同的旋律、不同的节奏会带给胎儿不一样的感受和影响。

● 胎教音乐的选择

并不是所有的世界名曲都适合用于胎教，宜选择舒缓、轻柔、欢快、表现力度适中的名曲。悲壮、激烈、亢奋、喧嚣、力度强的乐段不适合，因为会影响胎儿的正常发育，严重的甚至会造成婴儿畸形或闭锁心理。因此，给胎儿听的音乐要选择经过医学界优生学会审定的胎教音乐。

在音乐的选择上，胎教音乐必须是经过专业选择和设计，以C调为主，应该在频率、节奏、力度和混响分贝范围等方面，尽可能与准妈妈子宫内的胎音合拍、共振。准妈妈适合听一些节奏柔和、舒缓、宁静的轻音乐，可以使身心放松、情绪稳定；像一些节奏起伏比较大的交响乐，尤其是摇滚乐、迪斯科舞曲等刺激性较强的音乐，则要避免。

音乐的节奏不能太快，音量不宜太大。太快的节奏会使胎儿紧张，太大的音量会令胎儿不舒服。因此，节奏太强烈、音量太大的摇滚乐就不适合作为胎教音乐。

音乐的音域不宜过高。胎儿的脑部发育尚未完整，其脑神经之间的分隔不完全。因此，过高的音域会造成神经之间的刺激串联，使胎儿无法负荷，造成脑神经的损伤。

音乐不要有突然的巨响，因为这样会使胎儿受到惊吓。胎教音乐的戏剧性不要太过强烈。

胎教音乐不宜过长。5~10分钟的长度是较适合的，而且要让胎儿反复地聆听，才能形成

适当的刺激。等到胎儿出生之后听到这些音乐就有熟悉的感觉，能够令初生婴儿有待在母体内的安全感，对于安抚婴儿情绪有相当好的功能。

胎教音乐应该具有明朗的情绪、和谐的和声。

明星妈妈们极力推荐的胎教音乐

莫扎特、理查德、德彪西、拉威尔的乐曲绝对不能少！以下列举孕期必选的一小部分乐曲，准妈妈们，快去听听吧！

从甜美的睡梦中醒来时，聆听约纳森的《杜鹃圆舞曲》；在乐曲声中与胎宝宝对话，聆听勃拉姆斯的《摇篮曲》；在细腻的乐曲中享受宁静，聆听贝多芬的 F 大调第六号交响曲《田园》；感受春天的美丽与神奇，聆听维瓦尔第的小提琴协奏曲《四季 · 春》和约翰 · 施特劳斯的《维也纳森林的故事》；感受清新与自然，聆听罗伯特 · 舒曼的《梦幻曲》。

心情焦躁不安时，聆听安东 · 德沃夏克的第九交响曲《自新大陆》第二乐章；在激情澎湃中感受无限活力，聆听老约翰 · 施特劳斯的《拉德斯基进行曲》；感受力度与节奏，聆听格里格《培尔 · 金特》组曲中的《在山魔王的宫殿里》；做个勇敢的宝宝，聆听普罗科菲耶夫的《彼得与狼》。

准妈妈也可以怀着愉快的心情给胎宝宝唱歌，让胎宝宝分享自己的愉快心情。久而久之，胎宝宝不仅记住了妈妈的声音，还能从中得到感觉和感情上的双重满足。

给胎宝宝听音乐的注意事项

进行音乐胎教时传声器最好离肚皮 2 厘米左右，不要直接放在肚皮上；音频应该保持在 2000 赫兹以下，噪声不要超过 85 分贝。另外对准妈妈来说，最好不要听摇滚乐，也不要听一些低沉的音乐，多听一些优美舒缓的音乐，对准妈妈、胎宝宝才有好处。

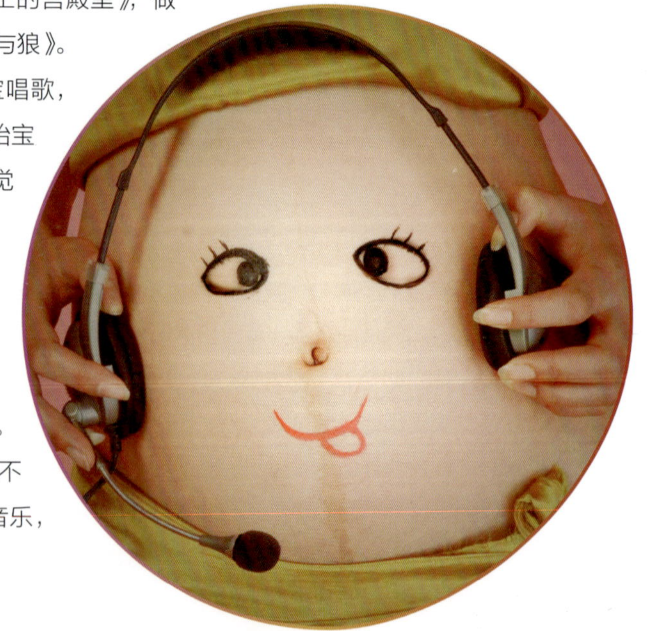